针灸 拔罐 刮痧 技法

刘长江⊙编著

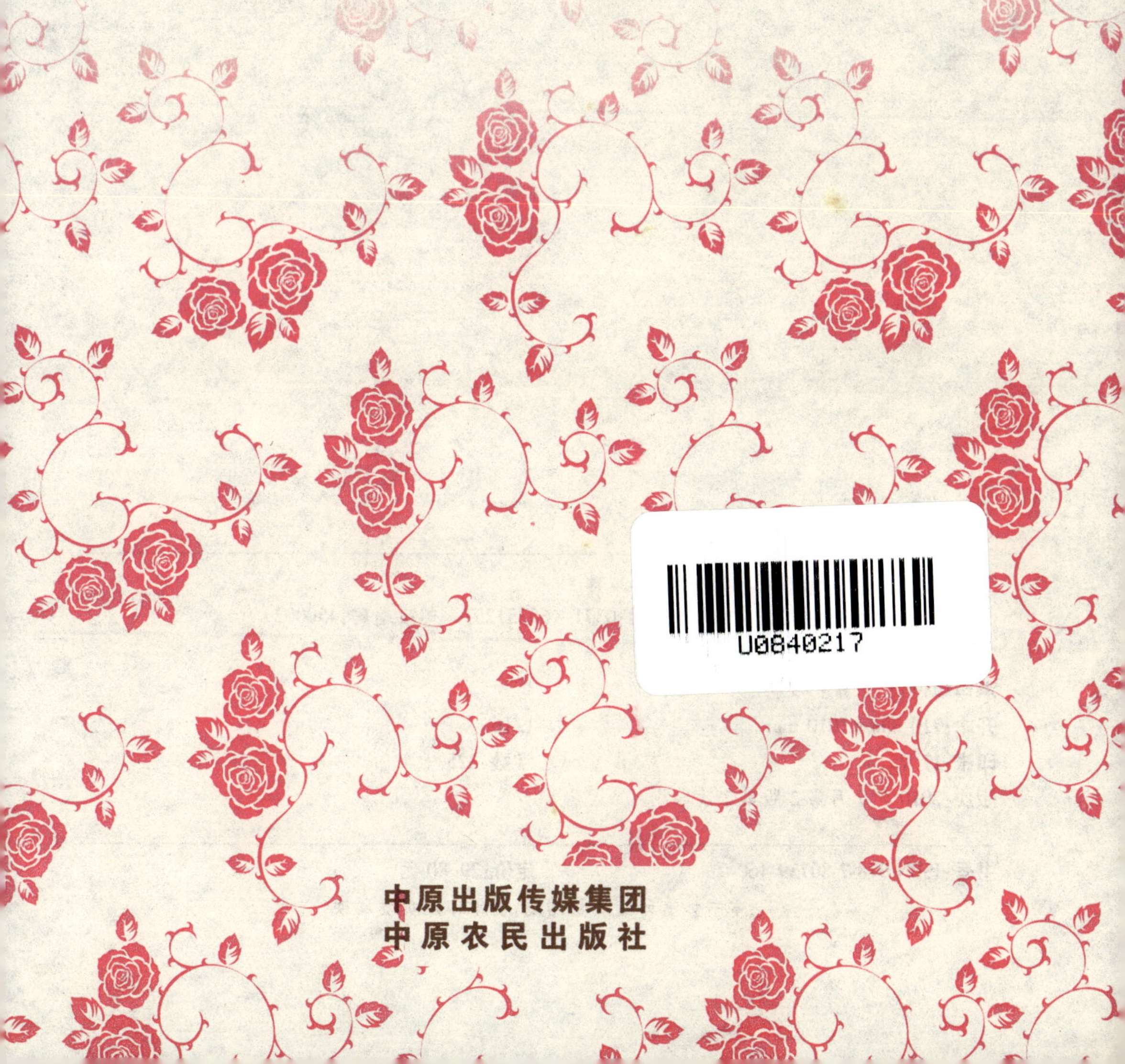

中原出版传媒集团
中原农民出版社

图书在版编目(CIP)数据

针灸拔罐刮痧技法/刘长江编著.—郑州:中原出版传媒集团,中原农民出版社,2009.9

ISBN 978-7-80739-460-0

Ⅰ.针… Ⅱ.刘… Ⅲ.①针灸疗法②拔罐疗法③刮痧疗法 Ⅳ.R24

中国版本图书馆CIP数据核字(2009)第058083号

出版:中原出版传媒集团 中原农民出版社

(地址:郑州市经五路66号 电话:0371-65751257 邮政编码:450002)

发行单位:全国新华书店

承印单位:北京嘉业印刷厂

开本:710 mm×1010 mm 1/16

印张:17.75 **字数**:325千字

版次:2010年7月第2版第2次印刷

书号:ISBN 978-7-80739-460-0 **定价**:29.80元

前言

人人都需要健康，人人都渴求健康，健康必须有医学知识作为指导。因此，普及医学知识、增强自我保健意识、提供家庭保健指导是十分必要的。在时间的长河中，人类由感性的、偶然的发现，到最终认识到了当某一脏器或身体某一部位发生病变时，在相应的敏感位置或某一区域上就会出现异常现象。而当刺激这些敏感的位置或区域时，疾病就会得到缓解或痊愈。因此，按摩、针灸、拔罐、刮痧这些医疗方法逐渐产生，发展到今天，已成为人们防病健身的一种重要方式和手段。

作为中国传统医学中的重要诊治方法——针灸、拔罐、刮痧，有着享誉世界的可靠疗效，深受中外医学界的推崇和喜爱。它们是根据中医的经络理论，通过分清遍布人体的各种穴位，确认穴位和人体各种器官之间的联系，针对不同情况运用针灸、拔罐、刮痧等医疗技术来达到治病祛疾的目的。其疗效显著、副作用少的优点已被古今中外临床医疗实践所证实，即使是在西医盛行的现代社会，仍能大放异彩。

本书是我们中国传统医学研究组历时两年精心打造的精品医学专著。全书内容深入浅出，言简意赅，并配有大量真人实体图片，详细准确地介绍了针灸、拔罐、刮痧疗法的系统知识，使读者看过即可掌握，实为医务人员和广大患者的良师益友。我们相信，本书必将对各种常见疾病的家庭治疗和护理，以及家庭保养、保健方面产生显著的效果。

目 录

第一章 针灸疗法概述

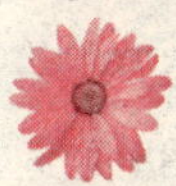

第二章 针灸治疗家庭百病

第三章　拔罐疗法概述

第四章　拔罐治疗家庭百病

第五章　刮痧疗法概述

第六章　刮痧治疗家庭百病

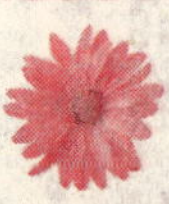

附 录

第一章 针灸疗法概述

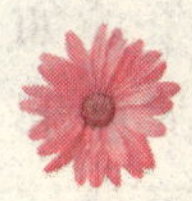

针灸的治病机制

针灸是中医重要的组成部分之一，是我国医学古老而又独特的一种医疗方法，它和其他疗法一样，也是在中医基本理论指导下，依据脏腑、经络、阴阳五行等进行辨证论治的。

灸法是利用艾或某些易燃材料和药物，在穴位上烧灼、熏熨和巾敷，使其产生温热性或化学性刺激，通过经络穴位的作用而达到治病的目的。

灸法有以下特点：一是应用范围广泛，能治多种病症。灸法可单独使用，也可与针刺或药物配合应用，因此，其治病范围非常广泛。它既能治疗很多慢性疾病，也可治疗一些急性病症。二是操作方法多种多样，有利于提高疗效。在临床治疗中，可供选择的余地较多，若一法治疗无效，则可选用别的方法，按辨证施灸的原则，有利于提高治疗效果。三是有特殊功效，可补针药之不足。四是副作用少，老幼皆宜。根据不同的病情、体质、性别、年龄等，选用不同的灸法。除病情需要，进行瘢痕灸、发泡灸有一定的痛苦外，其他灸法都容易被患者所接受，特别对婴幼儿和年老体弱者有很好的疗效。五是穴药结合，有广阔的发展前途。在艾灸作用于经络穴位上的着肤灸、悬起灸和实按灸的基础上，越来越多的隔物灸和敷灸把穴位刺激作用和药物化学作用结合起来。

因此，灸法的研究使用有着广阔的发展前景。另外，针刺有调和阴阳、扶正祛邪、疏通经络三大作用。

调和阴阳

中医认为，人体在正常情况下，保持着阴阳相对平衡的状态，如果因某种或多种因素使人体的阴阳平衡遭到破坏，就会产生多种疾病。针刺治病的关键在于根据不同病变的证候来调节机体的阴阳，使阴阳重新恢复平衡。

扶正祛邪

扶正，就是增强机体抗病能力；祛邪，就是祛除导致疾病的因素。疾病发生、发展的过程，也就是正气与邪气相互斗争的过程。疾病是人体抗病能力处于相对劣势，致病因素处于相对优势而造成的。生病以后，机体仍然会不断产生相应的抗病能力来与致病因素作斗争。如果正气战胜邪气，那么邪气就消退，疾病痊愈；如果正气不能战胜邪气，邪气就进一步深化导致疾病恶化。因此，扶正祛邪也就成了保证疾病趋向好转的基本条件。针刺治病防病，就是在于发挥它扶正祛邪的效果。

疏通经络

人体的经络将内部的脏腑同外部的各种组织、器官，联系成为一个有机的整体，使人体各部的功能保持相对的协调和平衡。疾病的发生、发展，与经络和脏腑也是密切联系的。针刺治病，就是根据经络与脏腑在生理病理上相互联系、相互影响的道理，在有关腧穴部位上进行针刺，以达到疏通经络、治疗疾病的效果。

针灸的施治器具

施灸器具，即专门用于灸法的器具，简称灸器。采用灸器施灸古已有之，最早的灸器是利用某种器物来代替的，如晋代葛洪记载的瓦甑，唐代孙思邈记载的苇管等。到了清代，已制作出专门的灸器，如灸板、灸盏等。

使用灸器施灸，能给患者较长时间热舒适的刺激，与艾炷灸、艾条灸等法相比，有节省人力的优点。近代应用的灸器，大多是基于此点而研制的，如温灸筒、温灸盒、灸疗架等。近年来，福建省有关单位研制的温灸药包又有进步。这种灸器，施灸时无烟或微烟，还可针对症状主次不同选择相应的药棒，使用也更加方便，有一定的发展前景。还有，利用现代科学技术研制的电热灸器、激光温灸仪、微波针灸仪等，也将会对灸法的运用带来根本性变革。

针刺的施治器具目前多用不锈钢毫针，购买时要选用有较高强度和韧性、针体挺直滑利的毫针。

另外，应根据性别、年龄、形体的肥瘦、体质的强弱和腧穴的具体部位等不同情况，选择长短、粗细适宜的针具。一般来说，头面部皮薄肉少的地方，应选较短较细的毫针（如 0.5 寸长，30 ~ 32 号针），而皮厚肉多的躯干、四肢部腧穴，则应选较长较粗的毫针（如 1.5 ~ 2.0 寸长，28 ~ 30 号针）。

针刺的运针方法

选择体位

针刺前必须选择好适当的体位，以既有利于腧穴的正确定位，又便于针刺施术操作和较长时间留针而不致疲劳为原则。

消毒

针刺前必须做好消毒工作，其中包括针具消毒、腧穴部皮肤的消毒和施术手指消毒。毫针的消毒可在 75%酒精内浸泡 30 ~ 60 分钟，有条件者可采用高压蒸汽灭菌法。施术者的手，先用肥皂水洗刷干净，再用酒精棉球涂擦，然后才能持针操作。腧穴部皮肤上用 75%酒精棉球擦拭，应从中心点向外绕圈擦拭。

常用进针法

进针方法有多种，这里介绍最常用、最易掌握的两种方法。

1. 单手进针法　用右手的拇指和食指拿针，中指端紧靠穴位，指腹抵住针身下段，当拇指食指向下用力按压时，中指随即屈曲，将针刺入皮下。此法多用于较短的毫针。

2. 双手夹持进针法　用左手拇指食指捏住针身下段，露出针尖，右手拇指食指夹持针柄，将针头对准穴位，在接近皮肤时，双手配合，迅速把针刺入皮下。此法多用于较长的毫针。

针刺的角度、方向和深度

针刺角度是指针身和皮肤所成的夹角，针刺的方向指针身刺入时应对准的某一方向或部位而言。针刺的深度则是说明针身进入皮肤的深浅。进针后，要考虑角度、方向和深度，只有把它们结合起来，才能充分发挥治疗效果，并保证针刺安全。

针刺的角度一般分 3 种。

1. 直刺　针身与皮肤成 90° 垂直刺入，适用于肌肉丰厚部的穴位。

2. 斜刺　针身与皮肤约成 45° 倾斜刺入，适用于不能深刺或不宜深刺的腧穴。

3. 平刺　针身与皮肤成 15°~20° 沿皮刺入，适用于皮肉浅薄处。

不同的穴位对针刺角度、方向、深度要求不尽相同。

行针基本手法

进针后再施行一定的手法，称为行针。行针的最基本手法有以下两种。

1. 提插法　针尖进入一定深度后，将针从浅层插到深层，再由深层提到浅层，这样反复提插的手法叫做提插法。提插幅度一般不宜过大，速度不宜过快。

2. 捻转法　针尖进入一定深度后，进行前后、左右的行针动作，即将针向前向后来回旋转捻动，反复多次，这种行针手法称为捻转法。捻转的幅度一般掌握在 180°~360° 。另外，必须注意捻转时不能单方向转动，否则针身容易牵缠肌纤维，使受术者局部疼痛，并造成出针困难。

针刺的感应

进针后施以一定的行针手法，使针刺部位产生经气的感应，这种针下的感应叫做“得气”，现代称为“针感”。产生针感时，针下有沉重紧涩的感觉，在针刺部位有酸、胀、重、麻感，有时还出现不同程度的感传现象。针刺不同穴位，往往出现不同的感应。例如，头额部穴位以局部胀感为多，肌肉丰厚处的穴位比较容易出现酸感。即使在同一穴位上，由于针刺方向、角度和深度的不同也会出现不同的针感。针刺感应与防治疾病的效果有很大的关系，因此，要细心体会，切实掌握。

出针法

在施行针刺手法或留针后，达到了一定的治疗要求，便可以出针。出针是毫针刺法操作过程中的最后一道程序。出针时先以左手拇、食两指将消毒干棉球按于针孔周围，右手持针做轻微捻转并慢慢提至皮下，然后退出。出针后须用消毒干棉球压迫针孔片刻，以防出血。

灸灼疗法

灸，是灼烧的意思。灸法，是用艾绒或其他药物放在体表的穴位上烧灼、温熨，借灸火的温和热力以及药物的作用，通过经络的传导，起到温通气血，扶正祛邪，达到治病和保健目的的一种外治方法。

艾灸后人体会产生一种温和的灼热感觉，这种温热刺激，不仅能使皮肤充血，改善局部血液循环，而且通过对穴位的刺激，可起到温通经络、畅流气血、调和脏腑的作用。

之所以用艾来施灸，是因为艾药性温热，具有温通经络、祛散寒邪的功能；艾的气味芳香，有开毛窍、透达肌肤的功能。所以用艾来熏灸，有较强的温经散寒、通络活血的功效。而且艾易于燃烧，热力均匀，又不容易落下火星，是比较理想的熏灸原料。

艾炷灸法

施灸时所燃烧的用艾绒制成的圆锥形小体称为艾炷。分大、中、小3种；大者高1厘米，炷底直径0.8厘米，重约0.1克；中者为大炷之半，如枣核大；小者如麦粒。燃烧1炷即为1壮。临床应用炷的大小，壮的多少，随病症、施灸部位不同而异，少者1～3壮，多者可达数百壮。一般阳寒虚弱之症宜多灸，体壮者宜少灸；肌肉丰满深厚处宜大炷，浅薄之处宜小炷。

艾炷法可分为直接灸和间接灸两类。

1. 直接灸　又称着肤灸、明灸。是把艾炷直接放在皮肤上面施灸的一种方法，为防止艾炷倾倒，可事先在皮肤上涂一点蒜汁、粥汤、清水或酒精。直接灸法又分为瘢痕灸、无瘢灸、骑竹马灸法、三角灸4种。

2. 间接灸　又称隔物灸、间隔灸。即利用其他药物将艾炷和穴道隔开施灸的一种方法。这样既可避免灸伤皮肤而致化脓，也可以借间隔物的药力和艾的特性发挥协调作用，从而取得更大的治疗效果。该法种类很多，被广泛应用于内、外、妇、儿、皮肤、五官等科疾病的治疗中，有着较好的疗效。

因瘢痕灸施灸时疼痛较剧，灸后化脓并留有瘢痕，故对体质虚弱者及老年人、小儿应慎用；对急性热病、长期消耗性疾病的重症患者，如吐血过多的肺痨症和内脏实质病变，均不能施瘢痕灸治疗。此外，如眼、心、肝附近及睾丸、阴部均列为禁灸区。醉酒之后、大劳、大饥、大饱之时暂不宜施灸。

雾、雪、雷、雨之日也不宜施灸。急症例外。

艾卷灸法

艾卷灸法，又称艾条灸法。是用纸包裹艾绒（或加药物）卷成圆筒形的艾卷，一端燃烧，在穴位或患处施灸的一种治疗方法。在艾绒内加进药物，再用纸卷成条状施灸，名为“雷火神针”或“太乙神针”。由于该法操作简便，疗效良好，无痛苦及副作用，为患者广泛接受，所以一直被临床普遍采用。随着临床应用研究的不断发展，现本灸法已演变为纯艾条灸法、药物艾条灸法、隔药灸法和无烟艾条灸法4种。

1. 纯艾条灸法　即用纯艾绒制成艾条而施灸的一种方法。依其操作方法，应用范围的不同又分为悬灸、回旋灸、雀啄灸3种。

(1) 悬灸。将灸条的一端点燃，对准施灸部位，约距0.5寸进行熏烤，使局部有温热感而无灼痛，一般每处灸3~5分钟，至皮肤稍起红晕为度。对于昏厥、局部知觉减弱的患者和小儿，医者可将食、中两指置于施灸部位两侧，以通过医生手指的知觉来测患者局部受热程度，而随时调节施灸距离，掌握施灸时间，防止烫伤。本法适用于灸疗各种病症。

(2) 回旋灸。又称熨热灸法。将点燃的艾卷接近施灸的部位平行往复回旋熏灸（距皮肤约3厘米），一般可灸20~30分钟。适用于风湿痹痛、神经性麻痹及广泛性皮肤病等。

(3) 雀啄灸。艾条燃着的一端，与施灸部位并不固定在一定的距离，而是像鸟雀啄食一样，一上一下移动，一般灸5分钟左右。多用于治疗小儿疾病或急救晕厥等。此法热感较强，注意防止烧伤皮肤。

2. 药物艾条灸法　即用药物艾条点燃后，垫上纸或布，趁热按到穴位上，使热传导透达深部的一种灸疗方法。常用以下几种。

(1) 雷火神针。又称“雷火针”，本属于灸法，为何称为“针”，是因为它的操作方式，很像针法实按在穴位上的缘故。操作方法如下：将所选药物研成细末，和匀。以桑皮纸1张，大小约30厘米见方，摊平，先取艾绒24克，均匀摊在纸上，再取药末6克，均匀掺在艾绒里，然后卷紧如爆竹状，外用鸡蛋清涂抹，再糊上桑皮纸一层，两头留空纸3厘米许，捻紧即成药物艾条。施灸时先选穴定位，将艾条一端点燃，在所灸的穴位上，覆盖10层绵纸或5~7层棉布，再将艾火隔着纸或布紧紧按在穴位上，留按1~2秒即可。若艾火熄灭，可重新点燃另一端，以7层绵纸包裹，紧按在穴位上，如觉得太烫，可将艾条略微提起，待热减再灸。如火熄、冷却，则重新点燃灸之。每穴可按 5～7 次。适应于：风寒湿痹、痿证、腹痛、泄泻、闪挫肿痛等。

常用药物艾条处方：艾绒 60 克，乳香 9 克，沉香 9 克，木香 9 克，羌活 9 克，茵陈 9 克，干姜 9 克，麝香少许。

(2) 太乙神针。又称“太乙针”，与“雷火针”无实质区别，是在雷火针的基础上进一步发展而来。其艾条制法、操作方法与“雷火针”相同。

(3) 神灯照灸法。药物组成：雄黄 6 克，朱砂 6 克，血竭 6 克，没药 6 克，麝香 1.5 克，研细为末。每次取药 1 克，桑皮纸裹之。做成条状，长约 20 厘米，以麻油浸透备用。用时点燃，使其距患部 3 厘米许，徐徐烘之，以皮肤烘热为度。适用于外科疮疡，有消肿、溃坚、止痛的作用。

(4) 百发神针。药物组成：乳香、没药、生川附子、血竭、川乌、草乌、檀香末、大贝母、麝香各 9 克，母丁香 49 粒，艾绒 30 克。其艾条制法、操作方法与“雷火针”相同。临床上主要用于偏正头痛、漏肩风、鹤膝风、半身不遂、痞块、腰痛、疝气、痈疽等病症。

(5) 消癖神火针。药物组成：蜈蚣 1 条，五灵脂、雄黄、乳香、没药、阿魏、三棱、木鳖、文术、甘草、皮硝各 3 克，闹羊花、硫黄、穿山甲、牙皂各 6 克，麝香 9 克，甘遂 1.5 克，艾绒 60 克。药条制法、操作方法与“雷火针”相同。主治偏食消瘦、积聚痞块等。

3．隔药灸法　又称间接灸法。是在穴位上覆盖某些药物后再以艾条施灸的一种方法。随所隔药物的不同，适应证也因之而异。临床上常用的有如下两种。

(1) 隔核桃壳灸。将核桃劈为两半去仁，于壳上钻小孔若干，内装干鸡粪，扣患处，用艾条灸之。有解毒消肿作用，主治各种肿毒。

(2) 隔蟾酥皮灸。取略大于病灶的蟾皮一块，将其内面平铺于疖肿上，然后持点燃的艾条，置蟾皮上方适当的距离进行熏灸。至病灶区出现温热感为度。每日灸 1 次，每次 30～60 分钟。此法治疗疖肿，有较好疗效。

4．无烟艾条灸法　无烟灸是现代人经改进研制出的新方法，其疗效不仅比有烟灸好而且又具有环保卫生的优点，现已逐步推广开来。常用的无烟艾条处方是：艾叶 500 克，甘松 30 克，白芷、细辛、羌活各 6 克，金粉（或铅粉）40 克。

温灸法

根据其操作方法不同，又分为以下几种。

1. 艾饼灸法　又称“铺灸法”。是将艾绒铺于穴位或患处上而施灸的一种方法。它包括如下两种。

(1) 熨灸法。将艾绒平铺于穴位上，再盖几层布，用熨斗在上面熨之，可发挥热熨和艾灸的双重作用。此法适用于虚寒、痿痹等。

(2) 日光灸法。将艾绒平铺在腹部，在日光下暴晒，每次10~20分钟，既有日光浴，又有艾的药物作用。此法适用于小儿缺钙症、皮肤色素变性、慢性虚弱疾病等。

2. 艾熏灸法　是用艾绒燃熏或加水煮蒸熏穴位或患部的一种灸治方法。常用的有如下两种。

(1) 烟熏灸法。是将艾绒放在杯子内点燃，使热烟熏灸一定部位的治疗方法。适用于痹证、痿证等。

(2) 蒸汽灸法。用水煮艾，边煮边用蒸汽熏，或煮好后盛盆内用蒸汽熏。适用于风寒湿痹、肢体麻木或肿胀等。

3. 温灸器灸法　是利用专门工具施灸的一种方法。该灸法可以较长时间地连续给病人以舒适温热的刺激，且使用方便，尤其对小儿及惧怕灸刺者此法最为适宜。目前较常用的有以下几种。

(1) 温筒灸。取一种特制的金属筒状灸具，内装艾绒或药物，点燃后，置于施灸的穴位来回温熨，以局部发热、红晕，病人感到舒适为度。一般灸15~30分钟，温筒灸具有多种，常用的有平面式和圆锥式两种，平面式适用于较大面积的灸治，圆锥式作为小面积的点灸用。适用于痹证、痿证、腹痛、泄泻、腹胀等症。

(2) 温盒灸。是用一种特制的盒形木制灸具，内装艾卷固定在一定部位而施灸的一种方法。盒具按其规格大小分大、中、小3种（大号：长20厘米，宽14厘米，高8厘米；中号：长15厘米，宽10厘米，高8厘米；小号：长11厘米，宽9厘米，高8厘米）。灸盒的制作：取厚约0.5厘米的木板，制成长方形木盒，下面不安底，上面制作一个随时可取下的盖（与盒的大小同等，并在盒内中下部安置铁窗纱一块，距底3~4厘米）。施灸时，把温灸盒置于所选的部位中央，点燃艾卷后，对准穴位放在铁纱上，盖好封盖（盖用于调节温度）。每次每穴灸15~30分钟，一次可灸数穴。适用于各种常见病的治疗。

(3) 苇管器灸。灸器的制法目前有两种：一种是一节苇管灸器，其苇管口径为0.4~0.6厘米，长5~6厘米，苇管的一端做成半个鸭嘴形，另一端用胶布封闭，以便插入耳道内施灸。另一种是两节苇管灸器，放艾绒段，口径为0.8~1厘米，做成鸭嘴形，长4厘米，插入耳段口径较细，直径为0.5~0.6厘米，长3厘米，该段插入放艾绒端口内，连接成灸器，因而得名。插入耳道端用胶布固定，以备施灸用。其操作方法：将半个花生大的一撮细艾绒，放在灸器的半个鸭嘴处，用线香点燃后，用胶布封闭苇管器，内端插入耳道内，施灸时耳部有温热感。灸完1壮，再换1壮。每次灸3~9壮，10次为1个疗程。主治面瘫。

4．温针灸法　又称温针法、烧针尾、传热灸、针柄灸法。具有温通经脉、行气活血的作用。

(1) 操作方法。针刺得气后，将毫针留在适当深度，取约2厘米长艾卷一节，套在针柄上，从下端点燃，直至艾条烧完为止，待针柄冷却后出针。也可以艾绒代替艾卷施灸。

(2) 适应证。临床适用于既要留针又需要施灸的疾病，如肢体冷痛、脘腹隐痛。也可用于保健。

(3) 注意事项。①艾卷、艾绒应从下端点燃，易于温热向下（体内）传导。②如用艾绒，装裹时必须捻紧，并嘱病人不要随便变动体位，以免艾绒落下烧伤局部皮肤、衣物。③若艾火灼烧皮肤发烫，可在穴位上隔一纸片，可稍减火力。④当艾卷燃烧完时，除去残灰，稍停片刻再将针拔出。⑤抽搐、痉挛、震颤病人及婴幼儿禁用。

非艾灸法

凡是用艾绒以外的物品作为施灸材料的灸治方法，均称为非艾灸法。

1．敷灸法　是用某种药物涂敷于穴位或患部而施灸的一种灸法。其中较多的是用有刺激性的药物，敷后皮肤可起泡，或仅局部充血潮红。所用药物绝大部分为中药，但近人也有用西药而敷灸的，一般多用单味药，也可用复方。该灸法既包括古代的“天灸”，也包括现代的“药物发泡”和部分“药物敷贴”疗法。常用的有蒜泥灸、白芥子灸、毛茛灸、生姜灸、葱白灸、芫花灸等40余种。

(1) 蒜泥灸。是将大蒜（最好用紫皮蒜）捣成泥状，取3~5克贴敷在穴位上，敷灸时间为1~3小时，以局部皮肤发痒、发红或起疱为度。如敷涌泉穴治疗咯血、衄血，敷合谷穴治疗扁桃腺炎，敷鱼际穴治疗喉痹等。

(2) 白芥子灸。白芥子研末，醋调或姜汁调为糊膏状，每次用5~10克贴敷在穴位上，油纸敷盖，橡皮膏固定；或将白芥子细末1克，放置3厘米直径的圆形胶布中央，直接贴敷在穴位上。敷灸时间为2~4小时，以局部充血潮红或皮肤起泡为度。该法主治风寒湿痹痛、肺结核、哮喘、口眼㖞斜等症。

(3) 毛茛灸。毛茛又称“老虎脚爪草”。取其鲜叶捣烂，敷于穴位或患处，初有热辣感，继而所敷皮肤发红、充血，稍时即起水泡。发泡后，局部有色素沉着，以后可自行消退。敷灸时间为1~2小时。如敷于经渠或内关、大椎穴，可治疗疟疾；治疗寒痹可敷于患处；如与食盐合用制成药丸敷于少商、合谷穴，可治疗急性结膜炎。

(4) 马钱子灸。取马钱子适量，研为细末，用醋调如糊状，敷于穴位上，胶布固定，如敷颊车、地仓治疗面神经麻痹等。

2. 硫黄灸　是以硫黄作为施灸材料的一种灸法。方法：用适量硫黄，随疮口大小定之，另取少许硫黄，于火上烧之，以银钗脚挑之取焰，点硫黄上，令着三五遍，取脓水，以疮干瘥为度。此法用于治疗顽固性疮疡及其形成瘘管者。

3. 黄蜡灸　是将黄蜡烤热熔化，用以施灸的方法。其方法是先以面粉调和，用湿面团沿着疮疡肿根围成一圈，高出皮肤3厘米左右，圈外围布数层，防止烘肤，圈内放入上等蜡片约1厘米厚，随后以铜勺（或铁勺）盛灰火在蜡上烘烤，使黄蜡熔化，皮肤有热痛即可。若疮疡肿毒较深，可随灸随添黄蜡，以添到围圈满为度，若灸使蜡液沸动，病人施灸处先痒感，随后痛不可忍，立即停止治疗。灸完洒冷水少许于蜡上，冷却后揭去围布、面团及黄蜡。

4. 灯火灸　又名灯草灸，是用灯心草蘸油点燃后快速按在穴位上进行熨烫的方法。现常用的有如下几种。

(1) 明灯爆灸法。取灯心草1根（约10厘米长），蘸植物油并使之浸渍寸许，点燃灯心之后，以灵捷而快速的动作，对准选灸穴位直接点触于穴位上爆灸。一触即离去，并听到爆响“叭”之声，即告成功。此称为1壮。此法灸后局部皮肤稍微灼伤，偶然可引起小水疱，3~4日水疱自然吸收而消失。此法适应证广，常用于治疗急性病症，包括小儿急性病，民间普遍用于治疗各种常见病、多发病。

(2) 阴灯灼灸法。又称阴灯灸法或熄灯火法。施灸方法是：取灯心草1～2根，长约10厘米，把灯心草蘸植物油点燃约半分钟即吹灭灯火，停约半分钟，等灯心温度稍降，利用灯火余烬点于治疗穴上灼灸之，一触即起为1壮。每穴可以雀啄般地灼灸1～3壮。本法具有安全可靠，无灼伤之弊，且疗效良好，又可消除害怕心理等优点，可适用于各种急性和慢性病的治疗。

(3) 压灯指温熨法。术者取灯心草1～3根，蘸植物油点燃明火，然后把拇指指腹压在灯心火上，旋即把拇指指腹的温热迅速移压在患部或治疗穴位上熨灼，如此反复做3～5次即可。本法属间接熨灸法，适用于婴幼儿疾患和老年、虚弱性慢性疾病。本法具有安全可靠、无直接灼伤皮肤等优点，病人易于接受，通常多用于2周岁以下的婴幼儿，也可用于害怕灯火灼伤的患者。

(4) 灯心炷灸法。施灸方法是：取灯心草1～2根，用剪刀预先剪成1厘米长，此即谓“灯心炷”，再将剪下的灯心炷浸在盛装植物油的器皿中。治疗时将油浸的灯心炷稍行滴干，然后用小镊子将灯心炷竖直置于治疗穴位上，以火柴点燃，任其燃烧。每燃完1炷为1壮，每穴烧1～2壮为度。本法与艾炷灸法同理，属直接着肤灸，适用于老年人、妇人等慢性、虚损性疾病的治疗。灸后局部皮肤微灼烧伤，可涂以龙胆紫药水，以免感染。

5. 电热灸　是利用电作为热源而施灸的方法。操作方法是：先取特制电灸器1台，接通电源达到适当温度后，即在穴位上进行灸熨。每次可灸5～15分钟，适于寒湿痹、寒性腹痛、腹泻等常见病。

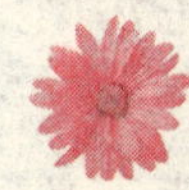

灸灼注意事项

施灸禁忌

第一，不宜在过饱、过饥、酒醉的情况下施灸。

第二，颜面部不宜瘢痕灸，妇女在妊娠期内小腹和腰部不可灸。

第三，不论外感或阴虚发热，凡脉数者，均不宜灸。

施灸程序

一般情况下可以先灸上部，后灸下部，先背后腹，先头身后四肢，但在特殊情况下，可以灵活运用。

灸后处理

施灸后局部皮肤仅有微红灼热现象的，很快就可消失，无须处理；如因施灸过重，皮肤出现小水泡，只须注意不擦破，可任其自愈；如水泡较大，可用消毒的针刺破，放出水液；如有化脓现象，则要保持清洁，可用敷料保护灸疮，待其吸收愈合。

注意事项

第一，根据患者的体质和病情，选用合适的灸法，耐心解释，以取得患者的合作，如选用瘢痕灸法一定要取得病人的同意。

第二，腰、背、腹部施灸，壮数可多。胸部、四肢施灸，壮数应少，头颈部更少。青壮年施灸壮数宜多，时间较长；年老，小儿施灸壮数宜少，时间较短。

第三，施灸时患者的体位要舒适，并便于术者操作。一般空腹、过饱、极度疲劳以及惧灸者不宜施灸，对于体弱患者，灸治时艾炷不可过大，刺激量不可过强，如果发生“晕灸”现象，要及时处理。

第四，颜面部、心区、大血管部和肌腱处不可用瘢痕灸。禁灸或慎灸穴有睛明、丝竹空、瞳子髎、人迎、经渠、曲泽、委中等。妇女妊娠期，腰骶部和腹部不宜用瘢痕灸。

第五，对昏迷、肢体麻木及感觉迟钝的患者，注意勿灸过量，并避免烧伤。

第六，施用瘢痕灸法，在灸疮化脓期间不宜做重体力劳动。如灸疮污染局部发炎时，可用消炎药膏或玉红膏涂敷。

第七，施灸过程中，严防艾火烧坏病人衣服、被褥等物。施灸完毕，必须把艾卷艾炷彻底熄灭，以免引起火灾。

针刺疗法

毫针刺法

毫针刺法主要是以毫针为针具的针刺方法，是古代九针之一，也是针灸临床上最为常用的疗法之一，所以自古以来把它列作刺法的主体。历代针灸文献所讲的刺法，多指毫针的临床应用而言。毫针因细如毫毛，适于刺入各经的腧穴，可以静候其气而徐缓地运用手法，适宜持久留针，正气得以充实，正气和邪气都会受到针刺的影响。出针后，不仅可以散其邪气，还有扶养正气的作用。主治寒热痹痛，邪在络脉的疾病。若患痹痛久不愈者，或属于寒邪之类的症状可用毫针，这种针可用来补益精气。

芒针刺法

芒针刺法，是用一种特制的长针（极细而富有弹性的不锈钢丝制成，因形状细长如麦芒，故称之为芒针），采用特定进针和运针手法，用来预防和治疗疾病的一种方法。

由于芒针的针体长，进针深，能治疗多种疾病，疗效较好，深受患者的欢迎。在临床上有许多病种，芒针只需用一两个主攻穴位即可解决，如坐骨神经痛取环跳、哮喘取天突等。此外，芒针疗法在配穴上，尚有很多特点，如“三脘配穴法”、“上下配穴法”等一系列的配穴法，非常灵活，并非头痛医头，脚痛医脚。总之，芒针疗法是通过局部刺激穴位及经络传导，反射地调节自主神经系统及大脑皮层的功能，而达到增加机体抗病能力、治愈疾病的目的。

粗针刺法

粗针又称“巨针”，粗针疗法是依经络、神经走行及其分布规律选取刺激部位，用粗针针刺达到治疗疾病目的的一种方法。它是由古代九针中的长针和大针结合而成的一种针。

火针刺法

火针疗法是用特制的不锈钢针，用火烧红针尖迅速刺入穴内，给人以一定的刺激来达到温经散寒、活血化瘀、软坚散结、清热解毒、升阳举陷、扶正祛邪，以防治疾病的一种疗法。

三棱针刺法

三棱针疗法是以三棱针为点刺放血的针具，刺破患者身体上的一定穴位或表浅血络，放出少量的血液来治疗疾病的方法。又称放血或刺络疗法。

大量的临床实践证明，刺血具有开窍泄热、宣通经脉、调和营卫、消肿止痛等作用。因此，刺血在针灸治疗过程中常作为必要施术手段而治愈疾病。

蜂针刺法

蜂针刺法是蜂螫治疗与传统针灸相结合的一种新的治疗方法。蜂毒具有高度的生物及药理活性，能直接对细胞膜起溶解作用，使蜂毒中的抗菌、抗炎、抗凝血、抗高脂及抗辐射成分迅速进至体内。蜂针刺激经穴后，引起皮下血管的反射而收缩，随即收缩的血管再次扩张导致皮肤充血，从而提高针刺部位的血液循环，加速局部组织的新陈代谢。蜂毒中的多肽类物质对皮肤末梢神经有刺激作用，通过中枢神经传递到交感神经，进而刺激脑垂体使肾上腺素的分泌增加，有利于自主神经调整趋于正常。蜂毒还可刺激人体免疫系统，增强人体免疫机能，提高抗病能力。

针刺注意事项

第一，体质虚弱或初次接受针刺者，要尽可能采取卧位，以防止晕针。疲劳、空腹等情况下，不宜进行针刺。

第二，针刺胸背部腧穴不宜过深，严防发生创伤性事故。对接近重要脏器和大血管的腧穴，尤应严格掌握针刺的角度和深度。

第三，孕妇的下腹部、腰骶部腧穴，以及三阴交、合谷等穴不宜针刺。对习惯性流产的孕妇，则最好不要针刺。

第四，有皮肤感染、溃疡、瘢痕或肿瘤的局部，不宜针刺。

第五，对有出血倾向的疾病，如血友病病人，禁止针刺。

第六，针刺过程中，万一出现异常情况，要及时妥善处理。常见的异常情况有以下几种：

滞针　针刺进皮后，有时遇到捻转、提插困难，甚至不能将针退出者，称为“滞针”。大多因受术者紧张而引起肌肉痉挛，或捻转幅度太大以致肌纤维缠绕针身所致。对精神紧张者应解除其顾虑，放松肌肉，或在附近按摩。若因肌纤维缠绕针身，可反向捻转，待针松动后出针。

弯针　进针时指力不匀，用力过猛，或进针后因强烈针感使针刺部位的肌肉急剧收缩，或留针时变动体位，均可使针身弯曲。遇到弯针，宜将针顺势拔出。如因体位变动所造成，应先恢复原来体位，然后出针。

断针　多因针身锈损剥蚀，或捻转手法太强，或滞针、弯针后处理不当，致使针身折断，残留在体内。此时要沉着、冷静，用左手固定穴位周围皮肤，不要移动体位，如断端露于皮外的，可用手或镊子拔出，如断针深不可见，应手术取出。

晕针　初次接受针刺者往往由于精神过于紧张，或体质虚弱，疲劳、空腹，或针刺手法过强等原因，均易引起晕针。其表现为头晕眼花、面色苍白、心慌气短、多汗肢冷等。出现晕针现象时，应立即全部出针，平卧，放低头部，喝少量凉开水，休息片刻即可恢复。

血肿　有时皮内出血，当时应予冷敷，促使止血，数小时后可做热敷，促使吸收。

刺伤　重要脏器针刺过程中或留针时出现心跳增快、气闷、紫绀等症状，大多是由于刺伤心、肺、肾、脊髓等重要器官而引起，应立即送医院抢救。

第二章 针灸治疗家庭百病

咳 嗽

咳嗽是机体对侵入气道的病邪的一种保护性反应，前人以有声无痰称咳，有痰无声称嗽。临床上二者常相见，通称咳嗽。相当于西医所称急、慢性气管炎，支气管扩张，感冒以及部分以咳嗽为主的肺炎等疾病。

艾炷灸

【取穴】天突、列缺、中脘、足三里。

【操作】按艾炷灸常规法操作。每次每穴灸 10～20 分钟，每日灸 1 次，5～7 次为 1 个疗程。

瘢痕灸

【取穴】大椎、风门、肺俞、天突、膻中。

【操作】按瘢痕灸常规操作进行施治。多在缓解期进行，一般均在夏季伏天灸治。每次每穴灸 5～9 壮，隔日 1 次，3 次为 1 个疗程，每年灸 1 个疗程。如用于发作期治疗，每次可选 2～3 个穴位，每穴灸 6 壮左右。或据病情灵活掌握。

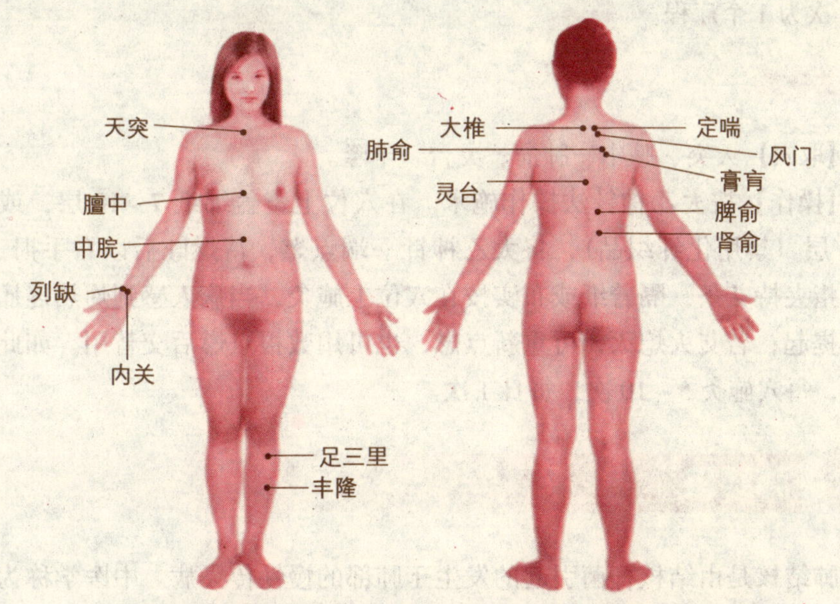

隔物灸

【取穴】大椎、肺俞、定喘、天突、膏肓。

【操作】按照艾炷隔姜灸常规操作进行，每穴每次灸5~7壮，一般每日或隔日施灸1次，也可每日灸治2次，5~7次为1个疗程。

温盒灸

【取穴】①肺俞、膏肓、脾俞、膻中；②定喘、风门、肾俞、天突。

【操作】按艾卷温盒灸法常规进行施灸。两组穴位交替应用，每日灸治1~2次，每次每穴灸10~15分钟，5次为1个疗程。

敷 灸

【取穴】风门、肺俞、膏肓，或上背部肩胛间区。

【操作】取生白芥子末适量，用清水或生姜汁调成糊状，贴敷于穴位或上背部肩胛间区，每次敷灸30~60分钟，每日或隔日1次，3次为1个疗程。

灯火灸

【取穴】定喘、内关、膻中、肺俞、大椎。

【操作】按照明灯爆灸法常规操作。每穴灸1壮。每日施灸1次，连灸5~7次为1个疗程。

艾卷灸

【取穴】天突、膻中、肺俞、灵台、丰隆。

【操作】按太乙神针法操作施术。在穴位上覆盖绵纸7~10层，或棉布5~7层（禁用化纤织品），将太乙神针一端点燃，待燃旺后以右手拇、食、中三指夹持艾条，隔着纸或布实按在穴位上施灸，当病人感到灼热疼痛时即迅速提起；若艾火熄灭，可重新点燃，也可用数根点燃后交替用。如此反复施灸，每穴施灸5~10次，每日1次。

肺结核

肺结核是由结核杆菌引起的发生于肺部的慢性传染病。中医学称为“肺痨”、“痨瘵”。

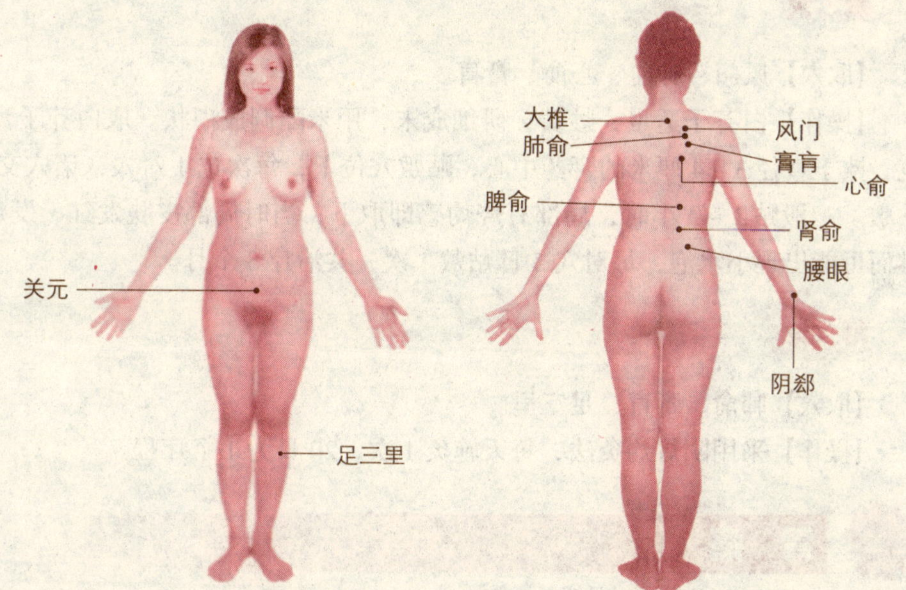

艾炷灸

【取穴】肺俞、膏肓、大椎、关元、脾俞、肾俞。

【操作】按照艾炷灸法常规进行施术。每穴 3～5 壮，隔日 1 次。

瘢痕灸

【取穴】肺俞、膏肓、大椎、阴郄、足三里。

【操作】按艾炷瘢痕灸法常规施术，每次选 3 个穴位，每穴灸 7～10 壮。

艾卷灸

【取穴】肺俞、膏肓、大椎、阴郄、足三里。

【操作】按艾卷温盒灸法常规施术。每次选 3 个穴，每穴每次灸 15～20 分钟，每日或隔日灸治 1 次，10 次为 1 个疗程，疗程间隔 7～10 日。

隔物灸

【取穴】肺俞、膏肓、大椎、阴郄、足三里、腰眼、关元、肾俞。

【操作】按艾炷隔姜灸法常规操作。每次选用 1～3 个穴位，每穴每次灸 3～10 壮，每日或隔日灸治 1 次，10 次为 1 个疗程，疗程间隔 7～10 日。

敷灸

【取穴】风门、肺俞、心俞、膏肓。

【操作】白芥子适量，炒黄，研细成末，用米醋调成糊状。取白芥子膏 2 克，摊于直径 3～4 厘米的膏药中心，贴敷穴位上，每次选 1 对穴，诸穴交替贴敷。一般贴 1～3 小时，局部有烧灼感即取下，当时局部皮肤发红、发痒，继而可能出现小水泡，每对穴 5 日贴敷 1 次，共治疗 3 个月。

灯火灸

【取穴】肺俞、膏肓、足三里。

【操作】采用阴灯灼灸法，每天施灸 1 次，20 日为 1 个疗程。

胃痛

又称胃脘痛。是以胃脘部近心窝处经常疼痛为主症。引起本病的主要原因有饮食失调、情志刺激、劳累受寒、脾胃虚弱等。本病与西医学急、慢性胃炎，胃及十二指肠溃疡，胃痉挛，胃神经官能症，胃黏膜脱垂等相类似。

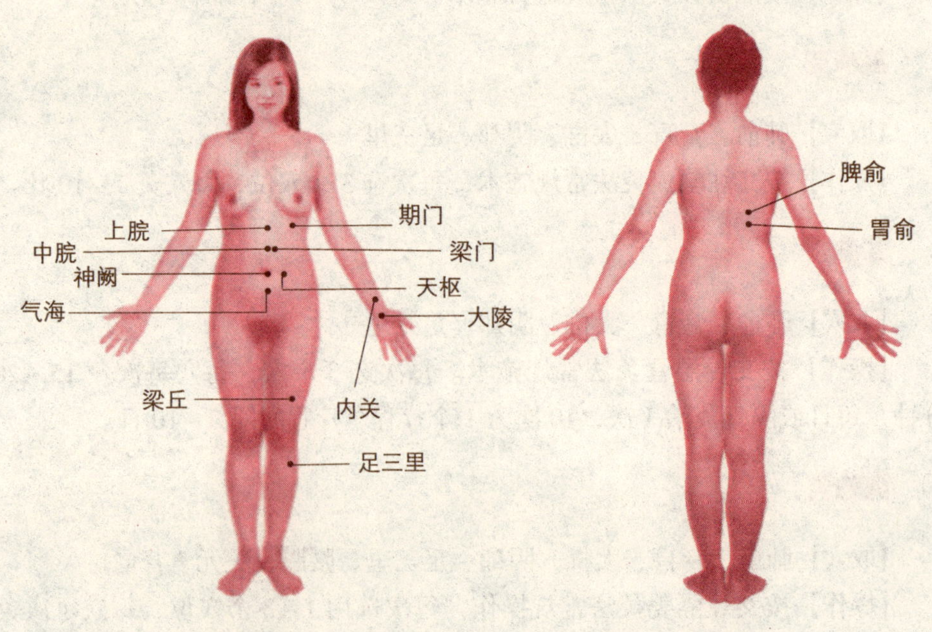

艾炷灸

【取穴】足三里、中脘、胃俞、脾俞。

【操作】按艾炷灸法常规操作。每穴灸5~7壮，隔日1次，10次为1个疗程。

艾卷灸

【取穴】中脘、胃俞、脾俞、梁门、足三里。

【操作】按艾卷灸法操作。每穴每次灸10~15分钟，每日灸1~2次，7日为1个疗程。

温　灸

【取穴】上脘、中脘、天枢、神阙、脾俞、胃俞、足三里。

【操作】按温盒灸法常规施术。每天选2~4穴，每次灸治15~20分钟，每天灸治1次。

隔物灸

【取穴】中脘、天枢、气海、内关、足三里、神阙。

【操作】按艾炷隔姜灸常规施术，每次选用2~4个穴位，每穴每次施灸5~7壮，艾炷如枣核大，每日灸治1~2次，5~10次为1个疗程。

灯火灸

【取穴】中脘、内关、大陵、期门、足三里。

【操作】按明灯爆灸法施灸。每穴灸1壮，每天施灸1次，5~7日为1个疗程。

敷　灸

【取穴】胃俞、梁门、梁丘、阿是穴。

【操作】每次选1~2穴用大蒜加红糖少许（约1/10大蒜量）捣烂，敷于穴上，局部发红或有灼热感时去掉，10次为1个疗程。

胃下垂

胃下垂是指在站立时，胃下缘达盆腔，胃小弯弧最低点降到髂嵴连线以下的病症，多见于体瘦、肌肉不发达者。病久者，可同时伴有其他脏器下垂现象。本病多见有消化不良症状。

艾炷灸

【取穴】梁门、中脘、关元、气海、足三里。

【操作】按艾炷常规操作。每日施灸 2 次，每穴 5~10 壮，10 日为 1 个疗程。

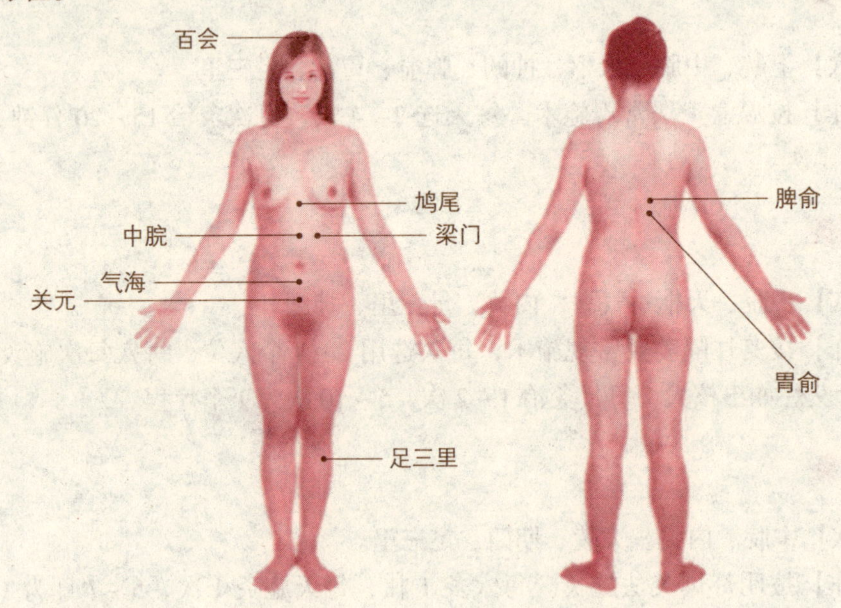

艾卷灸

【取穴】百会、足三里、关元、脾俞、胃俞、中脘。

【操作】按艾卷灸常规施术。每次选用 2~4 个穴位，每穴每次灸治 15~30 分钟，每日施灸 1 次，10 次为 1 个疗程，疗程间隔 5~7 日。

温　灸

【取穴】百会、足三里、关元、脾俞、胃俞、中脘。

【操作】按温盒灸法常规施灸。每次选用 3～5 穴，多取俞穴，每次灸治 15～30 分钟，10 次为 1 个疗程，疗程间隔 5～7 日。

敷 灸

【取穴】百会、鸠尾。

【操作】取附子 24 克、蓖麻子仁 10 克、五倍子 18 克，共捣烂，敷于百会及剑突下鸠尾穴。

呕 吐

呕吐是由于胃失和降，气逆于上，饮食和痰涎等胃内容物经由口而出的病症。呕吐常见于西医学中的神经性呕吐、胃炎、幽门痉挛或梗阻、胰腺炎、某些急性传染病等。

艾炷灸

【取穴】内关、中脘、足三里、公孙。

【操作】按艾炷隔姜灸常规操作。隔日灸 1 次，每次 3～5 壮，10 次为 1 个疗程。

艾卷灸

【取穴】第一组：中脘、上脘、足三里；第二组：脾俞、胃俞、内关。

【操作】两组穴位交替使用，采用艾卷灸法操作。每穴每次灸治 10～30 分钟，每日 1 次，6 次为 1 个疗程。

温 灸

【取穴】中脘、足三里、胃俞、内关。

【操作】采用针上加灸法施术，每次灸治 20 分钟，每天 1 次，6 次为 1 个疗程。

灯火灸

【取穴】前胸及剑突下部位。

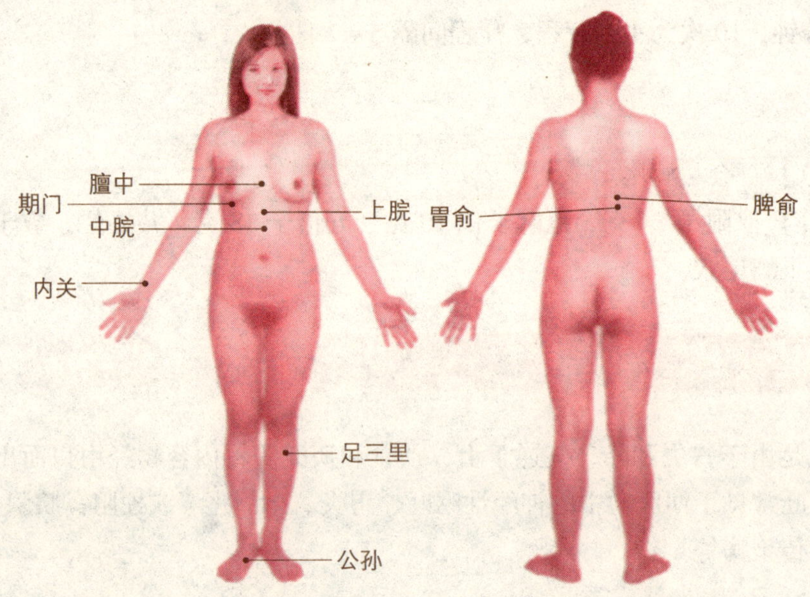

【操作】先用75%的酒精药棉在胸前及剑突下揉擦须臾，揉擦部位即可出现皮肤异点数颗，从上至下逐点爆灸。操作时左手持有方孔古币一枚按于穴位上，右手持粗灯心草一根，蘸以茶油或菜油，以尖端在酒精灯上点燃，趁火势炎炎之际，对准币眼的穴位上迅速灼灸，当灼及皮肤时，发出“叭”的声响，叫做一壮，每穴每次只灸1壮。

敷灸

【取穴】中脘、膻中、期门。

【操作】取胡椒10克、绿茶3克、酒曲2克、葱白20克共捣烂成糊状，分别摊于4块直径3厘米的圆形塑料布或油纸上，敷贴于上述各穴处，以胶布固定，每次敷贴6~12小时，每日1次。

呃逆

呃逆是指气逆上冲，喉间呃呃连声，声短而频，不能自制的一种病症。俗称“打嗝”，古称“哕”。本病多因寒邪、胃实、食滞、气郁，或中焦虚寒，或下元亏损，或重病大病之后正气衰弱而致。本病常见于西医学胃、肠、肝胆、腹膜、食道、纵隔疾病引起的膈肌痉挛。

艾炷灸

【取穴】膈俞、内关、巨阙、内庭。

【操作】按艾炷灸法施灸，每日灸1~2次，每次每穴灸5壮。

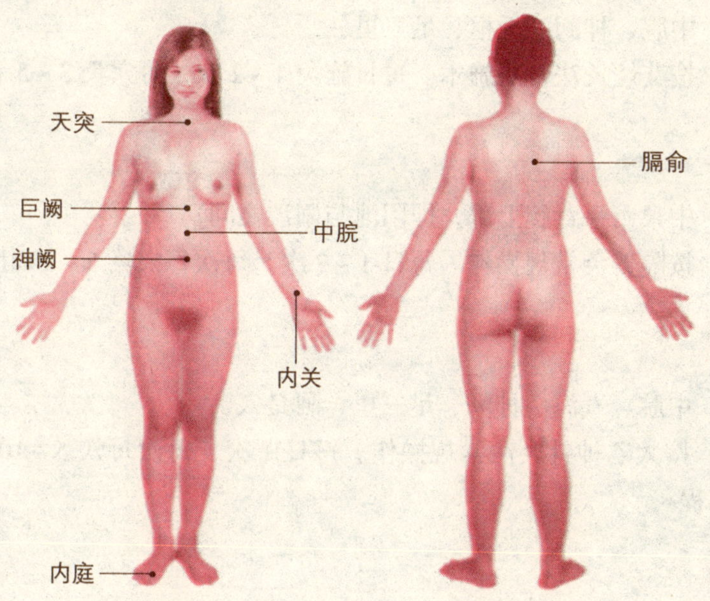

隔物灸

【取穴】中脘、膈俞、内关、神阙。

【操作】按艾炷隔姜灸常规施术，每次灸5~10壮，每日1次。

灯火灸

【取穴】天突。

【操作】取粗灯心草1根，蘸以桐油或食油，在酒精灯上点燃，迅速在天突穴烧灸，当灸及皮肤时可听到轻微的“叭”声，灸后大部灯火即灭，灸灼部位可出现轻微的火灼焦点。

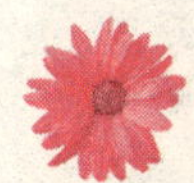

腹　痛

腹痛是指胃脘部以下、耻骨以上部位发生的疼痛。引起腹痛的常见病因有情志刺激、饮食不节、寒温失调、虫积等。其基本病机为实邪内阻、气血壅滞，或气血亏虚、经脉失荣。腹痛大致包括现代医学的急、慢性胰腺炎，急、慢性肠炎，肠痉挛，胃肠神经官能症等。

艾炷灸

【取穴】中脘、神阙、天枢、足三里。

【操作】按艾炷灸法常规施术。每日施灸 1～2 次，每穴灸 3～5 壮。

隔物灸

【取穴】中泉（手背腕上部，即阳池与阳溪之间）。

【操作】按隔姜灸常规操作。每日 1～2 次，每次每穴灸 5～10 壮。

艾卷灸

【取穴】中脘、气海、神阙、足三里、阿是穴。

【操作】按太乙神针灸法常规操作。每日 1 次，每次每穴 5～10 分钟，7 次为 1 个疗程。

灯火灸

【取穴】中脘、内关、足三里。

【操作】采用明灯火爆灸法。每日施灸 1 次，每穴灸 1 壮。必要时可灸 2

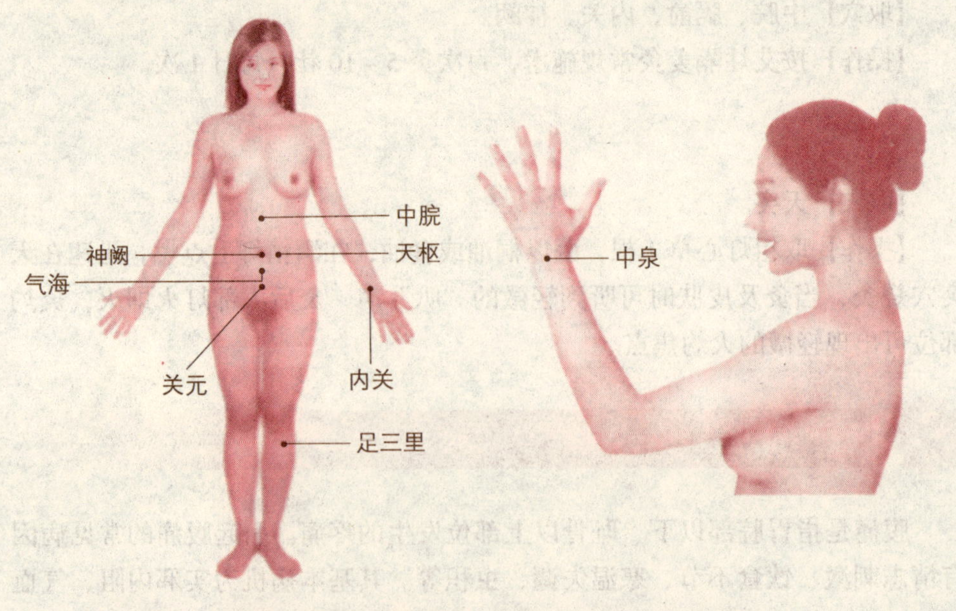

次，但要避开原灸点，以免过度灼伤。

腹泻

又称泄泻，是指排便次数增多，粪便稀薄，甚至如水样而言。多由湿邪所伤和内伤食滞所引起，其病变主要在肠、胃、脾。一年四季均可发病，多见于夏秋季节。它可包括西医学胃肠、肝胆、胰腺等某些病变引起的腹泻，如急慢性肠炎、肠结核、胃肠神经官能症、食物中毒等病症。

艾卷灸

【取穴】大肠俞、关元、神阙、足三里。

【操作】按艾条灸法常规操作。可先灸大肠俞 10 分钟，然后再灸其余穴位各 10 分钟，每日 1 次。

隔物灸

【取穴】天枢、足三里、阴陵泉。

【操作】按隔姜灸法操作。每日施灸 2 次，每次每穴灸 3～5 壮，10 次为 1 个疗程。

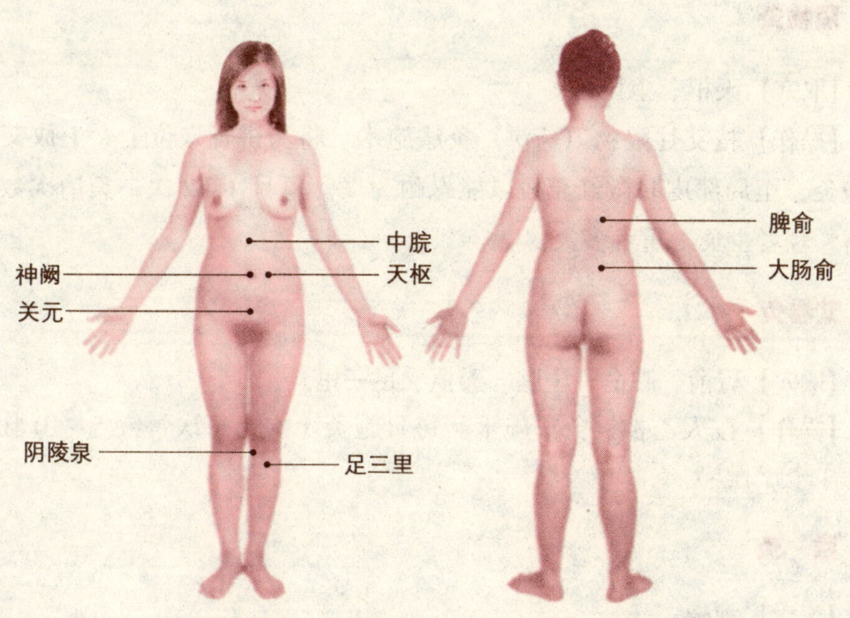

温灸

【取穴】神阙、中脘、天枢、脾俞。

【操作】按温盒灸法常规施灸。每次每穴施灸 15~30 分钟，每日灸 1~2 次，5~10 次为 1 个疗程，疗程间隔 3~5 日。

灯火灸

【取穴】天枢、中脘、足三里、阴陵泉。

【操作】采用明灯爆灸法施术。每日施灸 1 次，每穴灸 1 次，3~5 日为 1 个疗程。

腹胀

腹胀是指脘腹及脘腹以下的整个下腹部胀满的一种症状。多由饮食失节、起居失调、湿阻气滞、脾胃虚弱以及外伤、术后等原因引起。本病多见于西医学急慢性胃肠炎、胃肠神经官能症、消化不良、腹腔手术后出现腹胀者。

隔物灸

【取穴】天枢、上巨虚。

【操作】按艾炷隔物（药饼）灸法施术。将药饼置穴位上，上放艾炷点燃施灸，至局部皮肤微红充血以能忍耐为度。每日 1~2 次，灸治次数根据病情，轻者少灸，重者多灸。

艾卷灸

【取穴】胃俞、脾俞、中脘、天枢、足三里。

【操作】按太乙神针灸法施术。每日施灸 1 次，每次每穴 5~10 壮，10 次为 1 个疗程。

敷灸

【取穴】神阙。

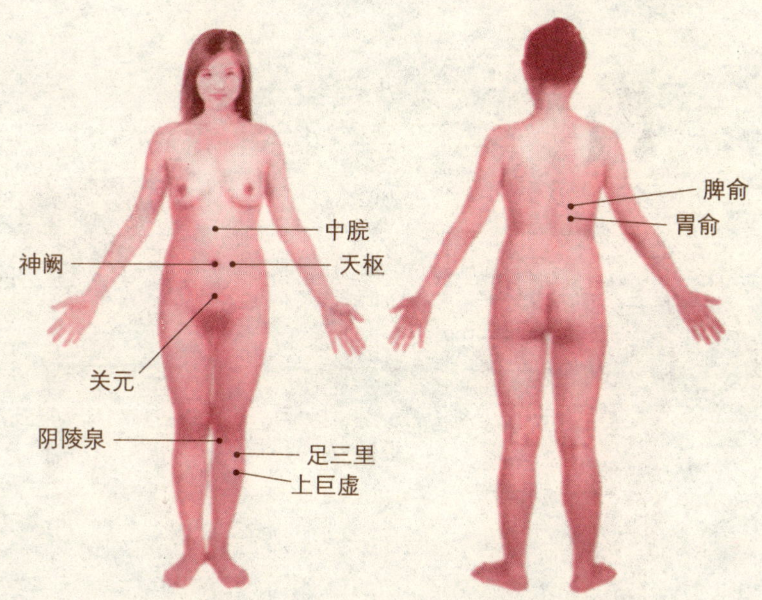

【操作】将冰片 0.2 克研成细末，纳入脐中，用胶布固定，上用松节油适量热敷（或用热水袋热敷），每次 30 分钟，每日 1 次。

高血压病

高血压是指体循环动脉血压高于 19 / 12 千帕（140 / 90 毫米汞柱，1 毫米汞柱 =0.133 千帕），是一个常见的临床表现。高血压病是指以动脉血压增高为主的临床综合征。属中医“眩晕”、“头痛”范畴。

艾炷灸

【取穴】足三里。

【操作】按艾炷瘢痕灸法常规施术。该穴连续灸 5 ~ 7 壮，灸至穴上能见到小泡为度，一般灸 3 ~ 5 次，血压可平稳下来。

艾卷灸

【取穴】神阙。

【操作】按艾卷隔物（药饼）悬灸法灸治。将药饼分别贴于上述穴位上，贴药后以胶布固定，再以艾条点燃悬灸穴位 20 分钟，每日 1 次，10 次为 1 个疗程。

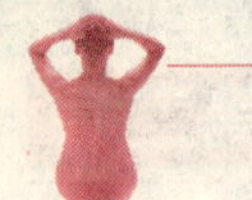

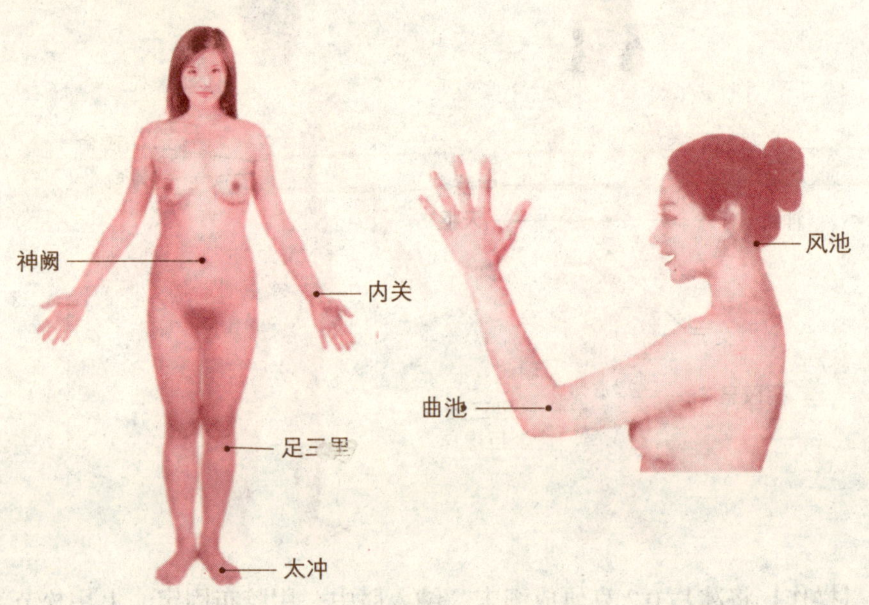

温灸

【取穴】足三里、内关。

【操作】按温灸针上加灸法操作。每穴每次灸治 10～20 分钟，每日或隔日灸治 1 次，10 次为 1 个疗程，疗程间隔 5～7 日。

灯火灸

【取穴】曲池、太冲、足三里、风池。

【操作】采用阴灯灼灸法施术。每天施灸 1 次，每穴灸 1 壮，10 日为 1 个疗程。

冠心病

是指冠状动脉因发生粥样硬化而产生了管腔狭窄或闭塞导致心肌缺血缺氧而引起的心脏病。与中医学“胸痹”、“胸痛”、“真心痛”、“厥心痛”等病证相类似。

艾卷灸

【取穴】内关、膻中、心俞、关元、厥阴俞、足三里。

【操作】按艾卷悬灸法常规操作。每次选用 2~4 个穴位，每穴每次灸治 15~30 分钟，每日灸治 1 次，10 次为 1 个疗程，疗程间隔 5 日。

温 灸

【取穴】内关、膻中、心俞、关元、厥阴俞、足三里。

【操作】按艾卷温盒灸法施术。每次选用 2~4 个穴位，每次施灸 15~20 分钟，每日灸治 1 次，10 次为 1 个疗程，疗程间隔 5~7 日。

灯火灸

【取穴】厥阴俞、心俞、膏肓、神堂、神道、心前区阿是穴、内关、间使、神门。

【操作】按灯火灸法常规操作。每次选用 6~7 个穴位，每穴灸 1 壮，每日 1 次，10 日为 1 个疗程。

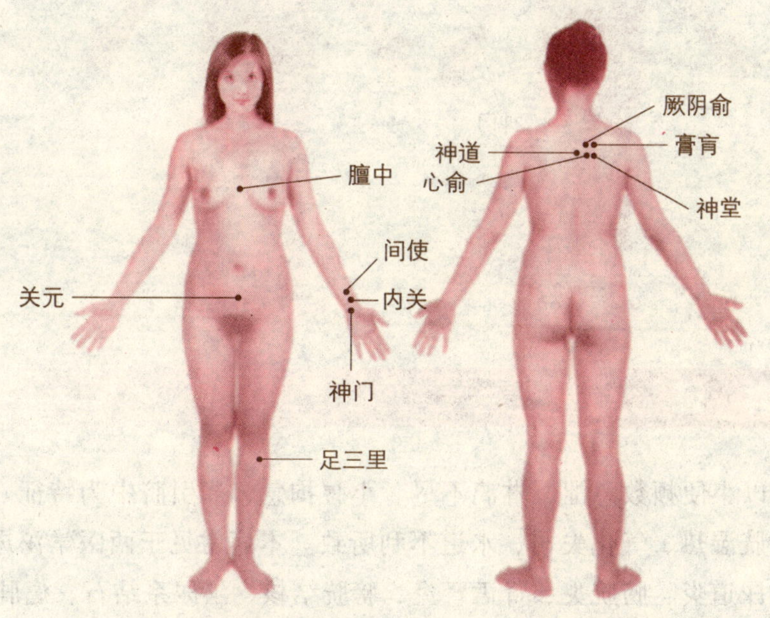

心悸

心悸是指病人自觉心中悸动，惊惕不安的一种病证。它包括惊悸和怔忡。常与精神因素、心血不足、心阳衰弱、水饮内停、瘀血阻络等有关。分别与各种心脏病所引起的心律失常，以及缺铁性贫血、再生障碍性贫血、甲状腺机能亢进、神经官能症等出现以心悸心慌为主症时相类似。

艾卷灸

【取穴】心俞、内关、神门、巨阙。

【操作】按艾卷温和法操作。每日 1～2 次，每次灸 10～15 分钟，10 次为 1 个疗程。

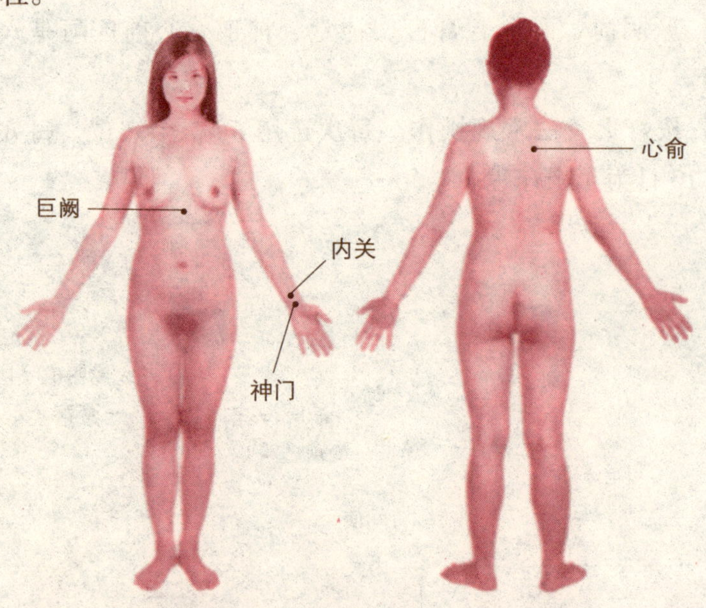

淋证

淋证以小便频数急涩、淋漓不尽、小腹拘急、痛引脐中为特征。多由肾虚、膀胱湿热、气化失司、水道不利所致。本病常见于西医学泌尿系统感染，如尿道炎、膀胱炎、肾盂肾炎、膀胱结核、泌尿系结石、癌肿等。

艾炷灸

【取穴】膀胱俞、阴陵泉、三焦俞、行间、太溪。

【操作】按艾炷灸法常规施术。每日施 1～2 次，每次灸 3～5 壮或每穴每次 5～10 分钟。

灯火灸

【取穴】膀胱俞、太溪、行间、三焦俞、阴陵泉。

【操作】按灯火灸常规操作。①热淋、石淋、血淋：用明灯爆灸法施术。②气淋、膏淋、劳淋：用阴灯灼灸法施术。每日施灸 1 次，每穴 1 壮，至愈为度。

敷灸

【取穴】神阙、膀胱俞、肾俞。

【操作】按敷灸法操作。取虎杖 100 克，乳香 15 克，琥珀 10 克，麝香 1 克。以鲜虎杖根和诸药混合，捣融如膏。取药膏如枣大一块，放于胶布中间，贴敷穴位，每穴 1 张，每日换药 1 次。

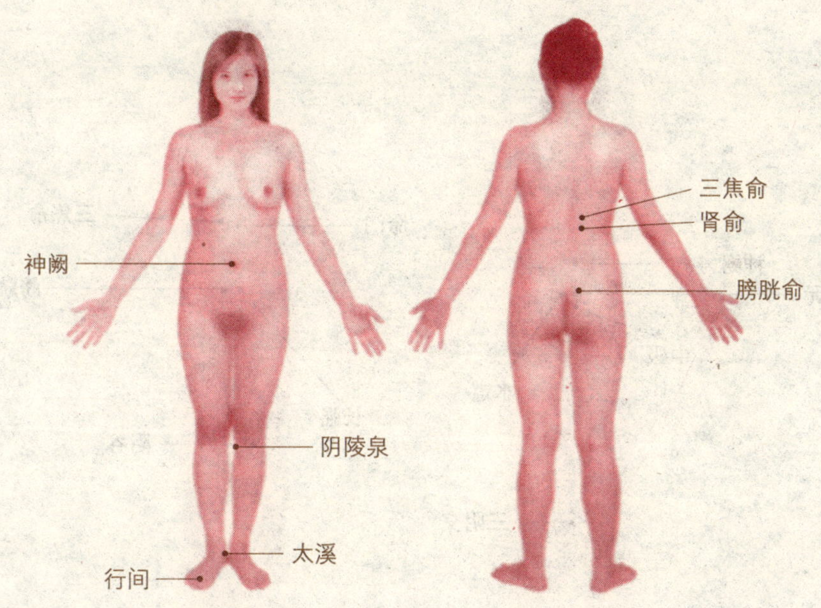

癃闭

癃闭是以排尿困难，甚则小便闭塞不通为主症的疾患：其中以小便不畅，点滴而短少，病势较缓者为癃；小便闭塞，点滴不通，病势较急者为闭。一般多合称为癃闭。癃闭包括现代医学各种原因引起的尿潴留及由肾功能衰竭所引起的无尿症。

温灸法

【取穴】关元、中极、命门、三焦俞、三阴交。

【操作】按针上加灸法操作施术。每次选用 2～4 个穴位，每穴每次施灸 10～20 分钟，3 次为 1 个疗程。

隔物灸

【取穴】神阙、关元、中极、命门、三焦俞、三阴交。

【操作】按艾炷隔姜灸法操作施术。每次选用 2～4 个穴位，每穴每次施灸 5～10 壮，每日灸治 1～2 次，3 次为 1 个疗程。

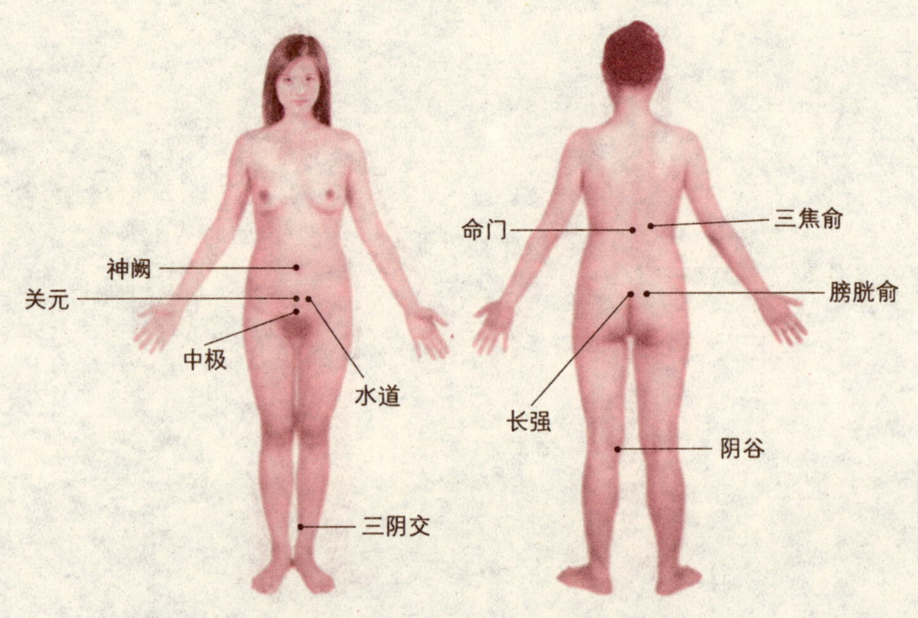

灯火灸

【取穴】膀胱俞、三焦俞、长强、水道、阴谷。

【操作】采用明灯爆灸法施术。每日施灸 1 次，每穴 1 壮，连灸至愈为度。复灸时要避开原灸点，以免过度灼伤。

蒸汽灸

【取穴】腹部。

【操作】按药物蒸汽灸法施灸。取桃枝、柳枝、木通、花椒、明矾各 30 克，葱白、灯心草各 1 把，将药物加水 5 000 毫升，煎汤。围被，趁热用药液蒸汽熏洗腹部，冷后再热，每日 2～3 次，每次 40～60 分钟。

阳 痿

阳痿是男性生殖器痿弱不用，不能勃起，或勃起不坚，不能完成正常房事的一种病症。多因情志不遂、肝胆湿热、肾气亏虚等，致使宗筋弛纵所引起，是男科的常见病之一。多属现代医学中枢神经失调所致的神经衰弱，与神经官能症往往互为因果，与精神因素关系密切。若某些慢性疾病表现以阳痿为主者，可参本病内容辨证论治。

艾炷灸

【取穴】关元。

【操作】按艾炷无瘢痕灸法施灸。用陈艾绒做成中等艾炷，直接灸关元穴，每次 100～200 壮，每周 1 次，3 次为 1 个疗程，疗程间隔 1 周。

艾炷隔物灸

【取穴】关元、神阙、肾俞、腰阳关、命门。

【操作】按艾炷隔姜灸法程序操作施灸。每次选用 3～5 个穴位，每穴每次灸 3～5 壮，每日 2 次，7～10 次为 1 个疗程或痊愈为止。

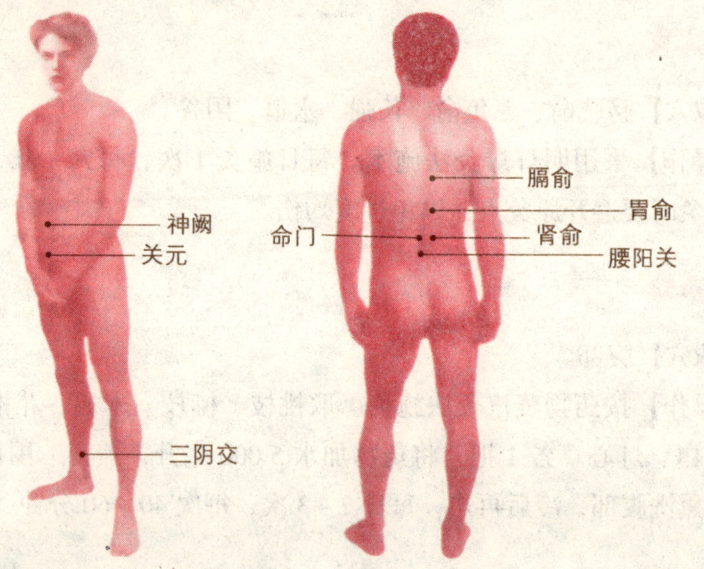

温盒灸

【取穴】膈俞、肾俞、胃俞、命门、腰阳关、关元。

【操作】按艾卷温盒灸法操作施术。每次取 3～5 个穴位，交替取穴，先将灸盒无底的一面罩住所需灸部位，然后点燃 1 寸长左右的艾卷（根数依所灸部位确定）对着罩在盒下的经络和穴位，横放于盒网上，最后盖上盒盖，每日 1 次，每次 10～20 分钟，治愈停用。

灯火灸

【取穴】命门、关元、肾俞、三阴交。

【操作】采用阴灯灼灸法操作施术。每日施灸 1 次，每穴灸 1～2 壮，10 次为 1 个疗程。

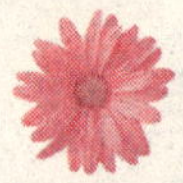

遗 精

遗精是指以不因性交而精液自行泄出为主的一种疾病。多因肾虚封藏不固，或君相火旺、湿热下扰精室所致。其中有梦而遗精的名为“梦遗”；无梦而遗精，甚至清醒时精液流出的名为“滑精”。此为遗精的两种轻重不同的证候。现代医学的神经衰弱、前列腺炎、精囊炎等引起的遗精症，一般参考本病内容辨证施治。

艾炷灸

【取穴】膏肓、肾俞。

【操作】按艾炷灸法常规施灸。每日1次，每次每穴施灸3~5壮，艾炷如黄豆或半个枣核大，7日为1个疗程。

艾卷灸

【取穴】关元、肾俞、志室、内关。

【操作】按艾卷悬灸法常规施灸。每次交替取穴3~5个，每日灸1~2次，每次每穴灸5~10分钟，10次为1个疗程。

灯火灸

【取穴】四满、志室、肾俞、关元。

【操作】采用阴灯灼灸法施术。每日施灸1次，每穴1~2壮，10日为1个疗程。

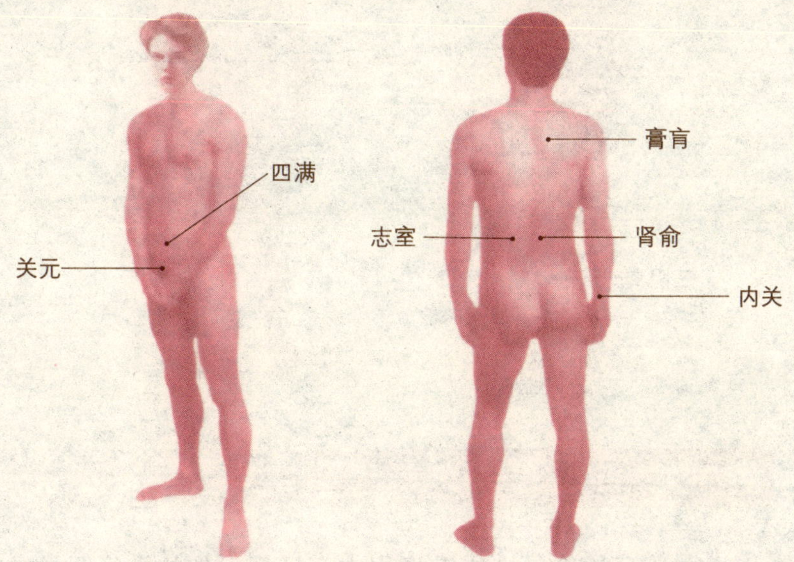

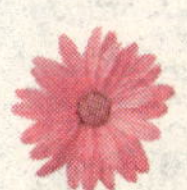

精子缺乏症

精子缺乏症系指精液内精子缺乏、稀少或精子畸形。多由不同原因引起睾丸组织萎缩、生精细胞退行病变所致。是造成男性不育症的常见原因。中医学属“不育”范畴。

艾炷灸

【取穴】神阙。

【操作】按艾炷隔盐灸法施术。取精制白细盐适量纳入脐窝，使与脐平，艾炷如黄豆大或半个枣核大，每次灸 15 壮，每日 1 次。10 次为 1 个疗程，每个疗程间隔 5 日。

温盒灸

【取穴】关元、神阙、肾俞、命门、三阴交。

【操作】按艾卷温盒灸法施术。每次选 2 ~ 4 个穴位，每穴每次灸治 15 ~ 20 分钟，每日灸治 1 次，10 次为 1 个疗程，疗程间隔 3 ~ 5 日。

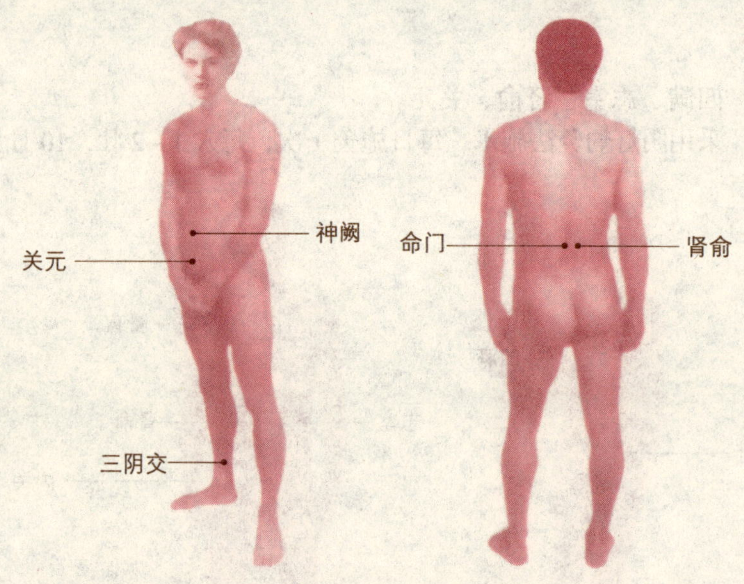

癫痫

癫痫是一种临床综合征，以在病程中有反复发作的神经元异常放电引致暂时性突发性大脑功能失常为特征。功能失常可表现为运动、感觉、意识、行为、自主神经等不同障碍，或兼而有之。本病属于中医“痫证”范畴。

温盒灸

【取穴】心俞、百会、中脘、身柱。

【操作】按艾卷温盒灸法常规施术。每穴每次施灸 10～20 分钟，每日灸治 1 次，10 次为 1 个疗程，疗程间隔 3～5 日。

艾炷灸

【取穴】长强、会阴。

【操作】按艾炷隔物（姜片）灸法常规施术。每穴上放姜片约 0.3 厘米厚，上置艾炷如黄豆大，每日灸治 1 次，7～10 次为 1 个疗程。疗程间隔 3～5 日。

灯火灸

【取穴】百会、崇骨、会阴。

【操作】按明灯爆灸法施灸。每穴每次只灸 1 壮，根据病情 10 日灼灸 1 次。

敷 灸

【取穴】神阙。

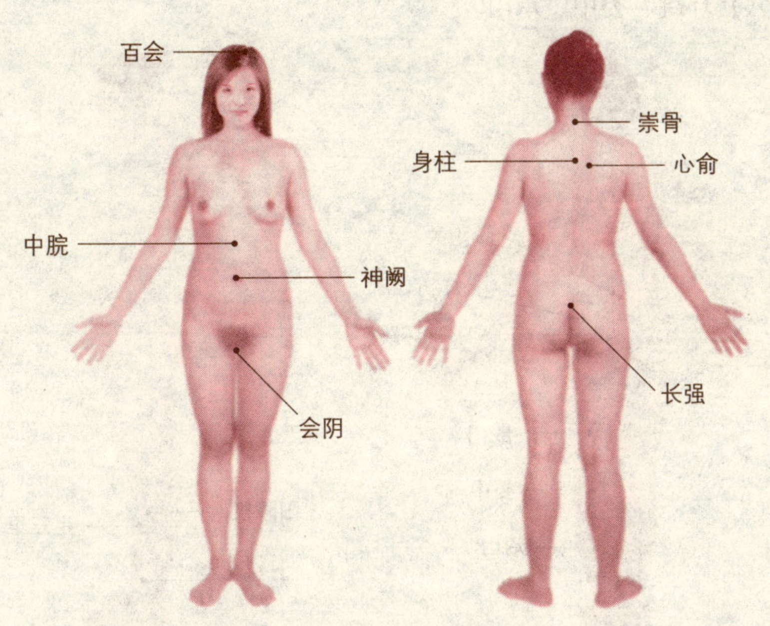

【操作】按敷灸法常规施术。将吴茱萸适量研为细末，撒入脐窝内，外用膏药固定，7～10日换1次。

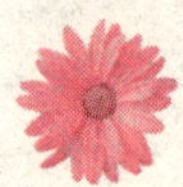

坐骨神经痛

坐骨神经痛是由坐骨神经本身或其邻近组织的病变所引起。临床上有真性、假性坐骨神经痛之分。中医学属“痹证”范畴。

艾炷灸

【取穴】腰部夹脊、秩边、环跳、委中、腰阳关、阳陵泉、承山、悬钟。

【操作】按艾炷灸法常规施术。每日施灸1～2次，每穴3～5壮，连用至愈。

灯火灸

【取穴】环跳、殷门、承山、委中、足三里、阿是穴。

【操作】采用明灯爆灸法施术。每穴灸1壮即可，每日施灸1次，10日为1个疗程。

敷 灸

【取穴】环跳、委中、承山。

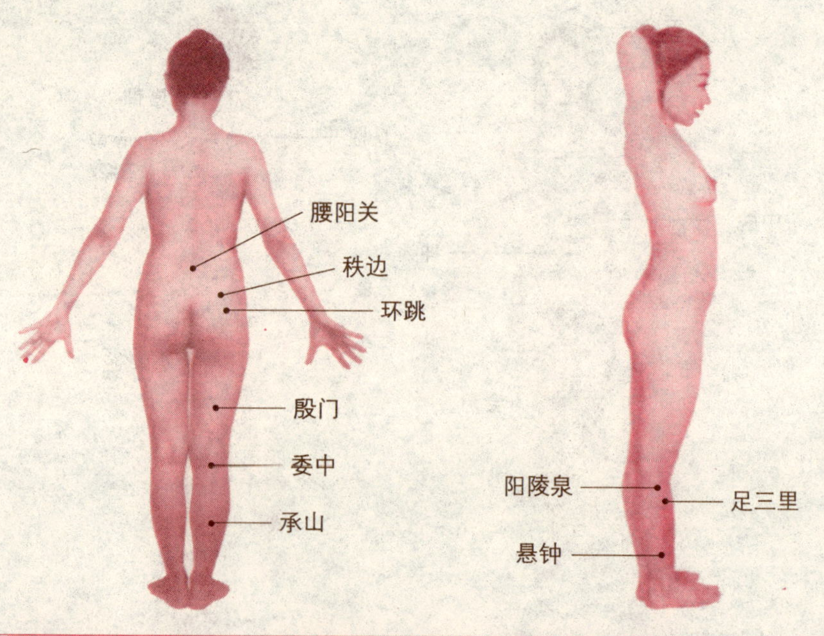

【操作】按敷灸法常规操作。取鲜姜自然汁500克、黄明胶120克，用文火同熬成稀膏，摊涂布上，临用时将研细的肉桂、细辛末掺于膏药中，敷于穴位上，每日换药1次，5日为1个疗程。

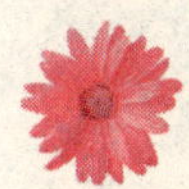

三叉神经痛

三叉神经痛是指面部三叉神经支配区域反复发生阵发性、短暂性剧烈疼痛，但无感觉缺失和运动障碍。属中医学的“头痛”、“偏头痛”、“面痛”范畴。

艾卷灸

【取穴】下关、合谷、颊车、翳风、阳白、颧髎。

【操作】按艾条悬灸法操作施术。每日施灸2次，每次5~10分钟。

灯火灸

【取穴】太阳、攒竹、阳白、耳门、承浆、颊车、翳风。

【操作】按明灯爆灸法施术。每2日施灸1次，每穴爆1壮，10次为1个疗程。

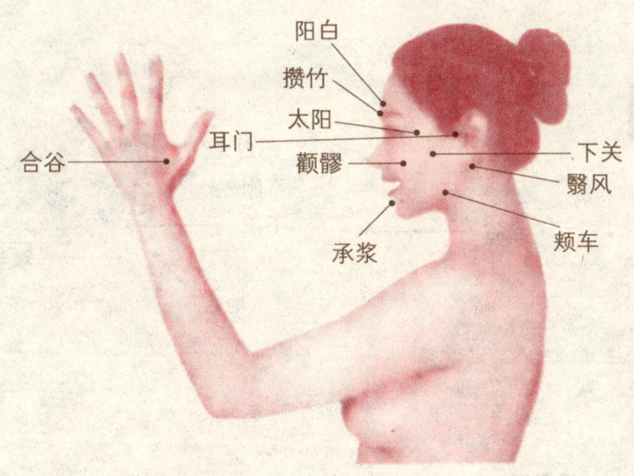

面神经炎

面神经炎是乳突内面神经管内段的面神经急性非化脓性炎症，造成病侧面部肌肉瘫痪和口眼㖞斜的一种急性周围神经疾病。中医学的“歪嘴风”、“口眼㖞斜”、“面瘫”与之类似。

艾炷灸

【取穴】翳风、颊车、地仓、合谷、阳白。

【操作】按艾炷灸法常规施术。每日施灸1~2次，每穴3~5壮。

艾卷灸

【取穴】翳风、颊车、地仓、合谷、阳白。

【操作】按艾卷悬灸法施术。每日施灸1~2次，每穴3~5壮。

温　灸

【取穴】风池、颊车、地仓、阳白、下关、翳风、合谷、足三里。

【操作】按温灸针上加灸法施术。每次选4个腧穴毫针行刺，得气后留针，取4块4厘米×4厘米见方的硬纸板，中心扎一小孔，将4块纸板分套在4根针上，再取4节约2厘米长的艾条段，分别套在4根针柄上；距纸板2~5厘米处，点燃近穴端，每次每穴灸1壮，每日或隔日1次，10次为1个疗程。

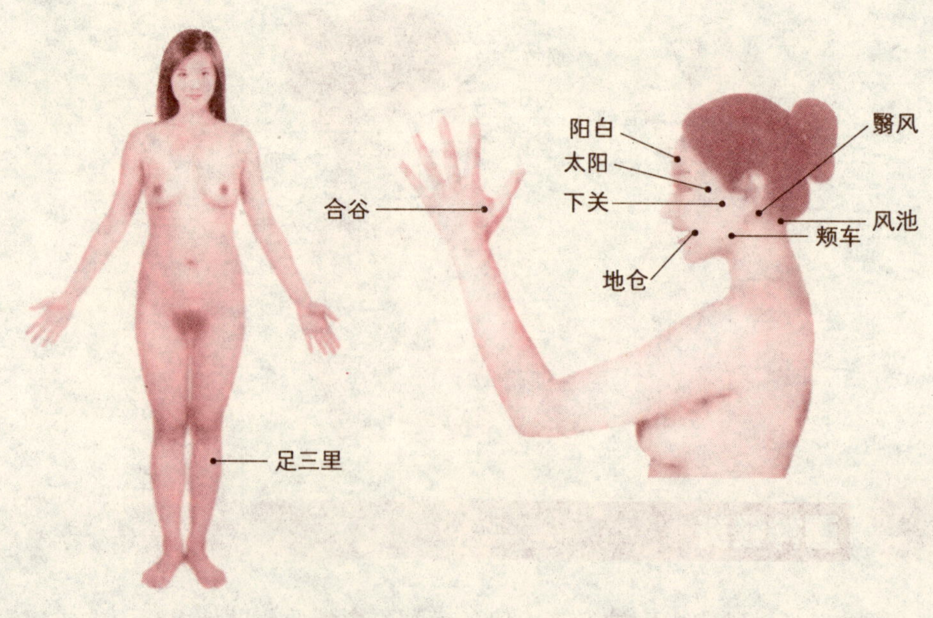

灯火灸

【取穴】翳风、地仓、阳白、颊车、合谷。

【操作】采用阴灯灼灸法施灸，每天施灸1~2次，每穴灸1壮，15日为1个疗程。复灸时应避开原灸点，以免灼伤皮肤。

敷灸

【取穴】下关、太阳、颊车。

【操作】按敷灸法施术。将斑蝥2个、巴豆3个、麝香0.02克、鲜柳枝头1枝或带叶5片、鲜生姜10克共捣如泥，贴于患侧的穴位上。当敷药处有热性刺痛感时，即将药物除去。每隔7~10日敷药1次，一般1~3次痊愈。

急性肠梗阻

急性肠梗阻是由多种原因所致的肠内容物通过障碍的常见急腹症之一。其临床特点是腹痛、呕吐、腹胀、排便和排气停止等。属中医学的“关格”、“肠结”、“腹痛”等范畴。

艾炷灸

【取穴】中脘、大横、天枢、足三里、神阙、关元。

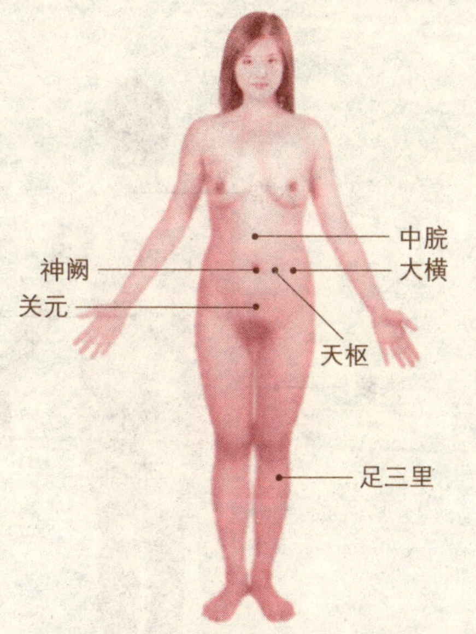

【操作】将艾炷隔姜灸法施术。每次灸3~7壮（每日灸2~3次，病愈为止）。

敷灸

【取穴】神阙、阿是穴。

【操作】按敷灸法施术。将大蒜120克、芒硝30克共捣为糊膏，敷于穴位上。敷药前，用2~4层油纱布作底垫。2小时后，去掉蒜泥，用温水洗净蒜汁，然后将大黄120克研为细末，过筛，用醋60毫升调成糊状，直接敷于穴位上，每次8小时。

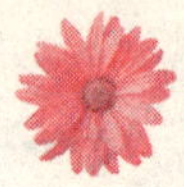

血栓闭塞性脉管炎

血栓闭塞性脉管炎是指周围血管的慢性闭塞性炎症病变。病变可累及四肢的中小动脉和静脉。以下肢多见，属中医学“脱疽”范畴。

艾炷灸

【取穴】大椎、大陵、命门、太溪。

【操作】按艾炷隔姜灸法常规施术。每穴每次灸 5～7 壮，每日灸治 1～2 次，10 日为 1 个疗程。

敷灸

【取穴】上巨虚、涌泉。

【操作】按敷灸法施术。取独定子、云南重楼各 60 克，红花 20 克，白芷 30 克，桃仁 40 克，共研为末，过筛备用。每次取 1/4 量，用甜米白酒或红糖、醋调匀。外敷于穴位上，再以绷带固定。隔日换药 1 次，1 个月为 1 个疗程。

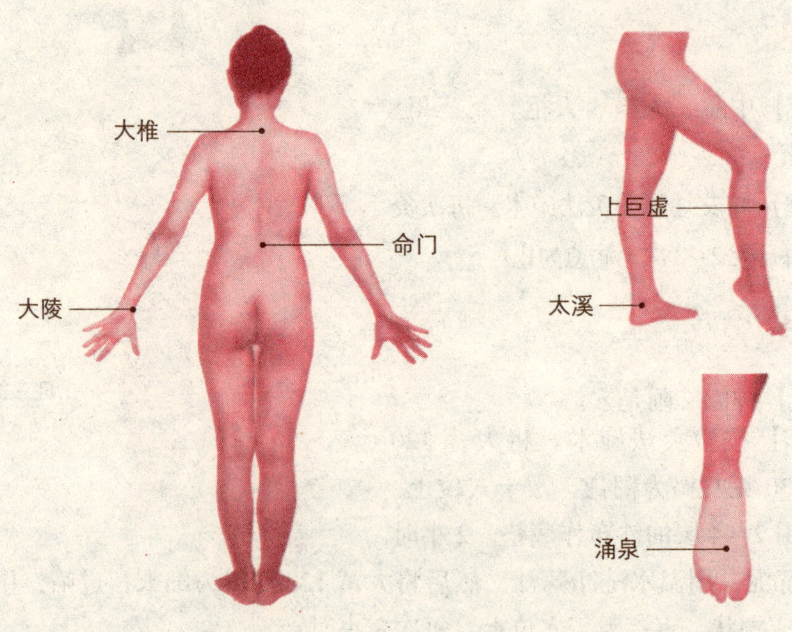

子宫颈炎

子宫颈炎是指子宫颈炎症性病变，分急性和慢性两种。急性子宫颈炎，临床较为少见。慢性子宫颈炎多数为急性发展而来，也可无急性病史，一发现即呈慢性表现。

针灸

主穴取肾俞、中极、三阴交；配穴取曲骨、阴陵泉、血海。主穴每次可取2个，配穴取1～2个，每日1次，交替应用。

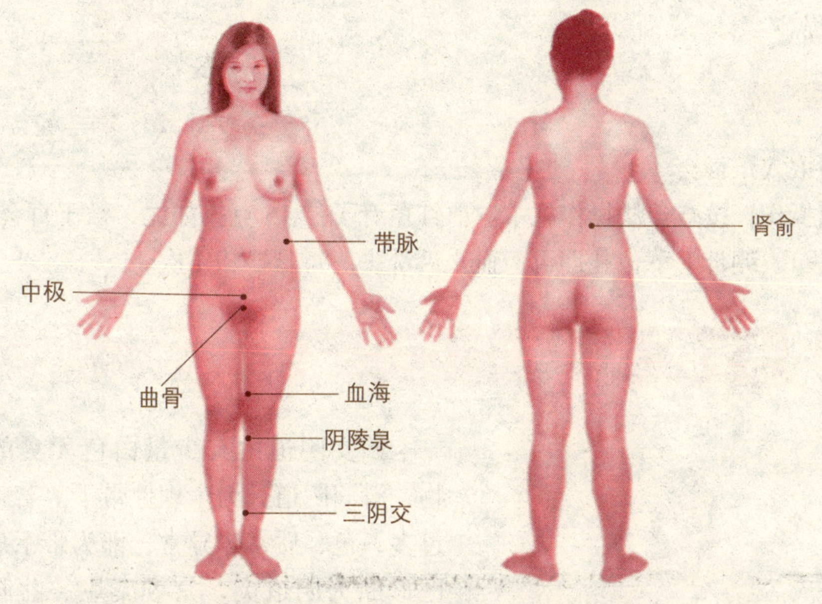

崩漏

本病是一种常见的妇科疾病，是指无周身及生殖器质性病变，而由于神经内分泌系统功能障碍所致的子宫异常出血。分排卵性和无排卵性两大类。相当于西医的功能性子宫出血。

艾炷灸

【取穴】神阙、血海。

【操作】按艾炷隔姜灸法施术。取0.2厘米的鲜姜片，用针穿数孔，放在穴位上，然后置1黄豆粒大小艾炷于姜片上点燃，每次施灸7~10壮，以施灸处皮肤红晕、温润为度。每日或隔日灸治1次，10次为1个疗程。

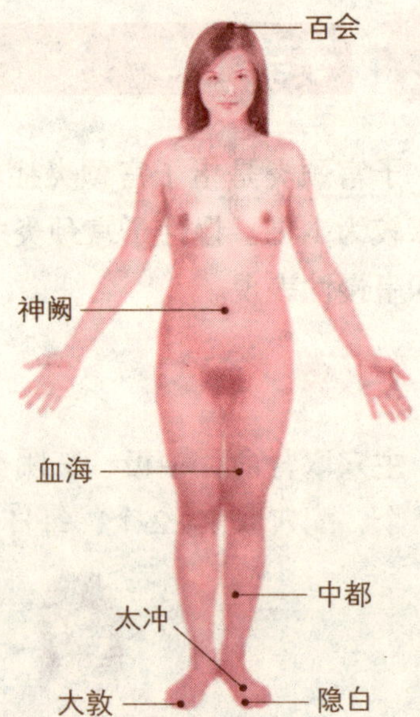

灯火灸

【取穴】隐白、大敦、太冲、中都、神阙。

【操作】按明灯爆灸法操作施灸。每次选2~3个穴位，每日1次，10日为1个疗程。

敷灸

【取穴】百会。

【操作】按敷灸法操作施术。取红蓖麻子仁15克捣如泥，敷于百会穴(剪去头发)。绷带上下包扎即可，血止后洗去。每日换药1次。

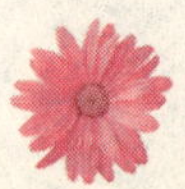

带下病

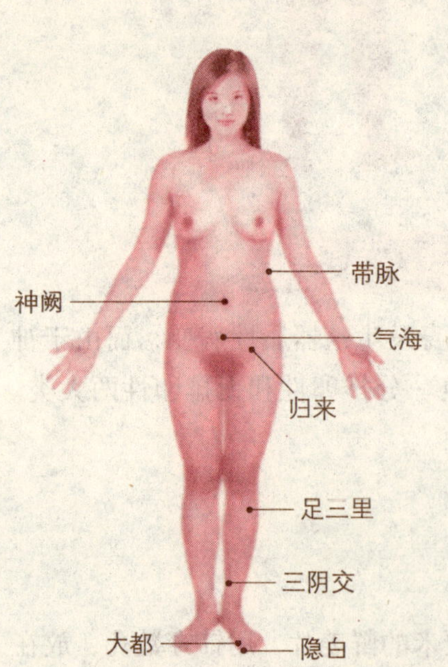

妇女阴道内有少量白色无臭的分泌物，滑润阴道，为生理性带下。若带下量过多，色、质、味异常，即为带下病。西医诊断为阴道炎、宫颈糜烂、盆腔炎等急、慢性炎症疾病及宫颈癌、宫体癌等均可出现带下病症状。

艾卷灸

【取穴】隐白、大都。

【操作】按艾卷灸法操作施术。用艾卷点燃靠近穴位施灸，灸至局部皮肤红晕温热为度，每穴施灸10分钟左右，隔日1次，10次为1个疗程。

灯火灸

【取穴】带脉、三阴交、归来、足三里、气海。

【操作】采用阴灯灼灸法施术。每日施灸1次，每穴1~2壮，7日为1个疗程。

敷灸

【取穴】神阙。

【操作】按敷灸法操作施灸。取生芡实30克，桑螵蛸30克，香白芷20克。诸药共研为细末，醋调后敷神阙穴，每日换药1次。

痛经

凡在经期前后或在行经期间发生的腹痛或其他不适称为痛经。

针灸

(1) 主穴取气海、合谷、三阴交；配穴关元、子宫、蠡沟、足三里。先针主穴，强刺激，痛不止加配穴或灸气海、关元。

(2) 主穴取关元、中极、三阴交。实证可配地机、次髎，气滞血瘀加血

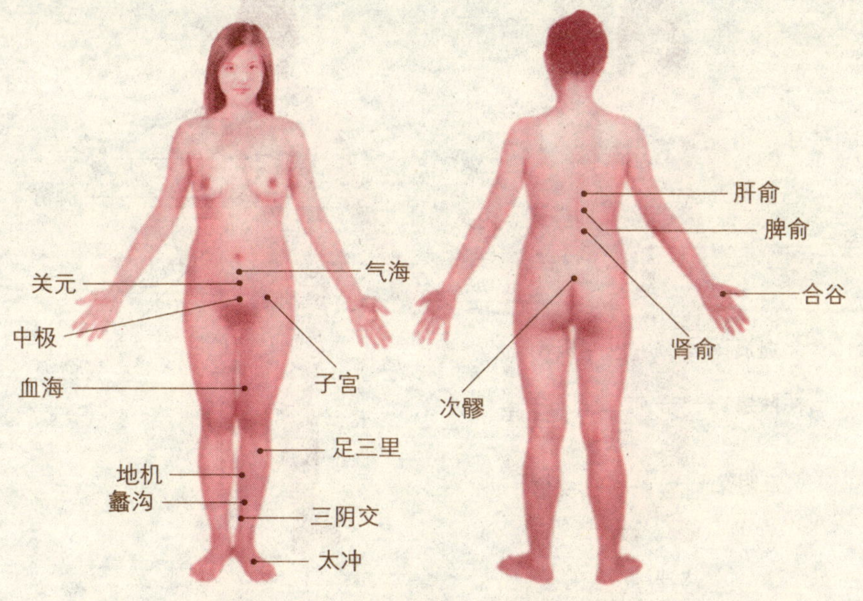

海、太冲，寒湿凝滞加脾俞，气血不足加肝俞、脾俞或肾俞、足三里。每次使用1~2个主穴，并结合症状加配穴，针灸以强刺激为佳。

(3) 主穴取三阴交、合谷；配穴取关元、气海。在经前2~3日开始针刺，月经后再针2~3次。下腹痛时先针三阴交，用强刺激手法，持续捻转1~2分钟。

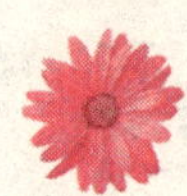

月经失调

成年女子月经周期、月经量、经期异常改变或混乱，以及月经前后出现某些特殊症状或体征，称为月经失调。由于生殖器官器质性病变引起的月经失调，称器质性月经失调。若生殖系统发育正常，而由于卵巢功能紊乱或身体其他器官疾病引起的月经失调，称为功能性月经失调。

针灸

(1) 主穴取关元、三阴交。先期有热加太冲；气虚者加脾俞、足三里；后期者加足三里；气滞血瘀加血海、行间；先后无定期因肾虚者加肾俞、交信；因肝郁者加肝俞、太冲、内关。以调节足三阴经及冲、任二脉为主。虚补实泻，腹部穴，因虚寒者可加灸。本病多在月经前针治，连针3~5次，至下次

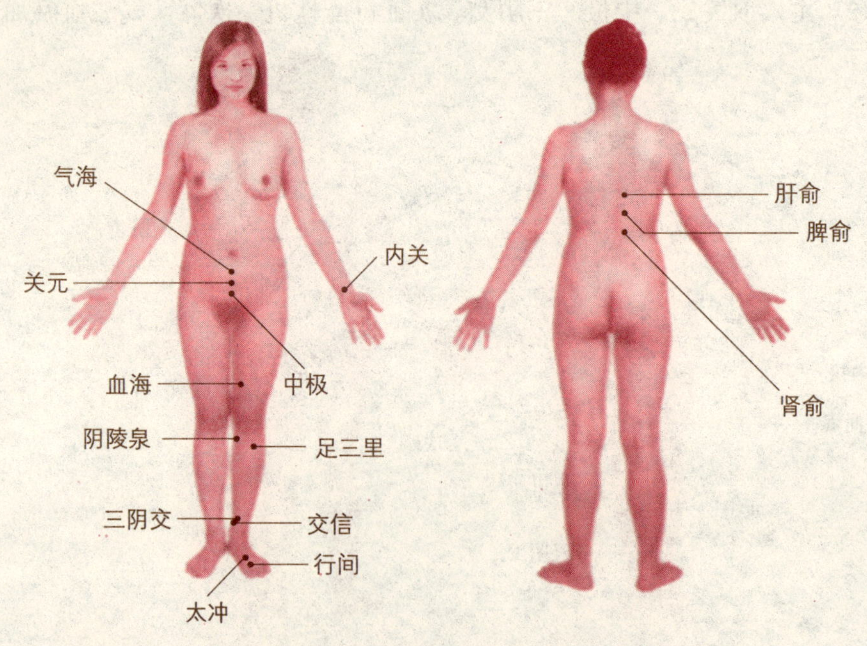

月经来潮前再针。

(2) 主穴取关元、中极，配穴取三阴交、足三里、血海、阴陵泉。每天取1个主穴，2个配穴，交替使用，中等刺激，每日针1～2次，留针15～20分钟，3周为1个疗程，疗程间隔7日。针血海、三阴交时，宜两侧同时捻转，针感能达小腹部时效果好。

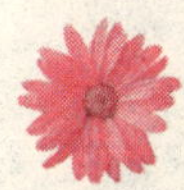

功能性子宫出血

功能性子宫出血，是卵巢功能失调引起子宫内膜不正常反应，以致月经周期缩短、经期延长的月经疾病，简称功血。

针灸

(1) 取三阴交、中极、子宫。当体内有一定雌激素水平时，可在月经周期的15～17日，每日针刺1次，连用3次。手法采用平补平泻，留针30分钟。

(2) 取断红穴（第二、第三掌骨端下2厘米）。用温针断红穴灸2壮，或灸神阙、隐白。主要起止血作用。

(3) 取足三里、三阴交、关元、中极、太溪、孔最。每日1次，每次针3～4个穴，中等刺激，30次为1个疗程。

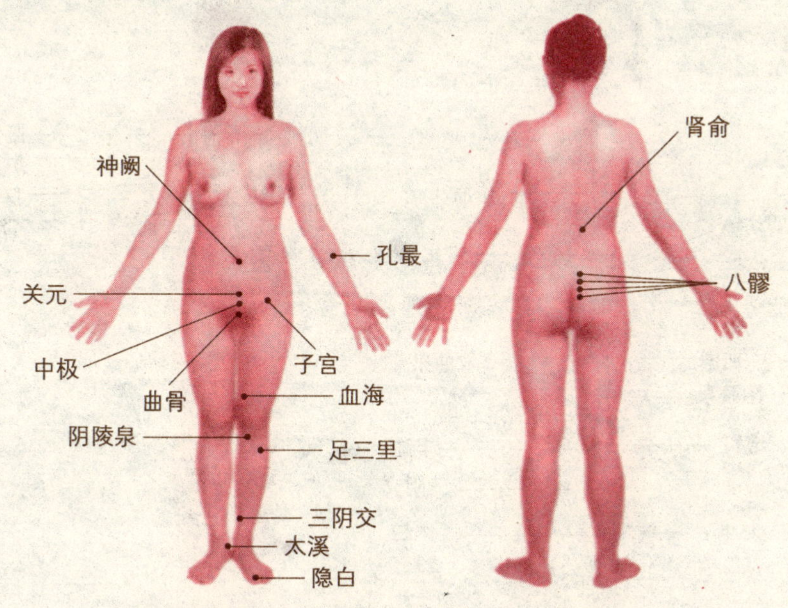

(4) 取主穴八髎；配穴足三里、三阴交、血海、阴陵泉、肾俞、关元。每次取八髎1对为主穴，2~3个配穴，中等刺激，每日1次。

(5) 主穴取关元、三阴交；配穴取中极、血海。主配穴交替使用。三阴交、血海用强刺激，关元、中极用中等刺激。

闭经

女子超过青春期，而月经仍未来潮；或月经周期建立之后，不因怀孕、哺乳，而又未到绝经期，月经突然停止而超过3个月以上未来潮，称为闭经。

针灸

(1) 主穴取关元、三阴交、血海；血枯加膈俞、肾俞、脾俞、足三里，血滞加合谷、血海、气冲，痰湿加脾俞、中脘、丰隆。血海穴针刺深度可达3~4厘米，得气后用中等刺激捻转约半分钟即可起针。注意刺近肾脏不可过深，不宜留针。关元针后宜加艾条温盒灸10分钟左右。

(2) 主穴取三阴交、关元；虚证加足三里、血海、肾俞；实证加太冲、中极。虚证用补法，实证用泻法，每日1次。

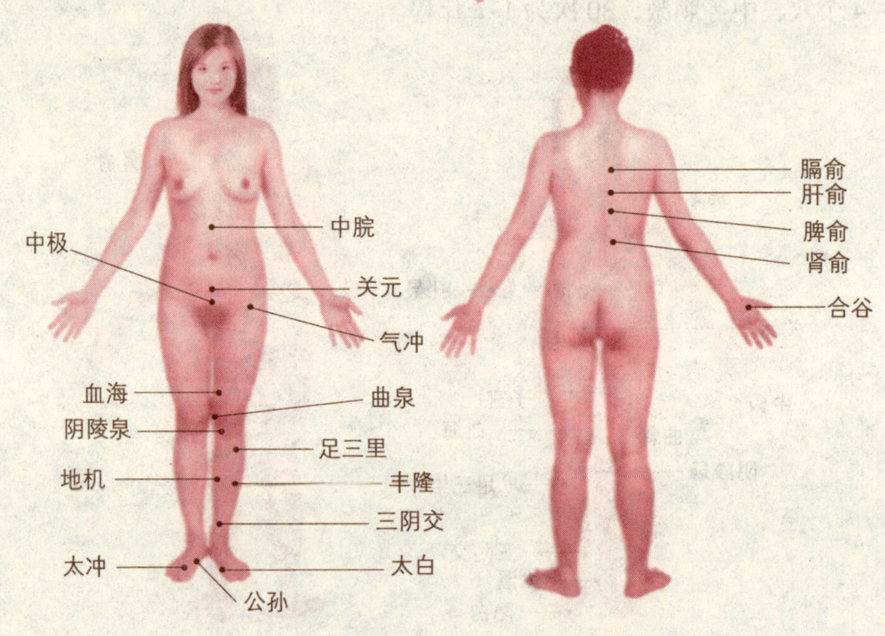

(3) 主穴取中极、三阴交；配穴取血海、足三里、关元。每次1个主穴，加2个配穴，针刺用弱手法。

(4) 主穴取三阴交、关元、中极；配穴取血海、地机、太白、公孙、曲泉。每次2个主穴，2个配穴。针时力求关元、中极的针感下达阴部；三阴交的针感上越两膝。

(5) 主穴取关元、中极；配穴取三阴交、足三里、血海、阴陵泉、曲泉。每天取1个主穴，2个配穴，交替使用，中等刺激，每日针1~2次，留针15~20分钟。3周为1个疗程，疗程间隔7日。针血海、三阴交时，宜两侧同时捻转，针感能达小腹部的效果好。

白带增多症

女性在青春期、月经前期或妊娠期，阴道排出少量白色或淡黄色分泌物，又无特殊臭气，这叫白带，属于正常生理范围。若带下量多，颜色深黄或淡黄，或混有血液，质黏稠如脓或清稀如水，气味腥臭，则称为白带增多症，是妇女生殖器官炎症或肿瘤等疾病的一种临床表现。

针　灸

(1) 主穴取膈俞；月经不调配关元、三阴交；心悸配内关、神门；腰酸

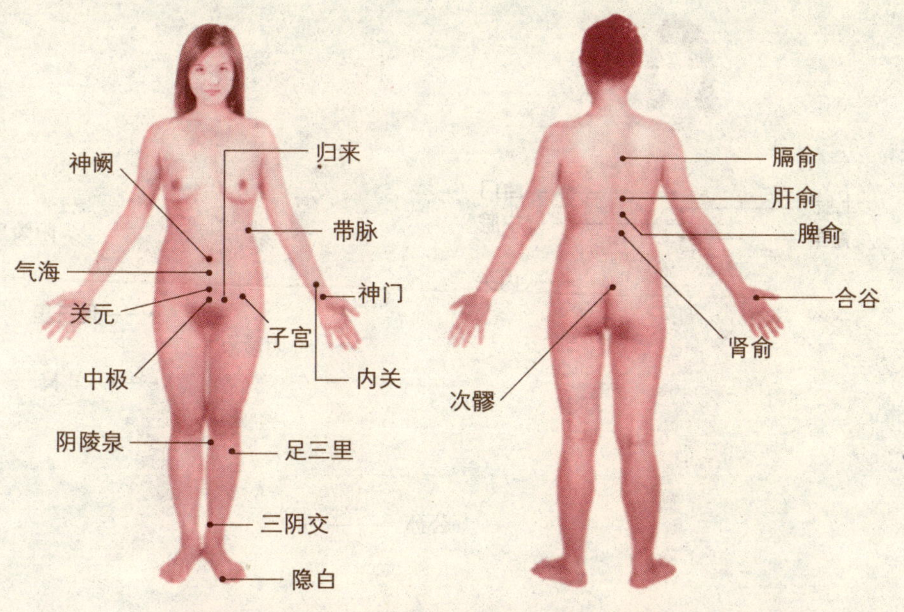

四肢无力配肾俞、足三里、阴陵泉。有热者酌用泻法；心悸、腰酸乏力者用补法或加温盒灸。每日1次，一般3~4次。

(2) 主穴取环跳；配穴取三阴交、隐白。针刺环跳，使针感向下扩散，留针15~20分钟。一般3~4次获得痊愈。如效果不佳可配三阴交、隐白。

(3) 取穴共分3组：关元、三阴交；气海、归来；子宫、中极。3组穴位交替使用，采用中等刺激手法。10日为1个疗程，疗程间隔3~5日。

(4) 取神阙、中极。做艾卷灸。每穴5分钟，每日或隔日1次，10~15次为1个疗程。

妊娠呕吐

妊娠呕吐，是指妇女怀孕3个月以内出现较频繁或严重的恶心、呕吐，妨碍正常饮食为主要症状；甚则发生营养不良或严重酸中毒，即早期妊娠中毒症。中医学称为“妊娠恶阻”，如发生较为严重营养不良，常称为“妊娠似痨”。

针灸

(1) 取中脘、足三里、公孙。胃虚者配上脘，肝热者配内关，痰滞者配丰隆、阴陵泉；呕吐苦水加阳陵泉。针刺宜补泻兼施，每日1次。

(2) 取中脘、建里、幽门、足三里、三阴交、内关。腹部穴轻刺激，四

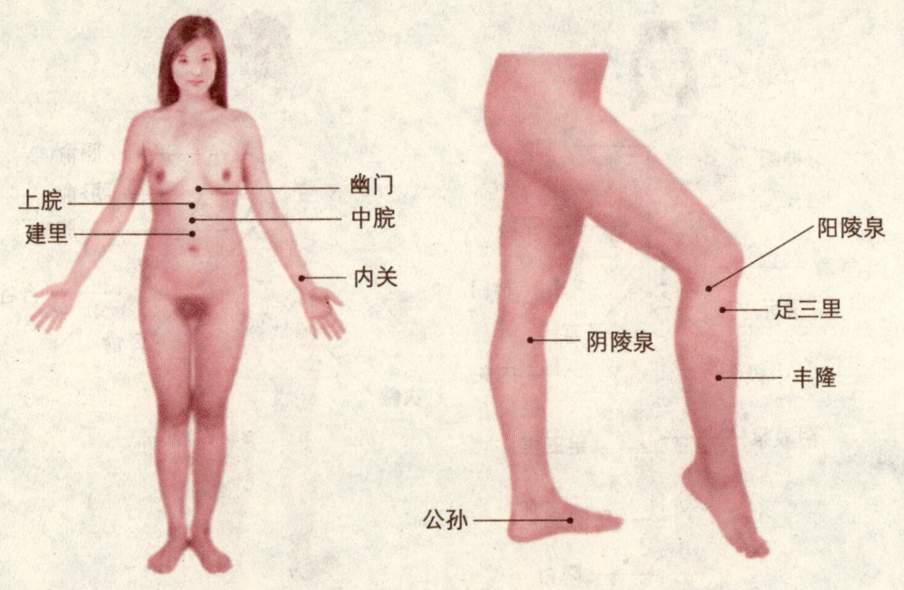

肢穴中度刺激。针灸并用，每日 1 次，持续 3～5 日。

胎位不正

胎位不正，指妊娠 30 周后胎儿在子宫体内的位置不正常，多见于经产妇或腹壁松弛者。胎儿多呈横位或臀位、斜位、足位。

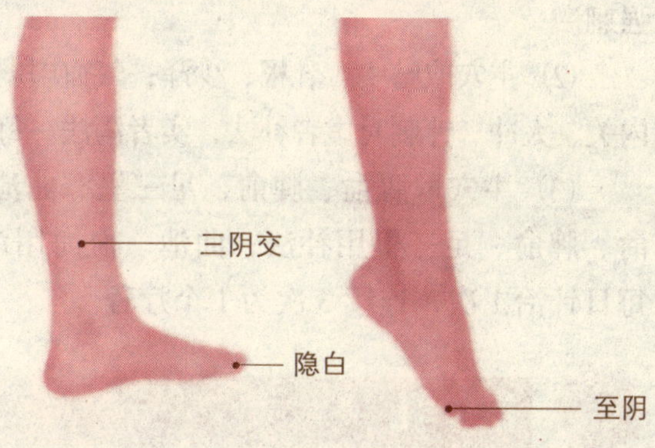

艾灸法

【取穴】至阴、隐白、三阴交。

【操作】按艾炷无瘢痕灸法施灸。每次选用 1～2 个穴位，每穴每次施灸 3～5 壮，艾炷如麦粒大，每日灸治 1 次。

乳汁过少

乳汁过少，是指分娩 3 日以后，乳汁分泌过少或胀滞不通的病证，可伴

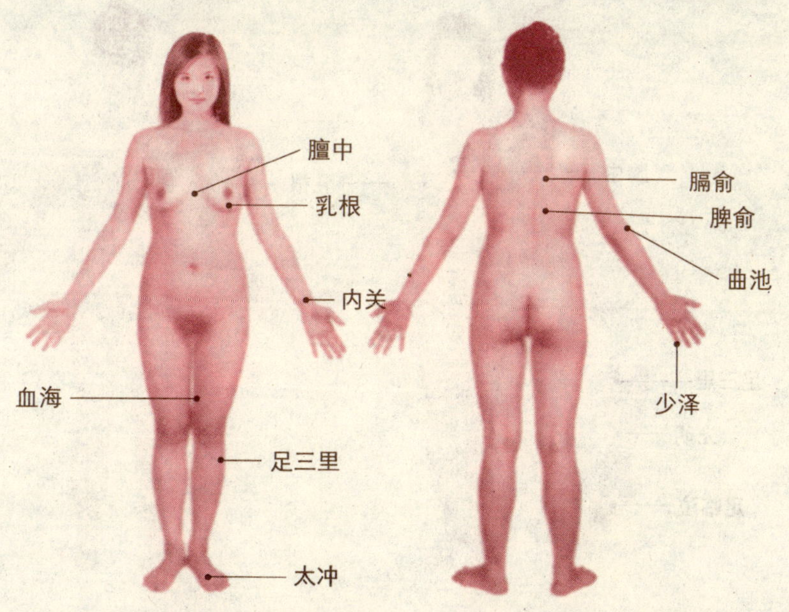

有乳房胀痛、胸胁胀急等症状。

针灸

⑴ 主穴取乳根、膻中；配穴取足三里、少泽。主、配穴交替使用，中、强刺激。

⑵ 主穴取膻中、乳根、少泽；气血虚弱者加脾俞、足三里，肝郁气滞者配内关、太冲。针刺时虚者补法，实者泻法。每日1次，连针3次为1个疗程。

⑶ 主穴取膈俞、脾俞、足三里、曲池、膻中；配穴取血海、乳根。膈俞、脾俞、足三里用补法；曲池、血海用泻法；膻中、乳根用平补平泻法。每日针治1次，连续3次为1个疗程。

回乳

孕妇分娩后，不需哺乳时，可采取针灸、药物等办法使乳汁分泌减少、渐至无乳，称“回乳”，也称“断乳”。

针灸

⑴ 取足临泣、光明，针刺后加灸。每穴艾条灸10分钟，每日1次，须连续针灸3～5次。

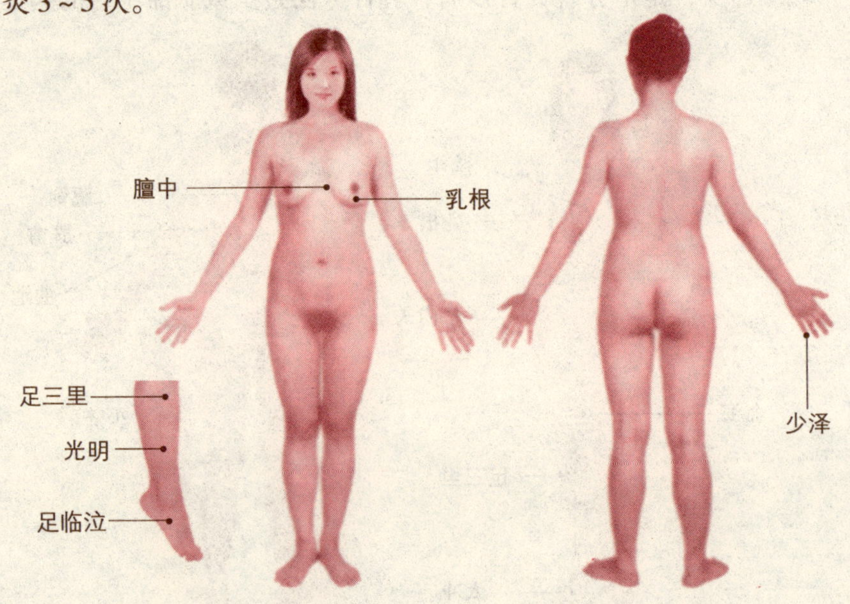

(2) 取穴共分两组：乳根、膻中、足三里；足临泣、少泽。两组交替使用，强刺激，留针30分钟。

更年期综合征

更年期综合征，是指妇女在绝经期前后一两年之内，因卵巢功能开始退化，而发生的一系列综合征。临床表现以月经紊乱，阴道不规则出血，经量增多或减少，外阴、阴道、子宫内膜萎缩为主要症状；伴见头晕、失眠、烦躁易怒、心悸、面色潮红、出汗、血压升高，以及水肿等症状。

针灸

主穴取三阴交、肾俞。肝阳上亢者配太冲、百会；心血亏损者配心俞、脾俞；脾胃虚弱者配脾俞、胃俞、中脘、章门、足三里；痰气郁结者配膻中、中脘、气海、丰隆、支沟；神志失常者加人中、大陵；浮肿者加关元、水分、足三里、阴陵泉。针刺补泻兼施，酌情用灸。

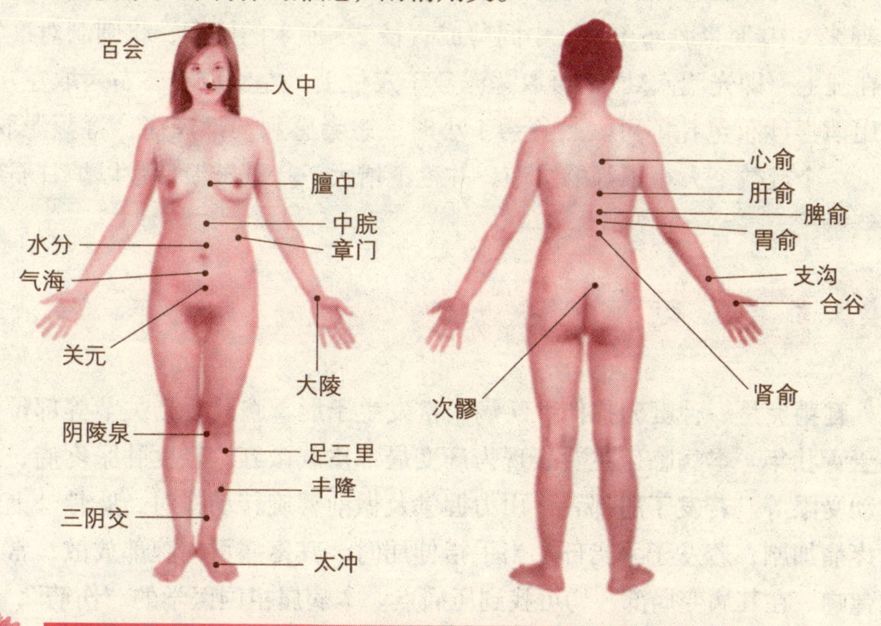

颈淋巴结核

颈淋巴结核指结核性淋巴结炎。多见于儿童及青年。相当于中医的“瘰疬”，俗称“疬子颈”。

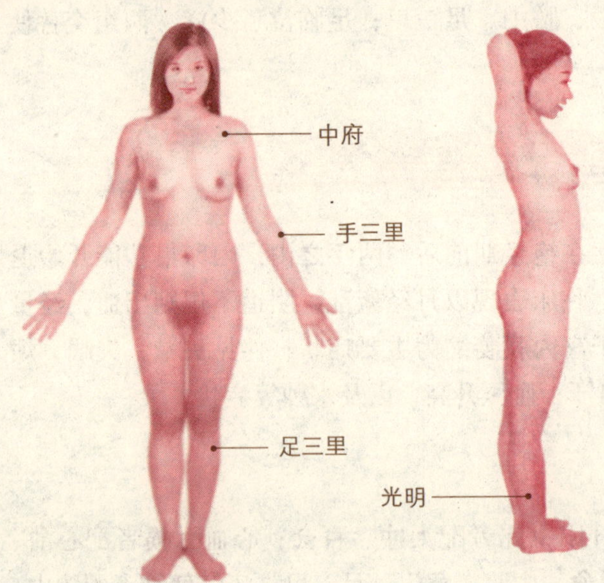

艾卷灸

【取穴】足三里、手三里、中府。

【操作】按艾卷悬灸法施术。艾条点燃后，对准穴位，相距3～5厘米，左右腧穴交替施灸10～15分钟，当皮肤潮红，停止灸疗。每日1次，10次为1个疗程，疗程间隔2～3日。

敷灸法

【取穴】光明。

【操作】按敷灸法程序操作。取生大蒜5克，捣成泥状备用。施灸时将10厘米×10厘米胶布1块，中间剪成直径2.5厘米的圆洞，将圆洞对准穴位贴在腿上（即光明穴处），再取蒜泥敷于穴位上（左病取右，右病取左），最后用消毒纱布包扎即可。敷灸约1小时，患者感到局部痒痛，将蒜泥取下，可见一个或数个大小不等的水泡，并逐渐增大，待其破溃后敷以炉甘石粉或锌氧粉。

腱鞘炎

腱鞘炎是一种腱鞘损伤性疾病，常发生于肘、腕及手指关节等部位，多见于青壮年。本病临床主要表现为病变局部皮肤微红，轻度肿胀疼痛，患肢活动受限等。若发于肘部者，用力握拳及做前臂旋转动作时，肱骨外上髁等处疼痛加剧；若发于手指部，当手指伸屈时，其疼痛可向腕部放散，常可发出弹响。在其病变局部，均可找到压痛点。本病属祖国医学的“伤筋”、“筋痹”范畴。

艾炷灸

【取穴】阿是穴、肘髎、曲池、列缺。

【操作】按艾炷隔姜灸法程序操作。用如硬币厚的老姜片置于穴位上，然后以艾绒捏成枣核大的圆锥形艾炷，稳放在姜片上点燃，待患者感到灼热不能耐受时将姜片向上提1～2厘米，使保持其适宜的温度。燃毕另换一炷，一般每次灸5～7壮。病程较长，疼痛较甚者可酌情增加到10壮。每日或隔日治疗1次，10次为1个疗程。

灯火灸

【取穴】阿是穴、列缺、曲池。

【操作】按灯火灸法常规施术。每次选用4个穴位，并标记出来，用3～4厘米的灯心草蘸油（香油、菜油均可），点燃后快速按在穴位上进行灸烫。一般3～5日施灸1次，亦可每日施灸1次，3～5次为1个疗程。

敷 灸

【取穴】患处阿是穴（疼痛明显处）。

【操作】按敷灸法程序操作。取干姜4.5克，炒草乌24克，肉桂30克，香白芷90克，煨南星30克，炒赤芍10克，没药30克，乳香15克，细辛15克，炒大黄4.5克。上药共研细末，再加入麝香3克（也可用冰片代替），混匀后，用凡士林调成糊膏状，密贮备用。用时取药膏适量贴于患处压痛最明显的部位，上盖油纸，纱布包扎即可。隔日换敷1次。

鞘膜积液

鞘膜积液俗称“偏坠”或“偏气”，是指睾丸鞘膜囊内积聚的浆液多于正常量而形成的囊肿。临床主要表现为阴囊局部肿物，逐渐增大，肿物表面光滑，有波动感，透光试验阳性，阴囊皮肤正常。肿物多为圆卵形，一般不引起疼痛，肿物较大时有下坠感，过大则影响行动。临床上常为一侧病变，亦可有双侧发生者。本病属祖国医学“水疝”范畴。

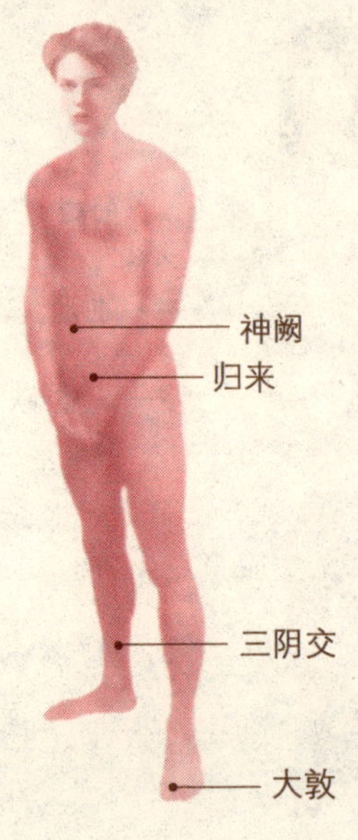

艾炷灸

【取穴】局部阿是穴、三阴交、归来、大敦。

【操作】按艾炷着肤灸法施术。每次选用1~3个穴位，每穴每次施灸3~5壮，艾炷如绿豆或黄豆大，每日灸治1次，7~10次为1个疗程。

蒸汽灸

【取穴】患处。

【操作】按药物蒸汽灸法操作。取生大黄30克，芒硝60克加开水1小盆，将药物浸渍搅和5分钟后，先熏洗后坐浴，每日2次。

敷灸

【取穴】神阙、阴囊。

【操作】按敷灸法操作。取八角茴香7粒，大枣7枚研为细末；先将蜂蜜烧开去沫，把药粉和成1厘米厚、直径5厘米大小药饼，肚脐常规消毒后贴上药饼，用胶布固定。另取小茴香50克，屋梁上老尘土50克掺匀后装入一个长4寸、宽3寸白布袋内，熨热敷于睾丸上，凉了再热，每次敷20分钟，每日1次。

直肠脱垂

直肠脱垂是指直肠、肛管和乙状结肠下段的黏膜层部分或全层脱出于肛门外的疾病。常因小儿、老年体弱、妇女产后、久病体虚、久痢久泄、素患痔疾等致直肠黏膜下层组织和肛门括约肌松弛，或直肠发育缺陷及支持组织松弛无力而发病。属中医的“脱肛”的范畴。

艾炷灸

【取穴】百会、长强、气海。

【操作】按艾炷灸法常规程序施术。每日施灸2~3次，每穴5~10壮，疗程12~25日。

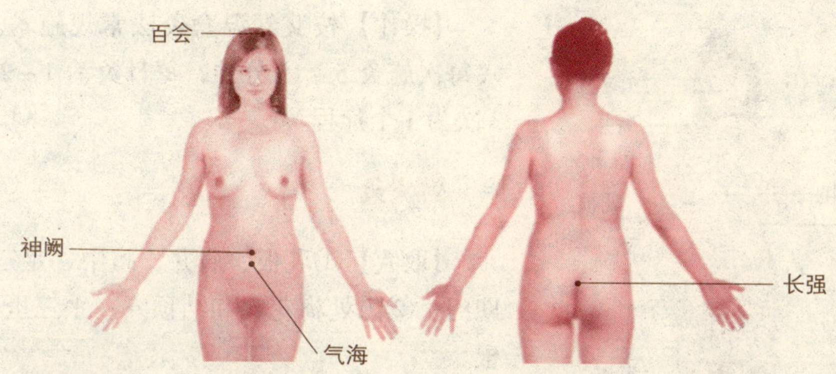

药物蒸汽灸

【取穴】肛门。

【操作】按药物蒸汽灸法常规施术。取五倍子36克、地榆30克、土黄连30克，加水煎煮，趁热先熏后洗，待药液温时可坐浴。每日1次，每次20～40分钟，15～30日为1个疗程。

灯火灸

【取穴】百会。

【操作】按压灯火温灸法施术。每天施灸1～2次，每次用指温压3～5次，7日为1个疗程。

敷 灸

【取穴】百会、神阙。

【操作】按敷灸法程序操作。取蓖麻子仁适量，捣烂敷于穴位上，外加热敷。每次15分钟，每日3次，连续敷灸6次为1个疗程。一般连用5～10个疗程。

急性乳腺炎

急性乳腺炎是乳腺的急性化脓性感染疾病，以乳腺局部有肿块疼痛，继而发热、发红为特征。多见于哺乳期妇女，以产后3～4周多发。属中医学“乳痈”范畴。

温灸法

【取穴】病变局部阿是穴、乳根、膻中、肩井。

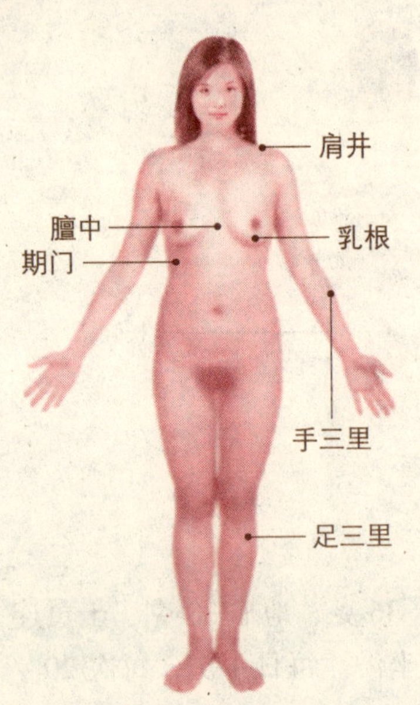

【操作】按艾卷温盒灸法常规施术。每穴每次施灸5~15分钟，每日灸治1~2次，3次为1个疗程。

灯火灸

【取穴】①乳根、肩井、膻中、足三里、期门；②患处梅花穴和结顶穴、手三里、乳根。

【操作】用阴灯火灼灸法。两组穴交替使用，每天灸1组腧穴，每天施灸1次，每穴灸1~2壮，连灸5~7日为1个疗程。

药物蒸汽灸

【取穴】患处。

【操作】按药物蒸汽灸法常规施术。取葱白150~250克，切细后加入适量热水，先熏后洗患侧乳房，每日2~5次，2日为1个疗程。

敷 灸

【取穴】患处。

【操作】按敷灸法常规施术。取芒硝30克，马齿苋30克，两味共捣烂后外敷患处，用纱布覆盖、固定。每日2次，3日为1个疗程。

颈椎病

颈椎病又称颈椎综合征，是由于颈部长期劳损，椎间盘组织或骨与关节发生退行性病变，影响邻近的神经、脊髓、椎动脉而导致的以颈项及肩背疼痛、麻木、活动受限等症状为特点的综合征。属中医学的“痹症”、“痿症”、等范畴。

艾炷灸

【取穴】颈部夹脊穴、阿是穴、大椎、肩井、风池、肩贞、合谷、足三里。

【操作】按艾炷隔姜灸法程序施术。每次3~6个穴位，每次3~6壮，每

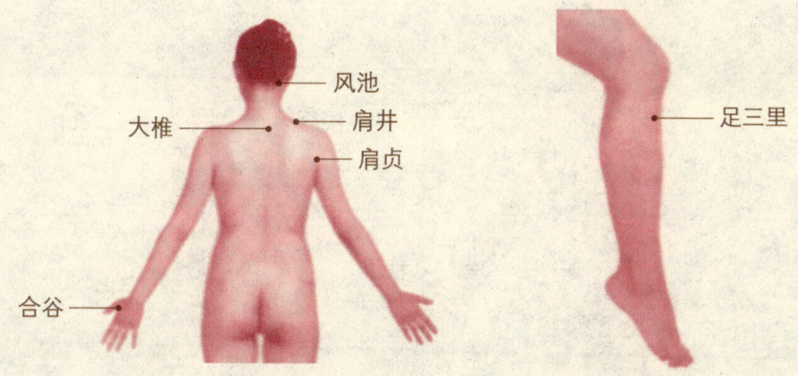

日灸治 1 次，7～10 日为 1 个疗程。

药熏蒸汽灸

【取穴】患处。

【操作】按药熏蒸汽灸法操作施术。取独活 9 克，秦艽 9 克，防风 9 克，艾叶 9 克，透骨草 9 克，刘寄奴 9 克，苏木 9 克，赤芍 9 克，红花 9 克，甲珠 9 克，灵仙 9 克，乌梅 9 克，木瓜 9 克。将上述药物水煎，趁热熏灸患处，待温（皮肤能忍受为度）浸洗患处，每次 30～40 分钟，每日 2～3 次，10 日为 1 个疗程。

敷 灸

【取穴】患处。

【操作】按敷灸法常规施术。取三七 10 克，川芎 15 克，血竭 15 克，乳香 15 克，姜黄 15 克，没药 15 克，杜仲 15 克，天麻 15 克，白芷 15 克，川椒 5 克，麝香 2 克。将上药前 10 味共研细粉，放入 150 毫升白酒，微火煎成糊状，或用米醋拌成糊状，摊在纱布上，并将麝香撒在上面，敷于患处。

腰椎间盘突出症

腰椎间盘突出症指腰椎间盘退行性变化或外伤后腰椎间盘纤维破坏引起椎间盘向椎管内后方突出，压迫神经根所导致以腰痛及一系列神经根症状为特征的病证。属中医学的“腰腿痛”、“腰脚痛”、“腰痛连膝”等范畴。

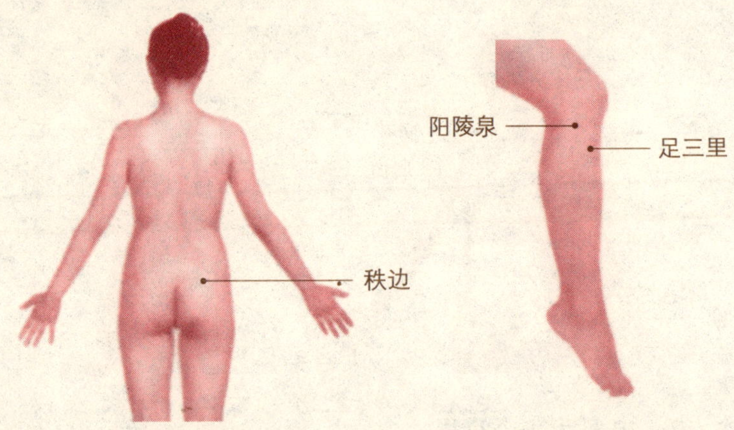

艾炷灸

【取穴】阿是穴、秩边、足三里、阳陵泉。

【操作】按艾炷隔姜灸法程序操作。每次选用 3～5 个穴位，每穴施灸 5～7 壮，每日灸法 1 次，7～10 次为 1 个疗程，疗程间隔 3～5 日。

药熏蒸汽灸

【取穴】患处。

【操作】按药熏蒸汽灸法操作施灸。取红花、透骨草、刘寄奴、地鳖虫、秦艽、荜拨、川芎、艾叶各 10 克。上述药物加水置于功率 700 瓦的电炉上加温，并将其放在治疗床下，相距治疗洞口（直径 25 厘米）30～50 厘米。患者卧于治疗床上接受蒸汽熏蒸，每日 30 分钟，每日 1 次，6 日为 1 个疗程。

敷 灸

【取穴】患处。

【操作】按敷灸法常规施术。取乳香 12 克，没药 12 克，麻黄 10 克，马钱子 6 克，生草乌 6 克，生川乌 6 克，骨碎补 20 克，自然铜 10 克，杜仲 12 克。上药炼制成膏备用。取适量敷贴患处，每日 1 次，10 日为 1 个疗程。

骨结核

骨结核指结核杆菌感染，侵犯骨组织而出现局部肿胀、疼痛及功能障碍等症状的继发病变，属中医学的“骨痨”、“骨疽”等范畴。

艾炷灸

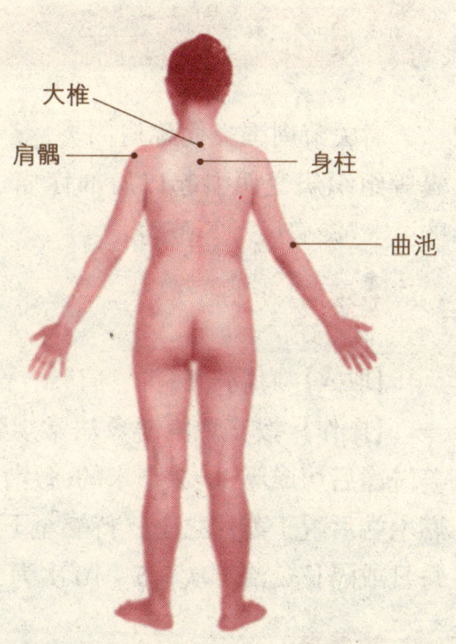

【取穴】病变局部阿是穴、大椎、身柱、足三里、肩髃、曲池。

【操作】按艾炷瘢痕灸法施术。每次选用2~5个穴位，每穴每次施灸3~5壮，艾炷如黄豆或麦粒大，每日、隔日或3日灸治1次，3~5次为1个疗程。

非艾灸法

【取穴】患处。

【操作】按黄蜡灸法操作施术。取黄蜡、香油各等份。将香油装入勺内，用慢火烧至滚开，再将黄蜡放入香油内熔化并待冷凝。施灸时将之化开，趁热用葱白蘸蜡油在患处搽抹，反复刷抹5~10分钟，将凝固在患处的蜡油用敷料覆盖固定，再行施灸时将其刮去即可行上法。每日1次，10次为1个疗程。

药熏蒸汽灸

【取穴】患处。

【操作】按药熏灸法操作施术。取肉桂、炮姜、人参芦、川芎、当归各10克，白芥子各30克，白蔹、黄芪各15克。将上述药物研为细末，用厚草纸卷成药卷，点燃熏灸患处，每次15~30分钟，每日1~2次，10日为1个疗程。

敷灸法

【取穴】患处。

【操作】按敷灸法操作施术。取晚蚕沙30克，川椒目30克，白芥子30克，海桐皮30克，苍术15克，白芷30克，吴茱萸30克，鲜生姜适量。上药捣碎和匀，用食盐250克炒热，药、盐和匀后装入布袋热敷于患处。每日换敷3次，每次热敷30分钟，10日为1个疗程。

肩周炎

肩关节周围炎简称肩周炎，是指肩关节周围的肌肉、肌腱、滑囊及关节囊等组织病变而引起以肩部疼痛、功能受限为特点的病。属中医学的“肩痹”、“漏肩风”等范畴。

艾炷灸

【取穴】肩髃、肩贞、肩髎、臂臑、肩井、曲池。

【操作】按艾炷隔姜灸法常规程序操作施术。每次选用 2～4 个穴位，将姜洗净后切成厚 1～2 毫米的薄片，放置在穴位上，将艾炷制成如枣核大，点燃上端后置于姜片之上，待燃至下端后，换置另一艾炷，每次施灸 5～10 壮。每日或隔日灸治 1 次，5～10 次为 1 个疗程，疗程间隔 3～5 日。

艾卷灸

【取穴】肩髃、肩贞、肩髎、臂臑、肩井、曲池。

【操作】按艾卷灸法施灸。每次选用 2～4 个穴位，每穴每次施灸 10～20 分钟，每日或隔日灸治 1 次，10 次为 1 个疗程，疗程间隔 5 日。

温 灸

【取穴】抬肩、肩贞、膈俞、肩髃、臂臑、肩井、肩部压痛点。

【操作】按温灸器灸法操作施术。取艾绒适量掺入中药粉，装入温灸器内点燃施灸，每次灸治可选 3～4 个穴位，每次灸 30 分钟，隔日灸治 1 次，10 次为 1 个疗程。疗程间无须间隔。

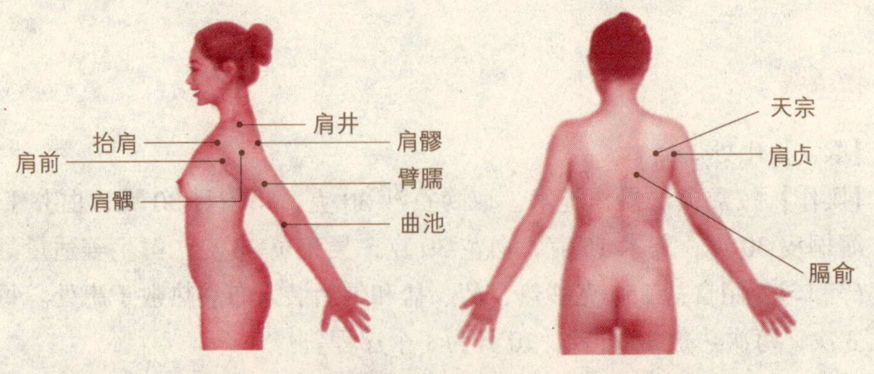

灯火灸

【取穴】肩前、肩髃、肩髎、肩井、阿是穴。

【操作】采用灯火隔艾叶灸法施术。每日施灸1次，每穴1~2壮，10日为1个疗程。

敷 灸

【取穴】肩髃、肩髎、曲池、天宗。

【操作】按敷灸法常规施灸。先取葱汁、蒜汁、姜汁各300毫升与米醋300毫升混合，放锅内加热，熬至极浓时，加入皮胶120克融化，再入飞箩面60克搅匀，略熬成膏状，备用。敷灸时取8厘米见方胶布数块，再取药膏适量摊于中央，分别敷贴在上述穴位上，每日敷贴1次。

腰肌劳损

腰肌劳损又称功能性腰痛，指腰部的累积性肌纤维、筋膜及韧带等软组织损伤，以发病缓慢，腰部酸痛为特点。属中医学的“痹证”、“痿证”等范畴。

艾卷灸

【取穴】肾俞、大肠俞、阿是穴。

【操作】按艾卷灸法施术。每次选2~4个穴位，将艾卷的一端燃着，先靠近皮肤，以后慢慢提高，直到病人感到舒快时就固定在这一部位。连续熏灸10~15分钟，至局部发红为度。每日灸治1~2次，10日为1个疗程。

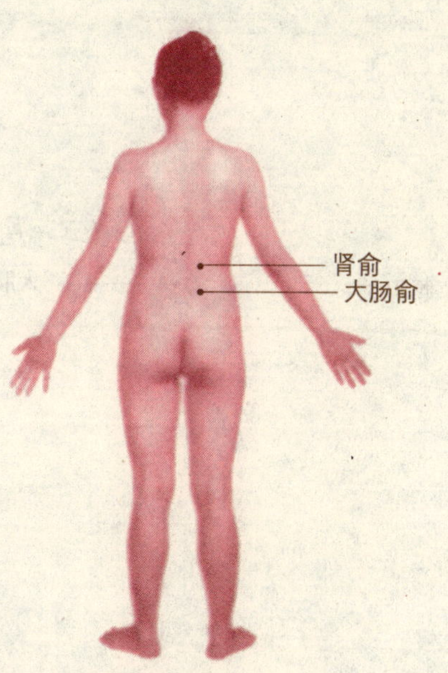

敷 灸

【取穴】肾俞、阿是穴。

【操作】按敷灸法操作施灸。取生马钱子、透骨草、汉防己、生乳香、生没药、王不留行、细辛、五加皮、豨莶草、独活、生草乌、五倍子、肉桂、枳实、牛蒡子、血余炭、干姜各10克，全蝎、威灵仙、生大黄、泽兰、丝瓜络、生麻黄、地鳖虫、全僵蚕、防风各12克，当归尾15克，蜈蚣4条，功劳叶、生甘遂各30克。上述药物经香油2 000克煎枯去渣，再熬药油至点水成珠时下黄丹1 000克制成膏备用。敷贴于上述穴位上，3～5日换1次，1个月为1个疗程。

药熏蒸汽灸

【取穴】腰部。

【操作】按药熏蒸汽灸法操作施灸。取红花15克，当归90克，活血龙90克，五加皮90克，防风120克，川牛膝120克，金刚刺120克，红藤120克。上述药物加水过药面，煎煮沸20分钟，置于治疗的洞孔（直径约30厘米）下15～20厘米处。患者卧床上，腰部对准治疗洞口直接蒸熏，每次治疗20～30分钟，每日1次，15～20次为1个疗程。

急性腰扭伤

急性腰扭伤指以损伤后立即出现剧烈性腰痛、腰肌紧张及活动受限为特点的腰部肌肉、筋膜、韧带、椎间小关节和关节囊、腰骶关节及骶关节的急性扭挫损伤。属中医学的“闪腰”及“瘀血腰痛”等范畴。

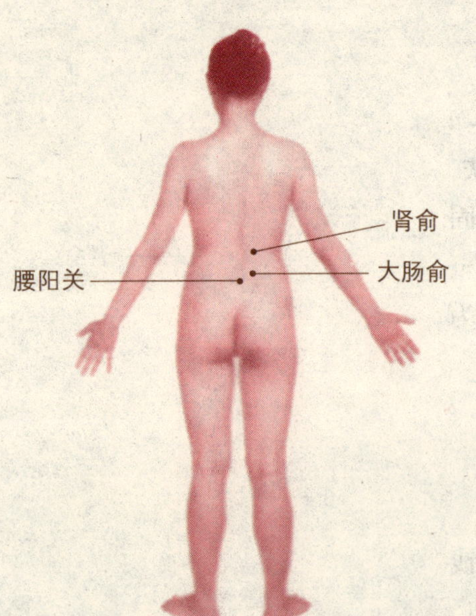

艾炷灸

【取穴】肾俞、大肠俞、腰阳关、阿是穴。

【操作】按艾炷无瘢痕灸法施术。施灸时将艾炷（底径0.8厘米，高1厘米）置于疼痛局部，灸点多少应按患处的范围而定，每个艾炷相距4～5厘米，每点（穴）灸7～8壮，每日1次，3

次为1个疗程。

非艾灸法

【取穴】患处。

【操作】按石蜡灸法操作施灸。施术时根据疼痛范围，将石蜡制成半凝固状态，约50℃温度的药饼，敷灸于患处，每次30～60分钟，每日2次，10～15次为1个疗程。

敷 灸

【取穴】患处。

【操作】按敷灸法施术。取马钱子12克，骨碎补20克，生南星10克，三七20克，威灵仙12克，独活10克，乳香12克，桃仁12克，红花6克，大黄10克。上述药物研细末，调拌凡士林，外敷贴于患处。每日1～2次。

踝关节扭伤

踝关节扭伤指踝关节过度内、外翻导致以踝部肿胀、剧痛及功能受限为特点的踝部软组织损伤。属中医学的"筋伤"、"崴脚"等范畴。

艾卷灸

【取穴】解溪、丘墟、昆仑、商丘、太溪、阿是穴。

【操作】按艾卷灸法施术。每次选用2～4个穴位，每次每穴施灸10～15分钟，每日1～2次，3日为1个疗程。

非艾灸法

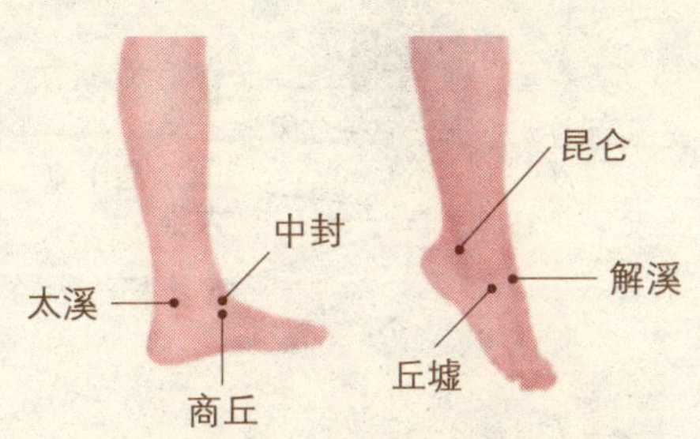

【取穴】中封、丘墟、阿是穴。

【操作】按铝灸法操作。取乳香、没药、儿茶、自然铜、血竭、黄柏、红花各等量。上述药物研末调成膏，取适量于小铝纸片（可用香烟盒内的铝纸）上，贴在穴位上点燃灸之，每次15～20分钟，每日2次，10日为1个疗程。

敷灸

【取穴】患处。

【操作】按敷灸法操作施术。取大葱适量捣烂。炒热后敷贴患处，凉则换，每次20~40分钟，每日1~2次，3~5日为1个疗程。

药熏蒸汽灸

【取穴】患处。

【操作】按药熏蒸汽灸法操作施术。取松木锯末500克，陈醋500毫升。上述药物加水400毫升煮沸后，将患足置于药盆上，距20厘米左右，再覆盖上宽大毛巾，进行蒸熏20~40分钟，每日1~2次，5~7日为1个疗程，

落　枕

又称“失枕”、“失颈”，是由于睡眠姿势不当或感受外邪而导致以颈项部强直酸痛不适、转动不灵为特点的病证。相当于西医的颈部软组织扭伤。

艾卷灸

【取穴】颈部阿是穴、风池、天柱、大椎、肩中俞、大杼。

【操作】按艾卷灸法操作施灸。每次取3~4个穴位，每穴每次施灸15~30分钟，每日1~2次，3次为1个疗程。

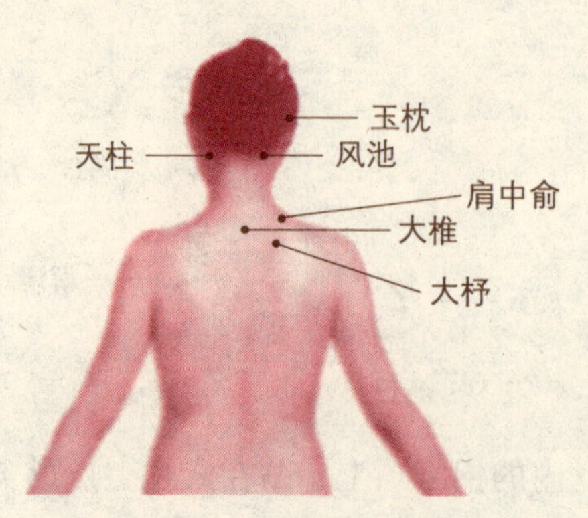

灯火灸

【取穴】玉枕、天柱、大椎、阿是穴。

【操作】采用明灯爆灸法操作施灸。每日施灸1次，每穴1壮，连灸3日。

药熏蒸汽灸

【取穴】患处。

【操作】按药熏蒸汽灸法常规操作施术。取伸筋草9克，海桐皮9克，秦艽9克，当归尾9克，羌活9克，钩藤9克，红花6克，乳香6克，没药6克。上述药物加水煮沸5~10分钟，趁热熏蒸患处。待温用药液渍洗患部，每次20~30分钟，每日2次。

敷灸

【取穴】颈部阿是穴。

【操作】按敷灸法施术。取蓖麻叶适量捣烂如泥膏状，敷贴于颈部阿是穴，上覆油纸固定，每日1次，3日为1个疗程。

肛裂

肛裂是肛管齿线以下皮肤全层的皲裂，多发生于肛管后方正中线上。由于肛管解剖上的特点，此处皮肤在排便时肛管扩张易受创伤而造成全层撕裂。齿线邻近有慢性炎症时，因纤维化而失去弹性更易受损。撕裂创面因继发感染而形成溃疡，排便时摩擦而疼痛并少量出血，经久不愈而成慢性溃疡。创面较平硬，灰白色，溃疡下端常有一袋状皮赘，酷似外痔，称“哨兵痔”。便时及便后肛门疼痛是此病的特点。患者因惧怕疼痛不敢排便，使粪便在肠腔积存过久，变干变硬，下次排便时疼痛更加剧烈，如此形成恶性循环。患者极为痛苦，甚至影响工作、学习。

针灸

【取穴】白环俞、长强、承山。

【操作】从白环俞斜向内下方刺入，使感应扩展至肛门；长强直刺，进针后并可向左前、右前方透刺，使感应达肛门周围，承山用强刺激。每日1次，不留针，10次为1个疗程。

脱 肛

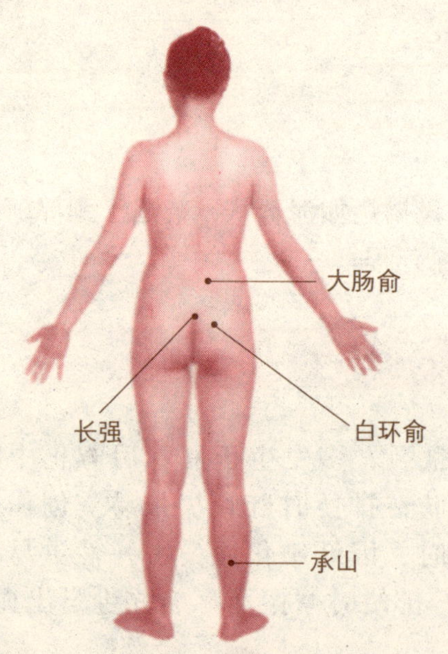

脱肛是指肛管和直肠的黏膜层以至整个直肠壁脱出于肛门外，也称直肠脱垂。多见于老人、小儿和多产妇女，常见诱因为：慢性咳嗽、慢性腹泻、排尿困难、百日咳等。

针 灸

【取穴】长强、承山、大肠俞、白环俞。

【操作】每次选 2～3 穴，强刺激，每日 1 次，10 日为 1 个疗程。

丹 毒

丹毒是皮肤或黏膜内网状淋巴管的急性传染性细菌性感染。多

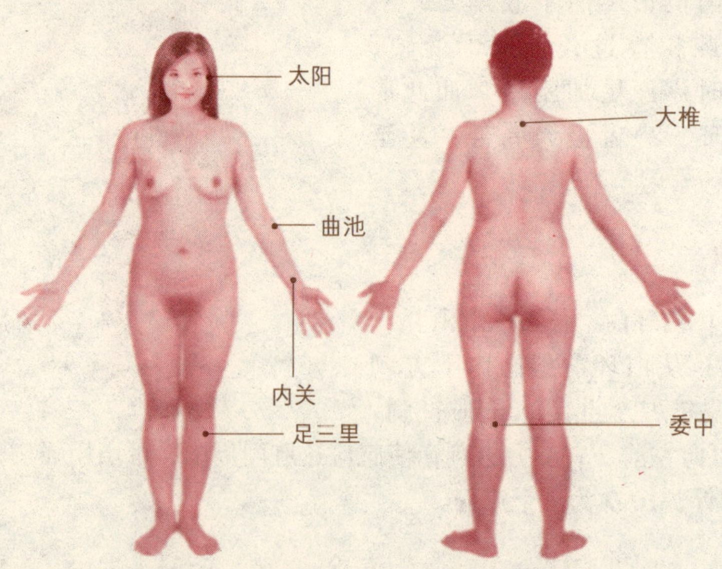

由溶血性链球菌自不易察觉的皮肤破损处侵入引起，好发于面颊及四肢。炎症不侵及皮下组织，极少化脓，病程进展快，可引起全身中毒症状。

针 灸

【取穴】大椎、曲池、委中、内关、太阳、足三里。

【操作】在局部刺血拔罐后，可配合针刺，大椎、陷谷、曲池须直刺，强刺激；委中点刺放血；头痛加刺太阳，恶心加刺内关和足三里，均强刺激，不留针，每日1次。

急性淋巴管炎

本病系体表的淋巴管壁及其周围组织的急性细菌性感染，多由葡萄球菌或链球菌经由破损的皮肤侵入组织的淋巴间隙引起。发病常自四肢末端的破损皮肤处开始，呈现一条向心性炎症性红线，向肘、腋、腘窝、腹股沟等处发展，触之有硬索条感，有压痛，严重者可致所属淋巴结急性炎症性肿大，伴全身感染中毒症状：畏寒、发热、倦怠、头痛等。

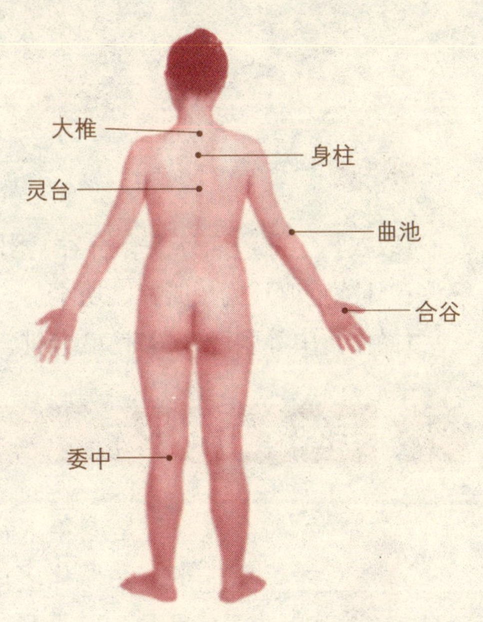

针刺放血

【取穴】身柱、灵台、合谷、委中（出血）。备用穴取从红线的止点处向起点处，每隔2厘米许用粗毫针或三棱针点刺出血。如有高热加曲池、大椎。

【操作】用中强刺激，每日1～2次，不留针。

冻疮

冻疮是由于寒冷刺激，引起皮肤末梢血管收缩、痉挛，局部血液循环障碍导致的组织损伤。手、足、耳、面颊、鼻尖是好发部位。冬季野外作业，尤其在寒冷潮湿环境中更易发生。

冻疮发生后，局部皮肤苍白、凉硬、麻木，经复温解冻后血管舒张，可出现瘀血性红肿，中间部位青紫，皮肤灼热、瘙痒、疼痛，重者起水泡，破溃形成溃疡。以后，每年秋末冬初即可再发。

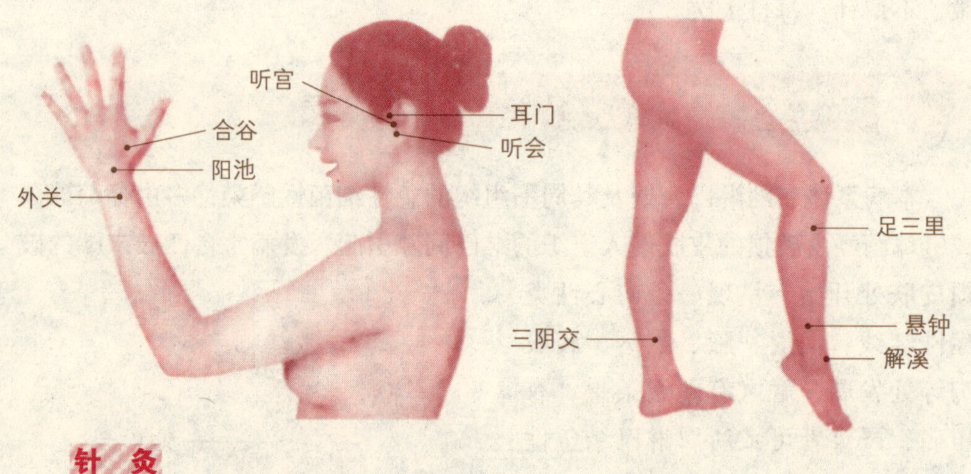

针灸

【取穴】手冻疮取外关、合谷、阳池；足冻伤取足三里、三阴交、悬钟、解溪；耳冻疮取耳门、听宫、听会。

【操作】中等刺激，留针 20 分钟，每日 1 次。或用艾卷温和灸。

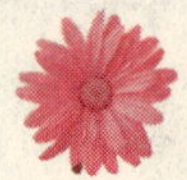

老年性足跟痛

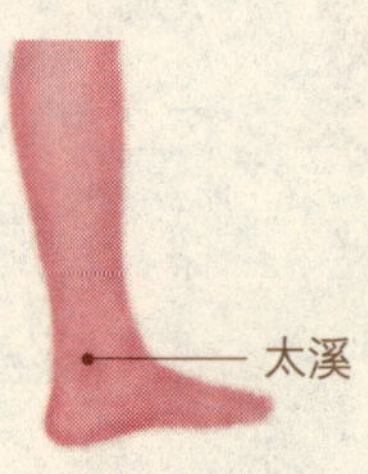

是老年人常见的临床症状，以老年妇女发病居多。足跟痛多因足脂肪纤维垫有不同程度的退行性减退，扁平足、急性滑囊炎、跟骨骨刺、跟骨类风湿病变引起；脚掌痛除扁平足原因外，是因足横弓过度疲劳、慢性损伤所致。

针 灸

【取穴】太溪。

【操作】直刺0.4～0.6厘米，体强壮者用强刺激手法，较虚弱者用中度刺激手法，有针感后即刻起针，让患者缓慢行走。每日1次。

疝

疝是指体内脏器（如胃肠）穿过较薄弱的隔膜进入异位体腔所形成的疾患。根据肠疝所发生的部位，可分为腹股沟疝、股疝、脐疝。根据其临床发病过程可分为：可复性疝、难复性疝、嵌顿性疝。可复性疝症状轻微，疝囊只在站立时形成，并有轻微胀痛，平卧时可自行还纳。难复性疝和嵌顿性疝的病情较重，常需手法复位或手术治疗，药物治疗效果往往不佳。

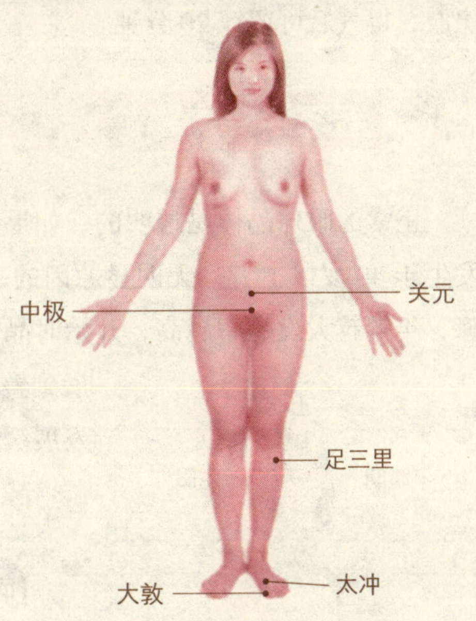

针 灸

【取穴】主穴足三里，配穴关元、大敦、太冲、中极。

【操作】针刺手法综合治疗嵌顿性疝。双侧足三里穴，深刺4～6厘米深，留针，听到肠鸣音时进行手法复位。先轻轻按摩疝颈部，使疝管及腹壁松弛，再用手按揉疝囊，还纳疝内容物。根据情况，选取配穴针刺，可进行1～2次，若不能还纳，超过20小时则需手术治疗。

四肢关节扭伤

四肢关节扭伤，常常是因跌落、挫压、牵拉、过度扭转及撞击肢体后

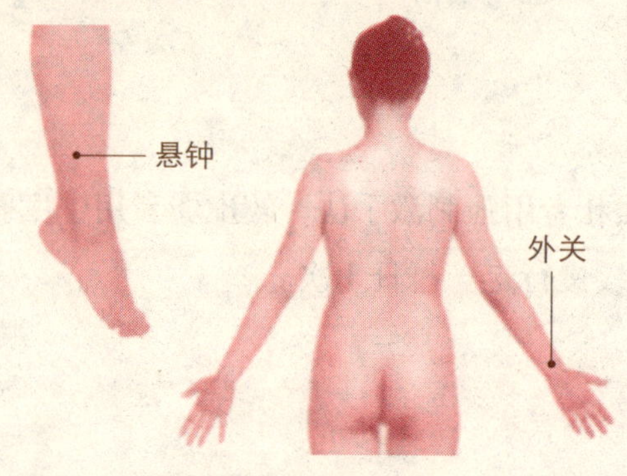

引起，又称“抻筋”。主要表现为局部软组织疼痛、肿胀、皮下淤血、活动不利等。

针灸

【取穴】主穴外关，配穴悬钟。

【操作】针刺时令患者同时活动患肢，得气后可留针 20 分钟。

老年性白内障

正常的眼球晶体是透明的，如果变为混浊而影响视力时称为白内障。多发生于 40 岁以上者，无明显原因的一类白内障称老年性白内障。这种白内障，年龄越大发病率越高，开始时晶体混浊较轻，或是部分混浊，以后可发展到整个晶体混浊。故表现为视力逐渐减退，发展缓慢。此病现为我国主要致盲疾病之一。

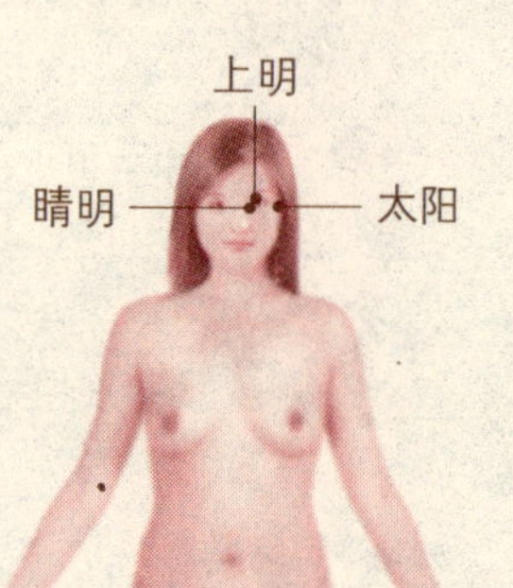

针灸

【取穴】主穴取睛明，配穴取太阳、上明。

【操作】直刺睛明。病人正坐，两眼前视。以左手扶病人头部，同时以拇指轻轻固定眼球。针尖刺入 1 ~ 2 厘米深。也可浅刺，深 0.2 ~ 0.4 厘米。不捻转或稍捻转。行针时有明显的局部酸胀、流泪。然后针刺配穴：直刺太阳 0.4 ~ 0.6 厘米；，直刺或斜刺上明 1 ~ 2 厘米深。

单纯性青光眼

青光眼，中医称为绿风内障。此病是由于眼内液体调节机能失常而引起的眼球疾患。西医则认为系眼内压过度增高所致，此症会因压迫视神经而失明。其表现为：眼内痛涩、眼胀、经常头晕、头痛，看灯光时觉得有彩虹光

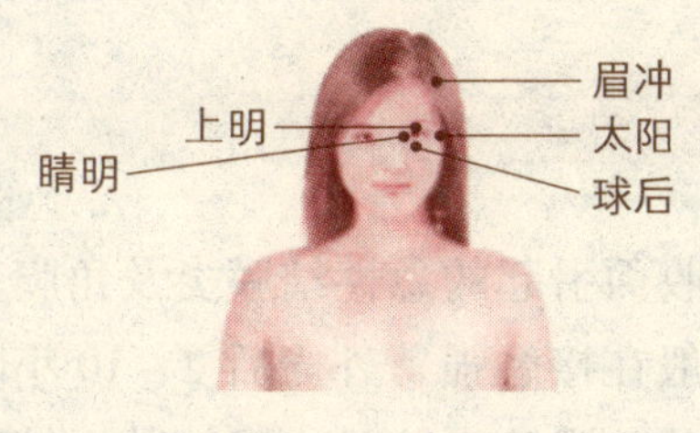

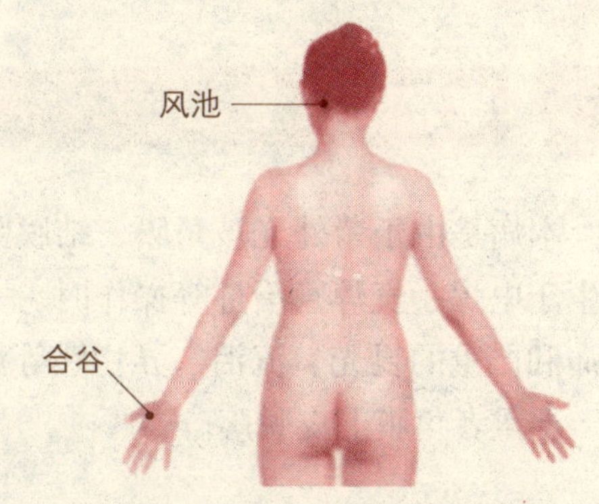

圈笼罩，有时会因剧烈头痛而呕吐。

针灸

(1) 主穴取睛明，配穴取风池、上明。患者取正坐位，左手轻扶病人头部并固定眼球，针尖直刺睛明穴，深 1～2 厘米，不捻转或稍捻转，得气后留针 10～20 分钟。

(2) 主穴取球后，配穴取合谷、太阳。针刺球后时，由眶下缘稍向上及向内刺入，深 2～3 厘米，留针 1 小时。针时请病人向上看，针入后眼球有胀感。

急性结膜炎

本病为眼科常见的急性传染病，常可引起流行，俗称“红眼”或“火眼”。好发于春秋季。主要临床表现是：羞明、流泪、眼部异物感、灼热感、眼睑肿胀、结膜充血、分泌物增多，晨起时尤著，上下睑常被黏性分泌物黏着。

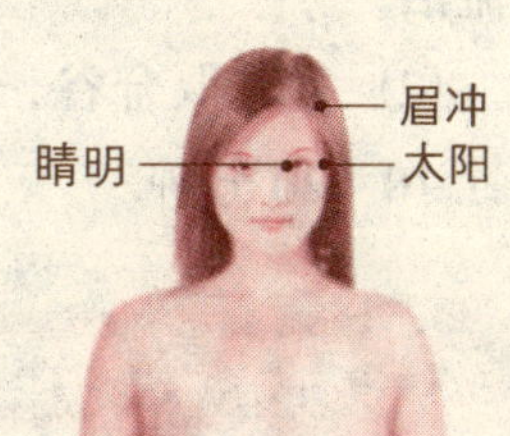

针灸

(1) 主穴取睛明，配穴取眉冲。患者正坐，术者左手轻扶患者头部并固定眼球，针尖直刺睛明穴，深至 1～2 厘米，不捻转或稍捻转，得气后留针 10～20 分钟。

(2) 主穴取太阳，配穴取眉冲。方法同上，直刺穴位，深 0.4～0.6 厘米，得气后留针 10～20 分钟。

电光性眼炎

本病是由于紫外光被角膜、结膜吸收而引起的急性结膜炎及角膜炎。多发生于电焊、气焊、冶炼等操作时。一般在接触强紫外光后 2～10 小时出现眼痛和严重的畏光、流泪、异物感等症状。眼睑皮肤可出现红肿，结膜可充血，严重者角膜上皮脱落。

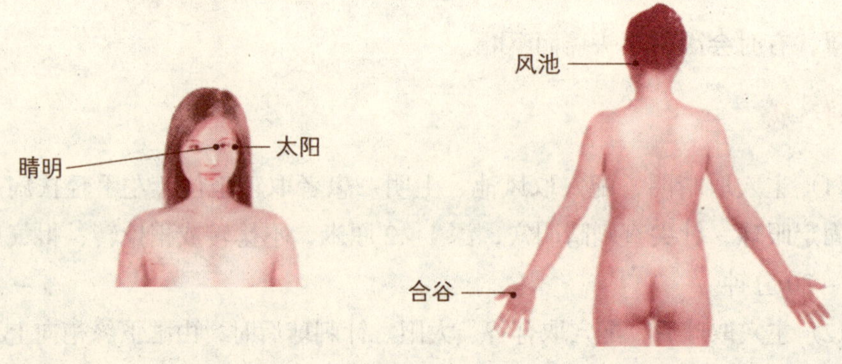

针灸

（1）主穴取睛明，配穴取风池、太阳。病人正坐，两眼向前看。以左手扶住病人头部，同时以拇指轻轻固定眼球。针尖刺入睛明穴 1～2 厘米深。也可浅刺，深 0.2～0.4 厘米。不捻转或稍捻转。行针时有明显的局部酸胀，并有流泪。

（2）主穴取合谷，配穴取风池、太阳。直刺合谷或斜刺，深 1～2 厘米，留针 10～20 分钟。

咽喉异感症

咽喉异感症，俗称“梅核气”，为耳鼻喉科常见病，尤以女性多见。咽部疾病如急慢性咽炎、扁桃体炎；邻近器官病变，如鼻炎、鼻窦炎；远离器官病变，如胃及十二指肠疾病等，通过直接或者神经反射与传导作用，均可使咽部发生异常感觉。此外，大量抽烟、酗酒、严重贫血、自主神经功能失调等，也可使咽部产生异常感觉。

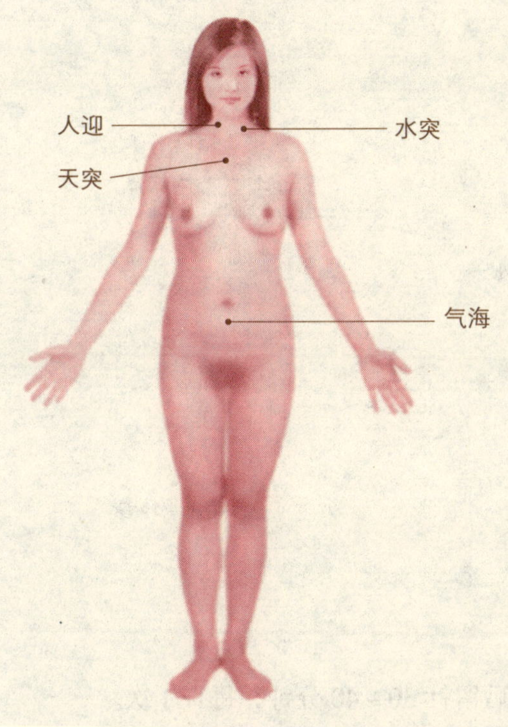

针灸

【取穴】人迎、水突、天突、气海。

【操作】①强刺激：直刺1~1.6厘米，得气后捻针90°~180°，适用于肝郁气滞，病程较短者；②中刺激：直刺1~1.6厘米，得气后捻针45°~90°，适用于情感郁结，病程较长者；③弱刺激：缓慢进针约1厘米，得气后捻针45°，适用于心虚胆怯、体弱、年龄较大者。得气后留针30分钟，强、中刺激约15分钟后需捻针1次，每日1次，3日为1个疗程，休息2日后进行第二疗程。

鼻出血

鼻出血是鼻腔疾病的常见症状之一，原因较多：鼻部外伤、特异性感染（如麻风、梅毒等）、非特异性感染（如急性鼻炎、萎缩性鼻炎等）、肿瘤、先天性异常、贫血、白血病、高血压、肝硬化，以及维生素C、维生素P缺乏等。

针灸

(1) 主穴取迎香、合谷、上星。肺热取少商，胃热取内庭，阴虚火旺取照海。肺胃热盛，用泻法；阴虚火旺，用平补平泻法。每日1次，3日为1个疗程。

(2) 取太冲、少商。以三棱针点刺少商（双侧）1毫米深，放血3~5滴，以28号毫针直刺太冲1~2厘米，施泻法，留针20分钟。

(3) 取合谷。左病取右，右病取左，两侧病则取双侧。合谷斜刺1~2厘米，用平补平泻法，得气后留针15分钟，每5分钟行针1次，

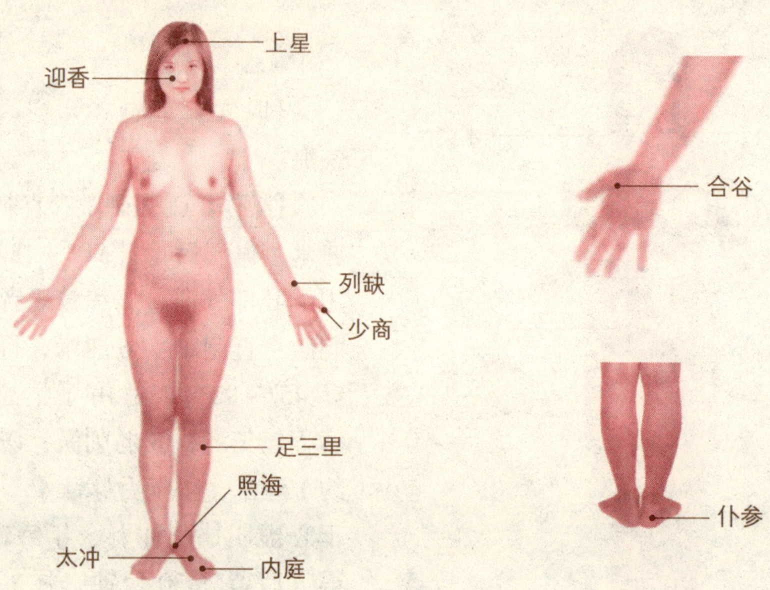

每日 1 次，5 日为 1 个疗程。

(4) 取仆参。以泻法为主，得气后留针 30 ~ 40 分钟，每日 1 次。

过敏性鼻炎

过敏性鼻炎又称变态反应性鼻炎，是由于人体接触了各种特异性变应原所引起的，如尘埃、花粉、化妆品、油漆、酒精、鸡蛋、鱼虾、牛奶、面粉、化学粉末、动物毛发及皮屑等都是常见的特异性变应原。人体首次接触了上述变应原后并不引起过敏反应，如间隔一段时间后再次接触同一种变应原，则会引发过敏反应。

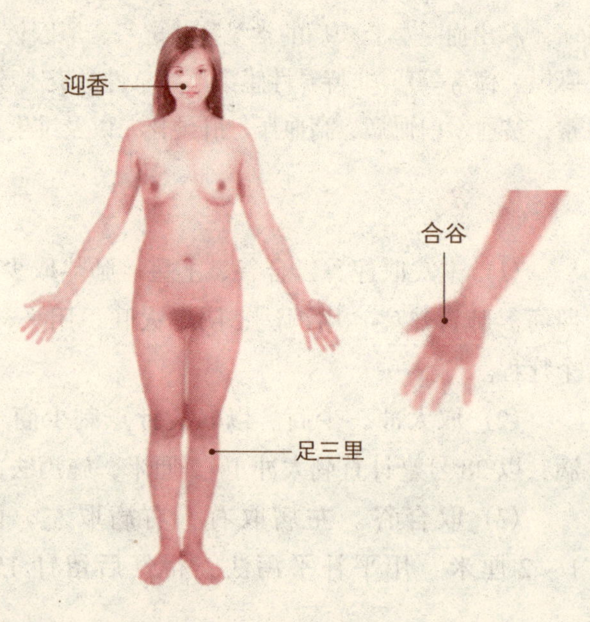

针 灸

【取穴】迎香、足三里、合谷。

【操作】每日1次，留针10分钟，3次为1个疗程。

慢性鼻窦炎

鼻窦炎是一种常见病，是由于致病菌侵及鼻腔及鼻窦黏膜，引起黏膜充血、水肿所致。临床上鼻窦炎一般分为急性和慢性。急性鼻窦炎常

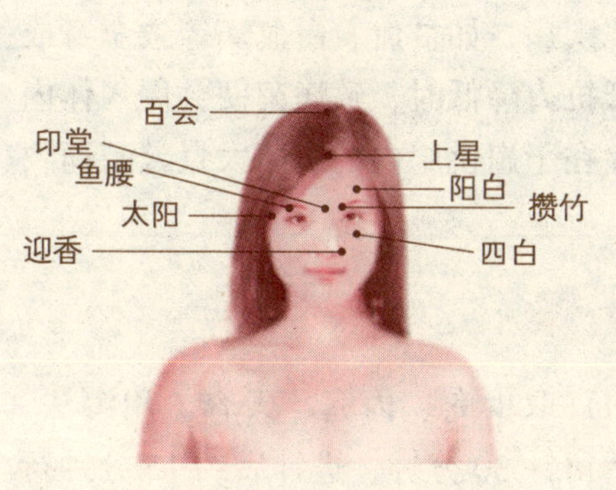

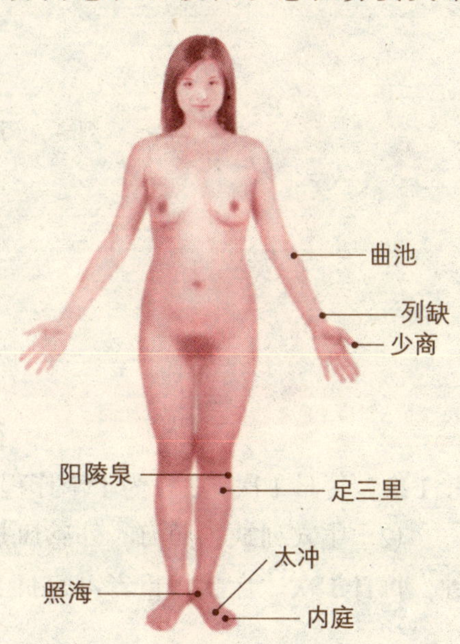

继发于急性鼻炎，而慢性鼻窦炎常为急性鼻窦炎未彻底治愈或反复发作而形成。

针 灸

(1) 取百会、上星、印堂、阳白、攒竹、太阳、迎香、曲池、足三里。一般每次取3～5个穴位，得气后留针30分钟，每日1次，10日为1个疗程。

(2) 取迎香、列缺、印堂。针用泻法，每日1次，得气后留针30分钟，12日为1个疗程。

(3) 取穴两组：阳白、攒竹或配鱼腰；四白、迎香。选独头蒜2头，切

成片，厚度0.7厘米，放置穴位上，将搓成花生豆大的锥形艾炷放在蒜片上，用线香点燃施灸，每次12壮。两组穴位交替灸治，同时针刺双侧阳陵泉或足三里，每日施灸1次，10日为1个疗程。

急性扁桃腺炎

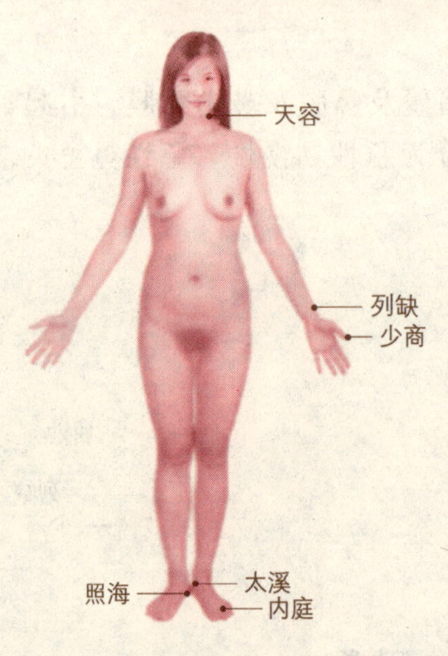

急性扁桃腺炎十分常见，其主要致病菌为溶血性链球菌。另外，非溶血性链球菌、葡萄球菌、流感杆菌及病毒也可致病。当人体由于酗酒、大量抽烟、受凉，以及患其他疾病，如贫血、白血病等致全身或局部抵抗力降低时，致病菌便会侵入体内或原存在于扁桃腺内的病菌大量繁殖而致病。

针灸

(1) 取少商、内庭、天容。用泻法，得气后留针30分钟，进针后约15分钟行针1次，每日1次，3日为1个疗程。

(2) 主穴列缺、照海。外感风热加少商；肾亏加太溪。得气后留针20分钟，每日1次。症状较重者可每日2次。

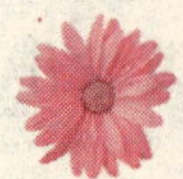

慢性化脓性中耳炎

慢性化脓性中耳炎是一种不仅影响听力并可危及生命的常见病，为中耳黏膜，甚至鼓膜、骨质的慢性化脓性炎症。其特点是鼓膜穿孔、反复流脓不止、听力明显下降。

针灸

体针取翳风、听会、中渚。实证加丰隆、侠溪；虚证加肾俞、关元、太溪。隔日1次，每次留针30分钟，可加捻转，10次为1个疗程。

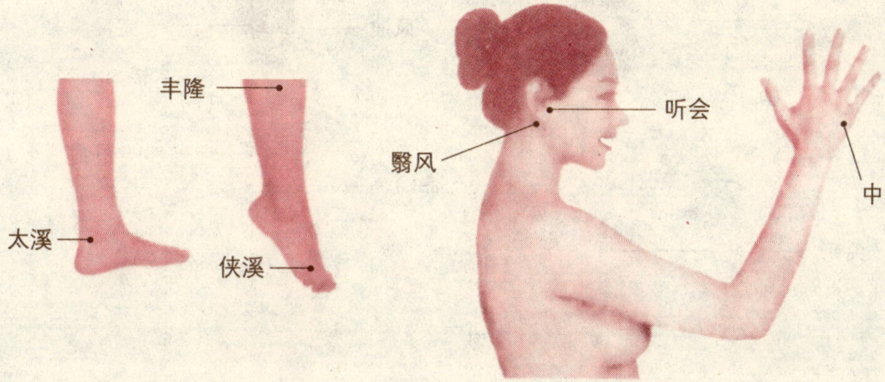

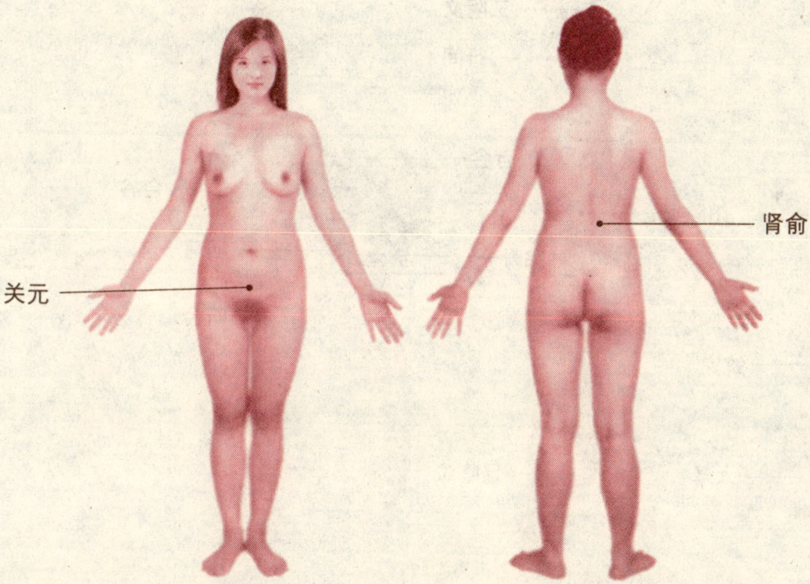

丰隆
太溪
侠溪
听会
翳风
中渚

关元
肾俞

耳 鸣

耳鸣为耳科疾病中的常见症状，患者自觉耳内或头部有声音，但其环境中并无相应的声源，而且愈是安静，感觉鸣音越大。耳鸣音常为单一的声音，有时也可为较复杂的声音。可以是间歇性，也可能为持续性，响度不一。一些响度较高的持续性耳鸣常常令人寝食难安。

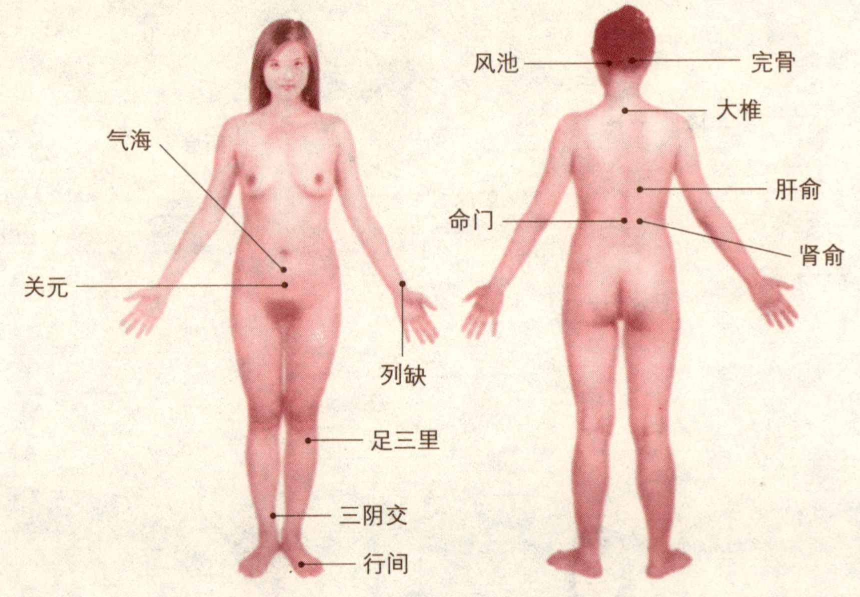

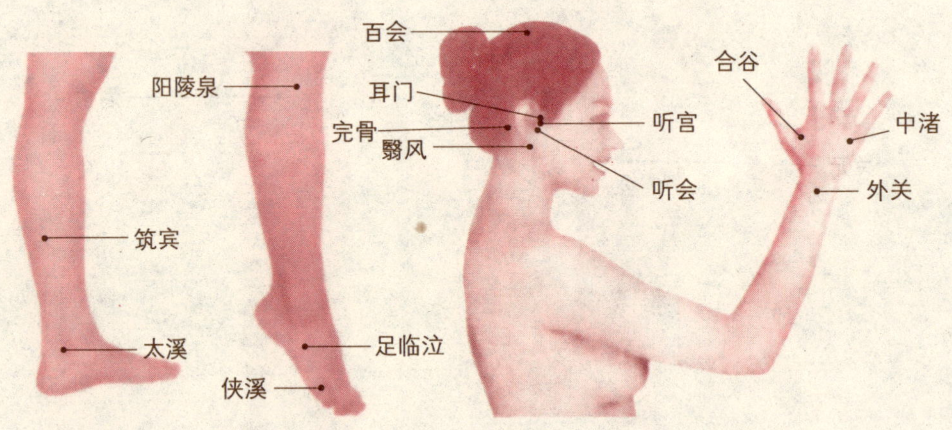

针 灸

(1) 主穴取翳风、听会、侠溪、中渚。肝胆火盛配行间、足临泣；外感风邪配外关、合谷；肾虚配肾俞、命门、太溪。实证用泻法，虚证用补法，每日1次，得气后留针半小时，每5分钟行针1次。

(2) 取风池、合谷、外关、中渚、翳风、列缺、耳门、完骨、侠溪、三阴交、阳陵泉。平补平泻，得气后留针20分钟，每日1次。适用于风火上扰耳窍所致的耳鸣。

(3) 取合谷、行间、列缺、外关、翳风、中渚、阳陵泉、足三里、三阴交、听宫、完骨、风池。用泻法，得气后留针30分钟，每日1次。适用于肝胆火盛，蒙闭清窍所致的耳鸣。

(4) 取太溪、筑宾、三阴交、足三里、阳陵泉、合谷、外关、中渚、完骨、翳风、听宫、百会、肾俞、肝俞、大椎。针气海，灸关元。上肢穴位用泻法，下肢穴位用补法，背部俞穴用平补平泻法，每日1次。适用于肝肾阴虚、髓海不足、经络失养所致的耳鸣。

牙周病

本病特点是牙周组织呈慢性破坏，而自觉症状不明显，多为一般人所不注意，一旦发生牙龈出血、溢脓、牙齿松动、移位或出现牙周脓肿，或者症状加剧始来就医。若牙周病未经有效治疗，其牙齿丧失的数目常不是单个的，而是多数牙，甚至全口牙同时受累。牙周病在成年之前很少发生，而在青壮年后发病迅速。随着年龄的增高，患病的人数增加，而且病情加重。

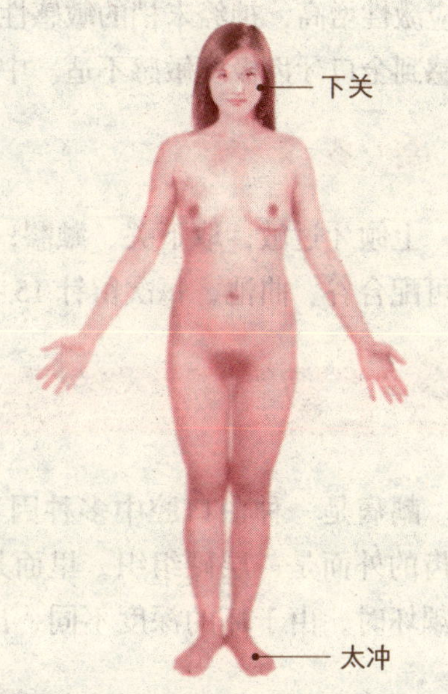

针 灸

太冲配下关针治，先取患侧太冲，捻转进针，得气后，属实火牙痛用泻法，虚火牙痛先泻后补。待患者自觉牙痛缓解时再针患侧下关，得气后留针30分钟，10分钟行针1次。治疗1～4次。

牙本质过敏

牙本质过敏主要指牙本质暴露部分受到机械的（刷牙、咬硬物等）、温度的或甜酸等食物的刺激后，所引起的牙齿异常酸软疼痛的感觉。它是在龋齿、磨损、楔状缺损、牙折以及牙龈萎缩、牙颈部暴露状况下常出现的症状。有时出现某些全身情况时，如神经官能症、长期失眠者、月经期、妊娠期，因为全

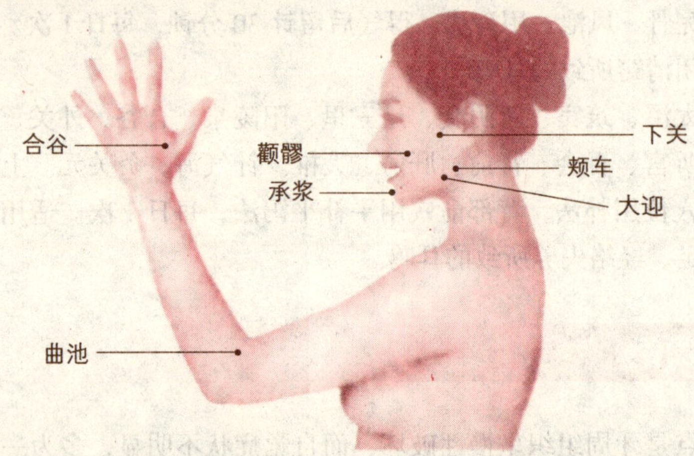

身应激性增高，神经末梢的敏感性增强，甚至在牙本质没有暴露的情况下，也会感到全口牙齿极度敏感不适。中医称之为“牙齿发酸”、“倒牙”等。

针　灸

上颌牙过敏，取下关、颧髎；下颌牙过敏，取颊车、下关、大迎、承浆，均可配合谷、曲池，每次留针 15 ~ 30 分钟，每日或隔日 1 次。

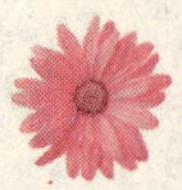

龋　病

龋病是一种由口腔中多种因素复合作用导致的牙齿硬组织进行性病损。牙齿的外面是一层硬组织，里面是牙髓，它含有丰富的血管神经。当牙齿发生龋坏时，由于坏的深度不同，出现的疼痛也不同。龋坏很浅时没有疼痛症

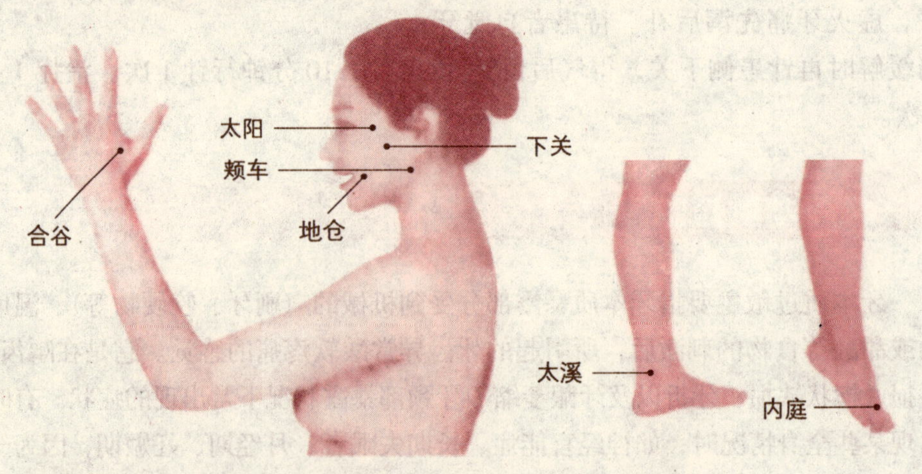

状；龋坏加深，碰到冷、热、酸、甜食物可以出现疼痛；再进一步加深到达牙髓时，则出现牙髓炎的症状，即有自发痛。急性牙髓炎疼痛难忍，夜间加重，不能入睡，并且一侧面部或头部有放散痛，自己说不清是哪个牙引起的，慢性牙髓炎的疼痛则比较缓和。牙髓炎若不治疗，进一步发展成根尖炎，这时碰到冷热东西可以不再疼痛，但出现咬东西时痛，甚至引起面部肿胀，牙齿不敢咬合。

针灸

(1) 风热胃火型：上齿痛取下关、太阳、内庭、合谷；下齿痛取颊车、地仓、合谷，宜用泻法。

(2) 阴虚火旺型：上牙加太溪，宜用补法，每次取穴 1～2 个，留针 10～15 分钟。

复发性口疮

口疮亦称口腔溃疡，是口腔黏膜疾病中最常见的溃疡性损害，具有周期性复发的规律，所以常称为复发性口疮。

针灸

(1) 主穴取足三里、合谷、曲池、颊车、内关。上唇溃疡加人中，下唇溃疡加承浆，颊黏膜溃疡加地仓，舌体溃疡加廉泉。每次选穴 2～3 处，交替使用，采用平补平泻手法，中等强度刺激。出现针感后，可留针 5～15 分钟，可悬灸，每日 1 次，3～6 次可为 1 个疗程，疗程之间相隔 1～2 周。

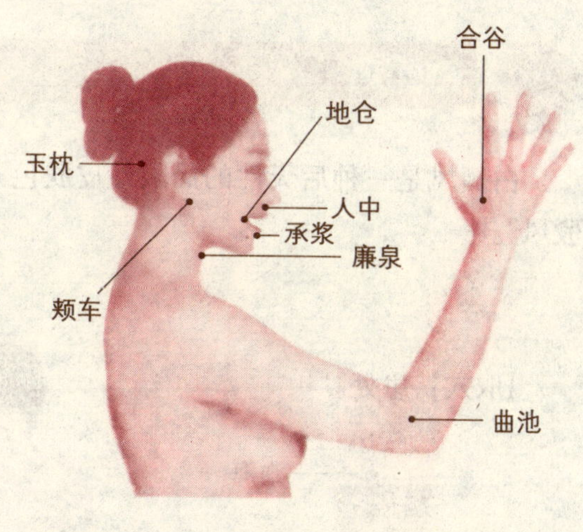

(2) 针灸玉枕，左病取右穴，右病取左穴。脾胃积热型点刺出血；阴虚火旺型将针尖斜向内上方呈 30° 角刺入 3～4.5 厘米，用泻法，留针 10～15 分钟，行针 2～3 次；中气不足型按前法进针后先泻后补，针后加灸 20～30

分钟，亦可单独用灸法每日 1～2 次。

(3) 针刺治疗口腔溃疡脾胃炽热型，取双侧足三里、内庭、合谷。阴虚火旺型，取肾俞、命门、三阴交、合谷。脾胃虚损型，取双侧三阴交、阴陵泉、足三里、合谷。三型均于溃疡面局部点刺出血，留针 30 分钟，溃疡点刺 2 日 1 次，10 次为 1 个疗程。

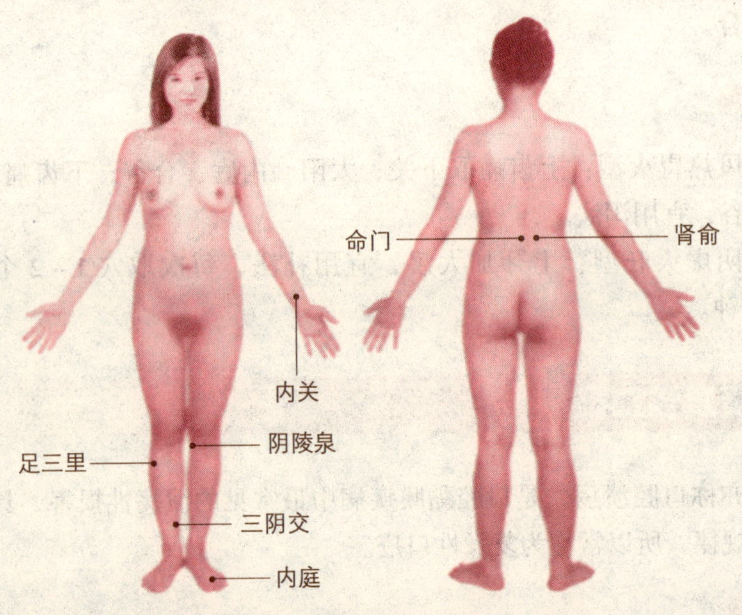

白癜风

白癜风是一种后天性的局限性皮肤色素脱失病。中医称“白癜”或“白驳风”。

艾卷灸

【取穴】患处。

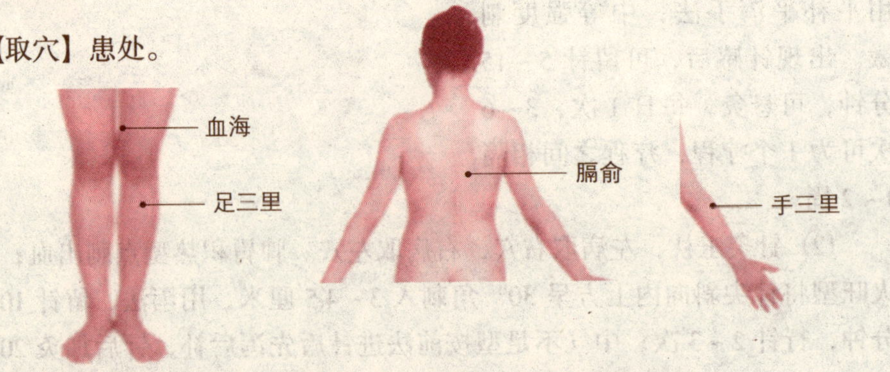

【操作】按艾卷回旋灸法操作。将艾条点燃后对准患处，由外向内一圈圈地逐渐缩小施灸范围，将患处灸至高度充血，每日1次，连续7~8次；此后将患处灸至深红色或接近正常肤色，每日1~2次，当患处与正常肤色相同时，再灸3~5次，以巩固疗效。

灯火灸

【取穴】根据患部皮损范围大小不同选用相应的取穴法：①小面积的皮损：手三里、足三里。②大面积的皮损：患处、手三里、膈俞、血海。

【操作】采用明灯爆灸治疗。除灸上述穴位外，患部面积太大的部位宜在患处外周灸，灸时由外向内一圈圈地往内缩小其范围。每次灸1环周，每日施灸1次，10日为1个疗程，灸至患部皮肤变为正常皮肤色泽为度。

敷 灸

【取穴】患处。

【操作】按敷灸法操作，取雄黄3.5克，密陀僧10克，白芷6克，白附子6克，共研细筛去粗末，用黄瓜切为平面趁湿蘸药末用力擦患处，然后弃去黄瓜片，调药成膏敷于患处。5~10日为1个疗程。

带状疱疹

带状疱疹系由带状疱疹病毒所致，其临床特点为数个簇集水疱群，排列成带状，沿周围神经分布，常为单侧性，伴有神经痛。相当于中医的“缠腰火丹”、“蛇串疮”，俗称“串腰龙”、“蜘蛛疮”。

艾卷灸

【取穴】病变局部。

【操作】按艾卷药条回旋灸法操作。取药条一根，点燃药条一端，在病变部位均匀缓慢地向左右上下回旋移动，灸20~30分钟，灸1次即可。

灯火灸

【取穴】疱疹顶端（阿是穴）、血海。

【操作】采用明灯爆灸法施灸。先用消毒针点刺明显的疱疹出血，然后用明灯爆灸法治疗。每穴1壮，每日施灸1次，连灸2次痊愈。

敷灸

【取穴】患处。

【操作】按敷灸法操作。取黄连20克，七叶一枝花50克，明雄黄60克，琥珀60克，明矾90克，蜈蚣20克。先将蜈蚣放烤箱内烤黄，然后取上药研为细粉，经100目筛选过，混匀装瓶备用。用时取药粉适量，用麻油调成糊状，将药糊涂在纱布上敷贴患处，每日1次，一般连用3～6日。

湿疹

湿疹是一种常见的过敏性炎症性皮肤病，其特点为多形性皮疹，对称分布，易于复发和慢性化，自觉剧烈瘙痒。属中医“浸淫疮”范畴。

艾炷灸

【取穴】大椎、曲池、三阴交、足三里。

【操作】按艾炷灸法常规施术。每日施灸1～2次，每穴灸3～5壮，5～7日为1个疗程。

蒸汽灸

【取穴】病变局部。

【操作】按药物蒸汽灸法常规施术。取地肤子30克，蛇床子30克，苦参15克，白鲜皮15克，白矾3克。将上药加水煎煮30分钟，倾入盆中，趁热用药蒸汽熏灸病变局部，待药水不烫时再洗患处。每日1次。

灯火灸

【取穴】湿疹部中心边缘。

【操作】采用灯火灸法常规施术。取灯心草3～4厘米，浸入油中约1厘米，取出点燃，对准湿疹部中心及边缘爆灸，灸治次数由湿疹面积大小而定。每日或隔日施灸 1 次。

敷 灸

【取穴】病变局部。

【操作】按敷灸法操作施术，治疗时用青黛膏敷贴病变局部，每 2 ~ 3 日换药 1 次，5 次为 1 个疗程。

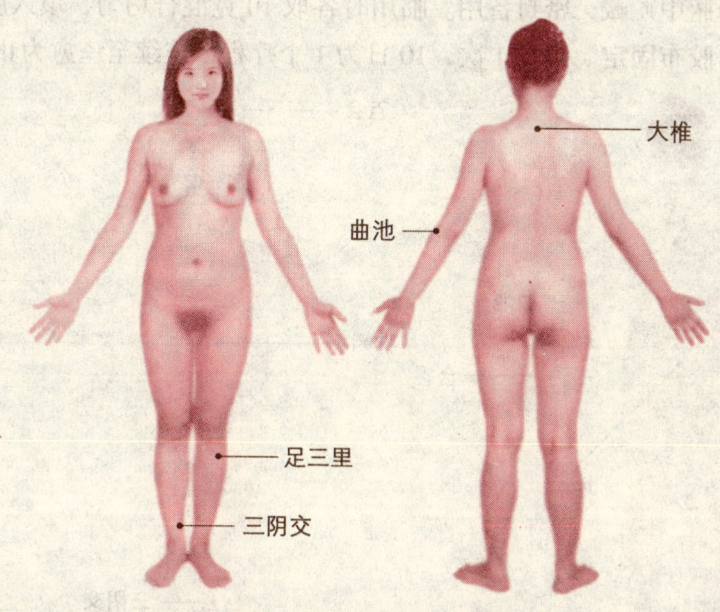

荨麻疹

荨麻疹是由于皮肤黏膜小血管扩张及渗透性增加而出现的一种局限性水肿反应。病因复杂，不易查明。临床以红色或白色风团为主要皮损特征。属中医学的“瘾疹”范畴。

艾炷灸

【取穴】曲池、合谷、风市、三阴交。

【操作】按艾炷灸法常规施术。每穴灸 5 ~ 10 壮，每日 2 次。

灯火灸

【取穴】百会、长强、合谷、曲池。

【操作】按灯火灸法常规施术。每穴每次灸1壮，一般只灸1次。慢性者每隔15日灸治1次。

敷灸

【取穴】神阙。

【操作】按药物敷灸法施术。取苦参、防风、扑尔敏各适量，分别研为细末，分装于瓶中贮藏，密封备用。临用时各取10克混合均匀，填入脐窝，以纱布覆盖，胶布固定。每日1次，10日为1个疗程，连续至痊愈为止。

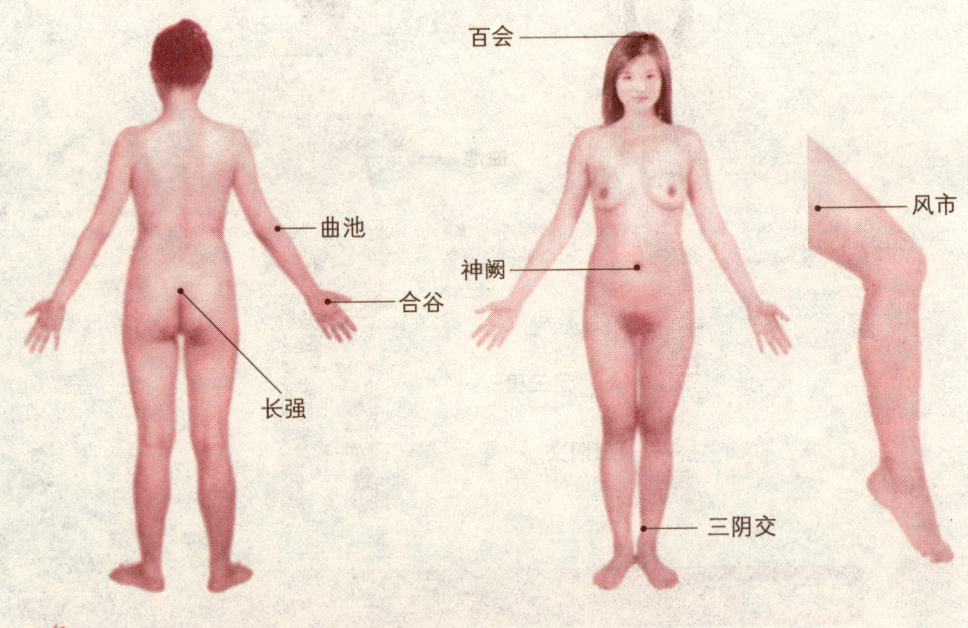

银屑病

银屑病为常见慢性炎症性皮肤病，病因尚无确切定论。主要有遗传、感染、代谢障碍、内分泌影响、神经精神因素及免疫学紊乱等原因，临床以覆盖银白色鳞屑的大小不等红斑、薄膜现象及点状出血或皮损为特征，属中医学“白疕”、“松皮癣”等范畴。

艾卷灸

【取穴】皮损局部阿是穴。

【操作】按艾炷隔蒜泥灸法施术。取大蒜适量去皮，捣如泥膏状，敷于患处，厚约 0.3 厘米，上置艾炷点燃施灸，艾炷如蚕豆大或枣核大。如病灶范围较大，可每炷间隔 1.5 厘米处多炷灸之。施灸壮数不限，以灸至局部热痒灼痛不可忍受为度。根据皮损程度及病灶范围可每日、隔日或 3 日灸治 1 次。7 ~ 10 次为 1 个疗程。

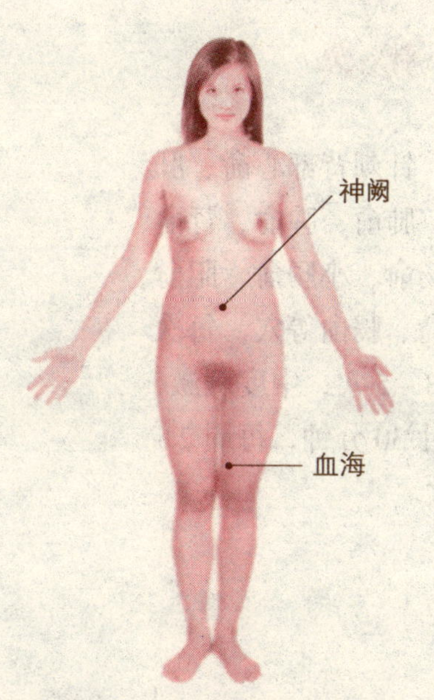

灯火灸

【取穴】患处、血海。

【操作】采用明灯火爆灸法施术。每日施灸 1 次，20 日为 1 个疗程。

神经性皮炎

神经性皮炎是常见的慢性皮肤病，病因不明。以皮肤苔藓变及剧烈瘙痒为临床特征。属中医学的“牛皮癣”、“摄领疮”、“顽癣”范畴。

艾卷灸

【取穴】血海、曲池、三阴交。

【操作】按艾卷灸法施术。点燃艾条，置于上述穴位处，每穴每次灸 5 ~ 10 分钟，以皮肤发红为度。

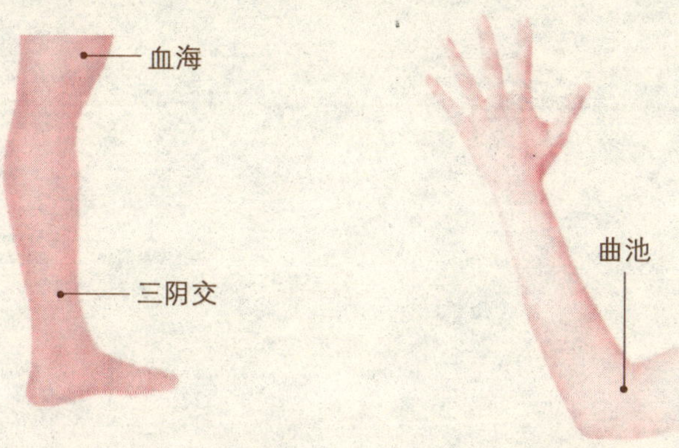

针灸

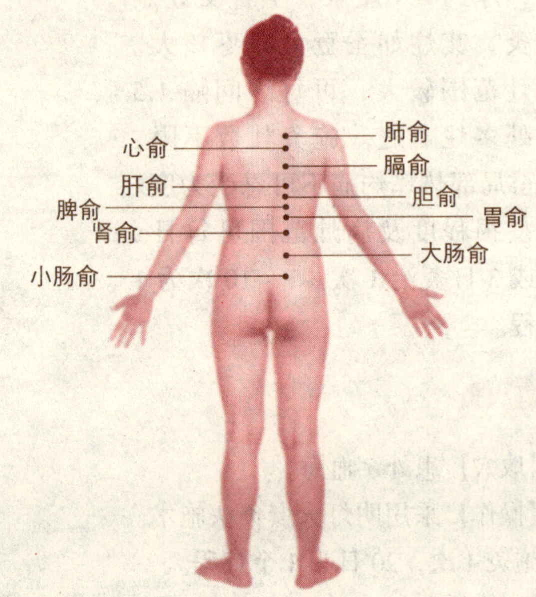

针刺背部心俞、肝俞、肺俞、脾俞、肾俞、大肠俞、小肠俞、胆俞、胃俞、膈俞等穴，每次取3~5穴，中度刺激，留针30分钟，每周2~3次。

第三章　拔罐疗法概述

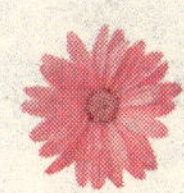

拔罐的治病机制与作用

拔罐是中医非药物疗法中的重要组成部分，属中医外治法范畴。拔罐施术部位是人体的体表，属经络中的皮部。皮部是十二经脉在体表的分区，它和经络不同之处在于经脉是呈线状分布，络脉是呈网状分布，而皮部则是“面”的划分。所以针刺主要在“点”，拔罐（包括刮痧等外治法）主要在“面”。

预防保健作用

拔罐法的预防保健作用又包括保健预防与疾病防变两类。拔罐法作用部位是体表皮肤，皮肤是机体暴露于外的最表浅部分，直接接触外界，且对外界气候等变化起适应与防卫作用。皮肤所以具有这些功能，主要依靠机体内卫气的作用。卫气出于上焦，由肺气推送，先循行于皮肤之中，卫气调和，则“皮肤调柔，腠理致密”（《灵枢·本脏》）。健康人常做拔罐（如取背俞、足三里等）可增强卫气，卫气强则护表能力强，外邪不易侵表，机体自可安康。若外邪侵表，出现恶寒、发热、鼻塞、流涕等表证，及时拔罐（如取肺俞、中府等）可将表邪及时祛除，以免表邪不祛，蔓延进入五脏六腑而生大病。

作用机制

拔罐法是一种以杯罐作工具，借热力排去其中空气产生负压，使其吸着于皮肤造成瘀血现象的一种疗法。拔罐机制大致有以下几个方面：

1. 行气止痛　这个作用机制在软组织损伤方面表现得最为明显。拔罐后产生皮肤充血现象刺激了人体穴位，通过经络传导，使原先表现为“不通则痛”的气滞血瘀现象得以缓解，达到了行气、活血、止痛的效果。

2. 祛风散寒　《本草纲目拾遗》中说：“罐得火气合于肉，即牢不可脱……肉上起红晕，罐中有气水出，风寒尽出。”可见，拔罐祛风散寒的机制早为古人所认识。实践证明拔罐疗法治疗风湿性关节炎、类风湿关节炎行之有效。

3．调理脏腑虚实　拔罐疗法虽然在体表进行，但可通过经络而发挥调理脏腑虚实的作用。

4．活血化瘀　拔罐所造成的罐内负压致使局部皮下和肌层充血，加快局部的血液循环和新陈代谢，起到活血化瘀的作用。

治疗作用

1．排除毒素　拔罐过程可使局部组织形成高度充血，血管神经受到刺激使血管扩张，血流及淋巴流动增快，吞噬作用及搬运力量加强，使体内废物、毒素加速排除，组织细胞得到营养，从而使血液得到净化，增强了全身抵抗力，可以减轻病势，促进康复。

2．疏通经络　人体的五脏六腑、四肢百骸、五官九窍、皮肉筋骨等组织器官，保持着协调统一，构成一个有机的整体，这种相互联系、有机配合是依靠经络系统的沟通得以实现的。人体各个脏腑组织器官均需要经络运行的气血温养濡润，才能发挥其正常作用。经络气血通达则人体健康；若阴阳失调、邪正相争，经络之气亦随之逆乱，气血运行被阻，则可发生各种疾病。而在相应病所（如阿是穴）拔罐，可使阻塞的穴位、经络得以开通，气血得以通达。中医常说："（经络气血）不通则痛，痛则不通。"拔罐可疏通经络，所以对颈椎病、肩周炎、腰腿痛等痛证拔罐效果颇佳。

3．行气活血　气血（通过经络系统）的传输对人体起着濡养、温煦等作用。拔罐作用于肌表，使经络通畅，气血通达，则瘀血化散，凝滞固塞得以崩解消除，全身气血通达无碍，局部疼痛得以减轻或消失。现代医学认为，拔罐可使局部皮肤充血，毛细血管扩张，血液循环加快；另外拔罐的吸附刺激可通过神经——内分泌调节血管舒缩功能和血管壁的通透性，增强局部血液供应而改善全身血液循环。

4．扶正固本　中医的扶正固本不是简单地靠吃"补药"来实现的，"正气"为主的健康状态的保持或实现，主要途径是保持经络气血的畅通正常，经络气血畅通正常则营卫正常，表固而不受外邪，内可濡润脏腑，内外通畅，内在废物有正常途径得以排泄，机体自可健康。拔罐通过肌表作用使经络气血通畅，机体正气自然便可安康。现代医学认为拔罐可使吸附部位毛细血管破裂，继而局部出现血液凝固，但不久即崩溃而引起自身溶血现象，随即产生一种新的刺激素，即一种类组织胺的物质，随体液周流全身，刺激全身组织器官，增强其功能活动。自身溶血是一个良性弱刺激过程，可以刺激增强免疫功能，提高机体的抗病能力。

拔罐疗法施治器具

火 罐

分大、中、小三种规格，常见的有以下几种：

1. 竹罐　竹管制成，一端以竹节为底，另一端为罐口。罐口必须打磨平整光滑。竹罐有轻巧、价廉、不易破碎、取材容易、制作简便等优点，但易爆裂漏气。

2. 玻璃罐　形如球状，质地透明，便于观察出血量和在治疗过程中皮肤的变化。

3. 陶罐　形如腰鼓，用陶土烧制而成。

4. 药罐　把配制好的中药煎沸，然后把竹罐浸于药液中，用时取出。药罐具有火罐与药物治疗的双重作用。

负压罐

用青、链霉素药瓶或类似的小药瓶，将瓶底切去磨平，切口须光洁，瓶口的橡皮塞须保留完整，便于抽气时应用。

真空拔罐器

1. 真空拔罐器构造　真空拔罐器包括罐体、抽气枪与附件等部件。罐体构造包括罐口、罐底、排气口、排气阀门杆、胶塞等。抽气枪构造包括抽气柄、抽气枪枪嘴套、抽气内胶环等。附件主要是指拔罐方便软管、外盒与托盘。

2. 整体规格　罐体产品规格有 8 种，1 号罐罐口外径 36 毫米，罐口内径 25 毫米；2 号罐罐口外径 42 毫米，罐口内径 30 毫米；3 号罐罐口外径 46 毫米，罐口内径 35 毫米；4 号罐罐口外径 50.5 毫米，罐口内径 40 毫米；5 号罐罐口外径 56 毫米，罐口内径 44 毫米；6 号罐罐口外径 66 毫米，罐口内径55.5毫米；7号罐罐口外径86毫米，罐口内径75毫米；8号罐罐口外径92毫米，罐口内径83毫米。

3. 抽气枪主要性能指标　抽气枪主要性能指标为：①有效抽气距离40毫米。②产品在使用中最大负压值为35～85千帕。③在最大负压下保持30分钟，其负压值不低于25千帕。

其他辅助用品

1. 针具　梅花针、三棱针或平口小刀。

2. 油纸　用以引火，投入罐中，通过燃烧而使罐内产生负压，以吸着于病患部位，同时借助其吸力起到拔毒祛邪的作用。

3. 其他　75%酒精棉球、面粉等。

拔罐施治手法

吸拔方法

1. 闪火法　用镊子夹95%酒精棉球一个，点燃后，将火送入罐内绕一圈再抽出（注意切勿将罐口烧热，以免烫伤皮肤），迅速将罐扣在应拔的部位上，即可吸附在皮肤上，这是传统的，也是最常用的拔罐方法。

2. 抽气法　将抽气罐紧扣在需要拔罐的部位上，用注射器从橡皮塞抽出瓶内空气，使产生负压，即能吸住，或用扣帽子气筒套在塑料杯罐活塞上，将空气抽出，即能吸住。

拔罐时间

各种方法拔罐时间应视该部位软组织的厚薄及气候条件而适当把握。一般在腰背部等肌肉丰厚处可拔10～15分钟；胸腹部肌肉较浅薄处可拔5～10分钟；额、面等可拔3～5分钟。气候炎热夏季，拔罐时间应缩短，过长容易起水泡，而寒冷的冬季，可稍延长。

起　罐

一般先用左手夹住罐体，右手拇指或食指从罐口旁边按压一下，使空气进入罐内，即可将罐取下。若罐吸附过强时，切不可用力硬拉，以免擦伤皮肤。

单纯罐手法

单纯罐手法是指单独使用拔罐进行保健与治疗的一种方法。常用的单纯罐手法有闪罐法、留罐法和走罐法。

1. 闪罐法　闪罐法即在某一部位（如穴位、病灶点）进行反复吸附并立即使之脱落的一种手法。

(1) 浅吸闪罐法：浅吸闪罐法是使罐体吸附在选定的部位，如穴位、病灶点上（罐体内吸入皮肤肌肉较少），立即提拉罐体使之脱落，至皮肤潮红，以每个部位进行10～30次为度的一种手法。在治疗部位先涂抹刮痧拔罐润肤剂为佳。通过对某一部位进行吸紧牵拉、放松的物理刺激，局部经络气血充盈→输布→再充盈→再输布，从而使其运行状态得以调整，营卫状况得以改善。此法多用于风寒束表、局部肌肤麻木、疼痛、病位游走不定的患者以及颜面部穴位的拔罐。

(2) 深吸闪罐法：深吸闪罐法又称"响罐法"，操作方法基本与浅吸闪罐法相同，只是罐体内吸附皮肤肌肉较浅吸闪罐法深，故提拉脱落时常发出响声，因而又名"响罐法"。需在闪罐部位先涂抹润肤剂方可使用。功效原理基本与浅吸闪罐法相同，只是吸力增大，刺激量比浅吸闪罐法大。此法多用于病变较深且较局限的病症。

2. 留罐法　留罐法也叫"坐罐法"，指罐体吸附在选定的部位或穴位或病灶点上且留置一段时间（10～30分钟）的一种拔罐手法。

(1) 单罐法：即治疗时只使用一个罐体的方法。适用于病变单一或局限的病症。如心律不齐、心慌选内关；大便不正常选天枢；头痛选太阳；落枕选肩井；胃痛选中脘等。

(2) 多罐法：即治疗时多个罐体同时并用的方法。适用于病变广泛的病症。治疗时又分排罐法和散罐法两大类。

排罐法　即将多个罐体吸附于某条经络或特定部位上（如某一肌束）的一种手法。拔罐时应遵循自上而下的顺序原则，即先拔上面部位，后拔下面部位。如坐骨神经痛可在足少阳胆经的环跳、风市、阳陵泉、悬钟，足太阳膀胱经之秩边、殷门、委中、承山上拔罐；肥胖病人可在背部夹脊穴自上而下拔罐。排罐法又可分为密排法和疏排法。

密排法：多个罐体紧密排列在某一部位，罐体与罐体之间间隔 1～2 厘米，注意罐体与罐体之间不可太近，否则会出现罐体间皮肤相互牵拉所致的疼痛与损伤。此手法多用于病变局限、症状明显，体质较好的患者。

疏排法：罐体与罐体之间相对较远，间隔 5～7 厘米以上。此手法多用于病变广泛、症状较多而主症不明显、体质较差的患者。

散罐法　指全身各吸附罐体之间相隔较远。此手法常用于全身病症较多的患者。如心律失常患者选膻中、内关、心俞等；肩周炎患者选肩井、肩髎、曲池、条口等。

（3）发泡罐法：指使拔罐吸附部位出现水泡现象的一种手法。使吸附部位出现水泡一是可通过增加罐内负压，延长吸附时间来实现；二是水湿、酒湿之邪盛及感冒等患者 10 分钟左右亦可自已起水泡。这种现象与药物敷贴、发泡灸法相似，但此法的水泡散在表皮，无痛苦，除有治疗作用外，还有强壮作用，对正气不足、免疫力低的患者提高正气和增强免疫力有一定作用。此法起罐后皮肤上出现的水泡一般不必挑破；1～2 日后可自行吸收消失；若需挑破或已破溃，用紫药水涂抹即可。瘢痕体质者禁用。临床上对哮喘、心下痞硬患者可选膻中、巨阙运用此法治疗。

（4）提按罐法：用手提起吸附肌表的罐体，随即按下复原，力量逐渐加大，以罐体不脱离肌表为度，如此反复 20～30 次。此法使罐体内吸附的肌肤上下振动，增加拔罐功效，振荡相应经络俞穴、脏腑气血，促进气血运行，振奋五脏六腑。此手法常用于腹部，对胃肠不适、消化不良、小儿疳积、泄泻、痛经等症有较好疗效。

（5）摇罐法：用手握着吸附肌表的留置罐体，均匀、有节奏地上下（或前后）左右摇动，以一个部位 20～30 次为宜。此法通过对局部的反复牵拉，可增加刺激量，提高疗效。操作时，力求做到手腕放松、力量柔和、动作协调、均匀，忌快与生硬，以病人感觉放松、舒适、能耐受为度。

（6）转罐法：用手握着罐体，慢慢地使罐体向左水平旋转 90°～180°，然后再向右水平旋转 90°～180°，一个左右转动为 1 次，反复 10～20 次。转罐法扭矩力较大，可造成更大的牵拉，比摇罐要强烈，可放松局部肌肉组织，促进气血流动，增强治疗效果。操作时注意使用此手法前须在施术的肌肤上涂抹润肤剂，手法要轻柔，以患者能忍受为度，忌用强力。多用于软组织损伤，如腰肌劳损等深部无菌性炎症所致的局部疼痛。

3．走罐法　又称行罐法、滑罐法、推罐法、拉罐法、移罐法，指罐体吸附肌肤后，用手握着罐体在皮肤上进行移动（前进方向罐体口稍提起，后部着力于肌肤，速度可快可慢，视病情、部位与治疗需要上下左右移动罐体），以皮肤上出现红、紫、黑色斑为度的一种手法。此手法作用力度、面积都较大，与刮痧疗法有相似之处。操作前应在待走罐的部位涂上刮痧拔罐润肤剂，否则易出现皮肤损伤和疼痛。一般背部走罐宜上下移动，胸部应按肋骨走行方向来回移动，上下肢、腹部宜旋转移动（顺时针、逆时针均可）。此法对经络气血不通、脏腑功能失调等病症，如腰痛、肩周炎、坐骨神经痛、感冒发热、高血压、支气管炎、哮喘、慢性胃肠炎、痤疮等病症都可广泛应用，且效果颇佳。常用走罐法有以下 3 种。

（1）浅吸快移法：使肌肤吸附于罐体内 3～5 毫米高，移动速度为每秒 30～50 厘米行程，以皮肤微红为度。适用于体虚年迈、儿童和病情表浅者，如末梢神经炎、轻度感冒等。

（2）深吸快移法：使肌肤吸附于罐体内 5～8 毫米高，移动速度为每秒 15～30 厘米行程，以皮肤表面红紫色为度。适用于经络气血不通、脏腑功能失调的多种病症。使用部位常以背部膀胱经穴位即背俞穴为主。

（3）深吸慢移法：使肌肤吸附于罐体内 8～12 毫米高，移动速度为每秒 3～5 厘米行程，以皮肤表面紫黑色为度。适用于久寒痼冷、经络气血阻滞日久、筋脉肌肉失养等病症。如肌肉萎缩、中风半身不遂、腰椎间盘突出症、坐骨神经痛等。

结合罐手法

结合罐手法是指拔罐疗法与其他治疗方法配合使用，或取长补短、或强强联合以达到共同增加疗效的一种复合治疗方法。常用的结合罐法有刮痧拔罐法、针刺拔罐法、按摩拔罐法、涂药拔罐法、艾灸拔罐法等。

1．刮痧拔罐法　此法是刮痧与拔罐配合使用的一种治疗方法。一般可先刮痧后拔罐，亦可先拔罐后刮痧，前者较为常用。操作时先在选定的部位（穴位）皮肤上涂抹适量润肤油，用水牛角刮痧板进行刮痧，若与走罐手法配合，刮痧时间应略短，皮肤出现红色即可在其刮痧部位走罐；若与留罐手法配合，刮痧时间可稍长，待皮肤出现红、紫或紫黑色时，再行留罐，留罐部位可以是穴位（包括阿是穴），亦可是病灶点（刮痧后皮肤上红紫或紫黑明显处，用手触摸，皮肤下常有明显硬节或条索状物，压迫多有酸麻胀痛等反应）。在病灶点处拔罐对疏通经络气血、调整脏腑功能有明显作用。此法广泛运用于颈椎病、肩周炎、腰椎间盘突出症、腰肌劳损、坐骨神经痛、哮喘、膝关节疼痛和屈伸不利、高血压、痤疮等病症，均有显著疗效。

2. 针刺拔罐法　此法是针刺与拔罐配合使用的一种治疗方法，具有针刺与拔罐双重效果，其治疗范围广泛。常见有以下几种。

(1) 留针拔罐法：即先在选定穴位进行针刺，待行针完毕后，将针留在原处（穴位），再以针刺点为中心行留罐即可（针尾、针柄等露出皮肤表面部分均在罐体中），留罐时间 5～10 分钟。注意针柄、针尾不可触及罐体内壁。胸背部禁用此法。

(2) 针后拔罐法：即先在选定穴位进行针刺，待行针完毕起针后，再以针孔为中心进行拔罐（留罐），5～10 分钟起罐。若见皮肤针孔出现小血珠，可用消毒干棉球擦净并在针孔处稍做按压即可。

(3) 刺络拔罐法：又名“刺血拔罐法”，是指在刺络（刺血）后再进行拔罐的一种手法。皮肤消毒后，用三棱针、粗毫针或平口小刀浅刺，根据不同的病症，选用不同的刺激量，分为轻刺、中刺、重刺 3 种。轻刺以皮肤红晕为度，中刺以微出血为度，重刺以点状出血为度，然后在刺络（刺血）处拔罐，留罐时间 10～15 分钟，出血量 5～10 毫升为度。起罐后，用消毒棉球擦干渗血，3～6 日治疗 1 次，5 次为 1 个疗程。适用于病程短、症状较重、表现亢奋，具有红、热、痛、痒等表现的实证型患者，如腰腿痛、风湿痛、肌肉劳损、神经性皮炎、丹毒、皮肤瘙痒、感染性热病、高血压（实证型）等病症的治疗。对虚寒体质的患者一般不用此法。

(4) 挑痧拔罐法：是指拔罐与挑痧配合使用的一种手法。先在选定的部位（经络穴位）拔罐，最好用走罐手法。若留罐时间应稍长、吸力应稍大，待皮肤上出现紫红或紫黑斑块后起罐。在皮肤出现紫红或紫黑较明显处（一般此处皮下有硬节，可大可小）用消毒针进行挑刺，每个部位挑刺2~3下，以皮肤渗血、渗液为度，用消毒棉球拭干，亦可涂75%酒精或碘酒。此法可用于中暑、郁痧、闷痧、感染性热病、风湿痹痛、痛经、神经痛等病症。

（5）皮肤针拔罐法：是指皮肤针与拔罐配合使用的一种手法。皮肤针有小锤式的七星针、梅花针及圆筒式的皮肤针，治疗时先在选定的部位（以背部督脉与两侧膀胱经为主要施术部位）进行叩击（每分钟叩击100次左右）或滚动。一种是轻手法，以皮肤红晕但不出血为度，主要用于老幼体弱、虚证及久病患者；另一种是重手法，以皮肤轻微出血为度，适用于多种病证，以年轻体壮、新病实证者为佳。皮肤针后再行拔罐，起罐后，若皮肤上有血迹，可用消毒棉球拭干。

3．按摩拔罐法 是指按摩与拔罐配合使用的一种手法。可分为先按摩后拔罐和先拔罐后按摩两种。先按摩后拔罐法是指先根据病情在选定的部位（经络穴位）上进行各种手法的按摩，按摩完毕后再进行拔罐，根据不同情况选用闪罐、走罐或留罐手法，以增强按摩的疗效。先拔罐后按摩法，是指通过拔罐（主要用走罐和留罐手法），皮肤出现紫黑斑和皮下结节后，在紫黑斑或结节处使用按摩手法，主要为解结消灶、促进痧斑吸收，以增加拔罐疗效。此法在临床多种病症中被广泛运用。

4．涂药拔罐法 即在施术部位涂抹某种药物与拔罐相配合的一种手法。常用手法有两种：一种是在施术部位涂抹某种药剂后再拔罐，一种是拔罐后在拔罐部位涂抹药剂，前者在临床上更为常用。常用药剂有刮痧拔罐润肤油或润肤增效乳，它具有清热解毒、活血化瘀、疏通经络、消炎止痛、保护皮肤等功效。另外如正骨水、跌打损伤药酒、生姜水、大蒜汁等均可使用。注意因风油精、驱风油等刺激性较强，临床上（尤其是孕妇）一般禁用。此法广泛用于疼痛性疾病，如腰椎间盘突出症、腰肌劳损、坐骨神经痛、跌打损伤、内脏疼痛等病症。

5．艾灸拔罐法 是指艾灸与拔罐配合使用的一种手法。一般是先在选定部位进行灸法然后再拔罐，以艾灸的药物和温热作用来加强疏经通络、温经散寒、祛除寒湿、行气活血等功效，与拔罐同用可增强疗效。常用配合方法有以下几种：

（1）艾炷灸拔罐法：分直接灸与间接灸拔罐两种。直接灸即将艾绒搓捏成上尖底平的圆锥形的艾炷，直接放在皮肤上面施灸。间接灸是施灸时在艾炷与皮肤之间隔垫某些物质（如隔一片姜叫隔姜灸、隔一片蒜叫隔蒜灸、隔一附子饼叫附子饼灸等）。上述灸法都应在患者感觉皮肤发烫时，换艾炷和隔垫物再灸，以皮肤潮红但不烫伤为度，灸后再行拔罐。此法适应证较广，外感表证、咳嗽痰喘、脾肾虚证、风寒湿痹、妇人气虚血崩等均有疗效。隔姜灸拔罐法多用于腹痛、受寒腹泻等症。隔蒜灸拔罐法多用于痈疽、瘰疬、肺炎、支气管炎、肠炎等症。附子饼灸拔罐法可用于阳痿、早泄等症。

（2）艾卷灸拔罐法：分单纯艾卷灸拔罐与药条灸拔罐两种。用绵纸把艾绒裹起来做成圆筒形称为艾卷，艾卷内只有单纯艾绒称单纯艾卷或艾条，艾卷内除艾绒外加入药末而制成的艾条叫药条。将艾条（包括单纯艾条与药条）的一端点燃，对准施灸部位，另端可用手或其他工具，如艾条支架等支持，燃端距皮肤 0.5～1 寸施灸，使患者局部有温热感而无灼痛，一般每处灸 5～10 分钟，至皮肤稍起红晕为度。灸毕再行拔罐。此法具有温经散寒作用，适用于风寒湿痹等症。

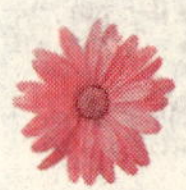

拔罐施治的注意事项

注意事项

第一，拔罐疗法一般适用于风湿痛、腹痛、胃痛、消化不良、头痛、高血压、感冒、咳嗽、腰背痛、月经痛、目赤肿痛、毒蛇咬伤及丹毒、红丝疔、疮疡初起未溃时等。拔罐法在下列情况则不宜使用：高热、抽搐、痉挛等；皮肤过敏或溃疡破损处；肌肉瘦削或骨骼凹凸不平及毛发多的部位。孕妇腰骶部及腹部均须慎用。

第二，拔罐时体位须适当，局部皮肉如有皱纹、松弛、瘢痕及体位移动时，火罐易脱落，应根据不同部位，选用大小合适的罐。应用闪火法时，棉花棒蘸酒精不要太多，以防酒精滴下烧伤皮肤。起罐时手法要轻缓，以一手按住罐边皮肤，按压一下，使气漏入，罐子即能脱下，不可硬拉或旋动。

第三，拔罐后一般局部呈现红晕或紫绀色，为正常现象，会自行消退。如局部瘀血严重者，不宜在原位再拔。如留罐时间太长，皮肤起水泡，小的不需特别处理，只需防止擦破引起感染；大的可用针刺破，流出泡内液体，涂以龙胆紫药水，防止感染。

正常反应

真空拔罐通过抽气枪的抽气作用使罐体内形成负压，吸附局部皮肤及软组织（包括皮肤、肌肉等）隆起于罐口平面以上，病人觉得局部有牵拉、紧缩、发胀、发热、向外冒凉气、酸楚、局部发痒、舒适等感觉，部分患者感到疼痛立即或逐渐减轻，甚至完全消失；闪罐、走罐多次后，留罐数分钟后局部皮肤有潮红、紫红或紫黑色斑，或起罐后皮肤出现小水泡、罐体内有水蒸气等，这些感觉和现象均属正常反应。

异常反应及预防处理

1. 异常反应及表现　拔罐过程中，病人感到被吸附部位牵拉、疼痛等不适难以忍受，或出现手脚发凉、发麻，甚至出现头晕、目眩、心慌、面色苍白、四肢发凉、恶心欲吐或呕吐、出冷汗，甚至晕厥等晕罐现象均属异常反应。

出现以上情况的原因有：患者精神过度紧张，对疼痛较为敏感，病人过度虚弱、饥饿、疲劳、醉酒等；罐体内负压太高以致吸力过大；吸附时间过长；属拔罐慎用或禁用病症的患者使用或接受拔罐；使用拔罐手法不当，如走罐时不涂抹润肤剂且吸力过大；吸附部位不当，如吸附部位有浅在的较大动脉分布（如腹股沟动脉）等。

2. 预防及处理原则　正确使用拔罐手法，严格遵守注意事项及慎用、禁用证的有关提示。对过饥、过渴、过度疲劳及精神紧张、醉酒的患者不予拔罐。若万一患者出现晕罐现象，应立即起罐，让病人平卧，采取头低脚高位，让病人松衣解带，喝一杯热糖水，同时用刮痧板棱角或手指点按百会、人中、内关、合谷、足三里、涌泉等穴。处理后让病人静卧片刻即可恢复。

拔罐时室内须保持温暖，尤其对需宽衣暴露皮肤的患者应令其避开风口，以免受凉感冒。

选择好拔罐部位或穴位，一般以肌肉丰满、皮下组织充实及毛发较少的部位进行拔罐为佳。

拔罐时嘱咐患者不要移动体位，以免罐体脱落。拔罐使用罐体吸附数目较多时，罐体间的距离不宜太近，以免罐体互相牵拉皮肤产生疼痛或拉伤，或因罐体间互相挤压而致罐体脱落。

前一次拔罐部位瘀斑斑块未消失之前，不宜再在原处拔罐。

病情重、病灶深及疼痛性疾患，拔罐时间宜长；病情轻、病灶浅及麻痹性疾患，拔罐时间宜短；拔罐部位肌肉丰厚，如背部、臀部、大腿部，拔罐时间宜长；拔罐部位肌肉薄，如头部、胸部、上肢部，拔罐时间宜短。气候寒冷时拔罐时间可适当延长，天热时可相应缩短。

起罐后皮肤局部潮红、瘙痒，不要乱抓，可涂抹刮痧拔罐润肤增效乳或油，经过几个小时或数日即可消除。

随时观察患者情况，区分正常反应和异常反应，如遇异常紧拉、疼痛或严重不适，应立即调整负压（拉动罐体底部排气阀门杆稍放一点气减压即可）或起罐重新吸附。

过度劳累、饥饿、大渴、醉酒者应让患者休息、饮食、饮水，酒醒后再行拔罐；对疼痛过度敏感者应用轻手法（即使用留罐、走罐手法时吸附皮肤不宜太高或尽量用闪罐手法）。

第四章 拔罐治疗家庭百病

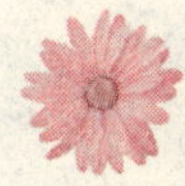

急性上呼吸道感染

急性上呼吸道感染是由病毒或细菌引起的鼻、鼻咽和咽喉部急性炎症的总称，简称“上感”。临床以鼻塞、喷嚏、咳嗽、头痛、全身不适为特点。本病传染性强，发病率高，且四季均可发生。

【拔罐部位】

(1) 头颈部：太阳、迎香、风池、风府、大椎。

(2) 背部：风门、肺俞。

(3) 上肢部：尺泽、曲池、肩井。

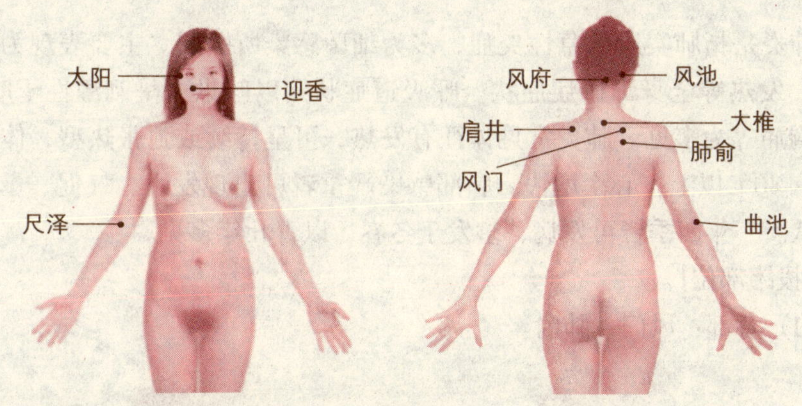

支气管扩张

支气管扩张症是指支气管解剖结构上出现不可复原性的扩张和变形，或有化脓性病变。其特点是反复的咳嗽、咳痰、咯血，支气管管壁破坏和管腔扩张。听诊肺下叶有湿啰音。胸片呈肺纹理粗乱，或有轨道状、卷发圈状阴影，支气管造影显示特征扩张病变。一年四季均可发病，以成人多见。

【拔罐部位】

(1) 背部：肺俞、膏肓。

(2) 胸腹部：天突、膻中、中脘。

(3) 上肢部：尺泽、曲池。

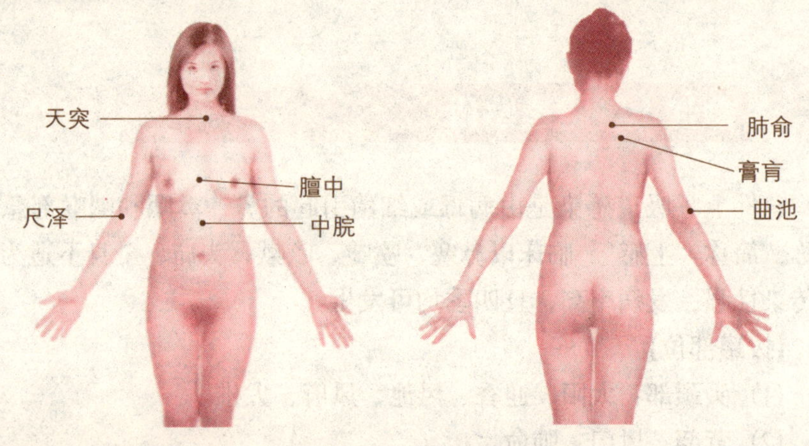

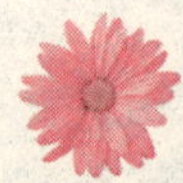

肺　炎

肺炎是指肺实质的急性炎症，多为细菌感染所引起。主要表现为畏寒或寒战、发热等全身毒血症症状。呼吸道症状则以咳嗽（呈刺激性干咳）、咳痰、胸痛等为多见。肺炎常见体征有发热，可呈持续或弛张热型，体温可高达39~40℃以上，心率增快。肺部感染严重者可出现发绀、气促、鼻翼翕动等症状。一年四季皆可发病，多发于冬春，以青壮年多见。

【拔罐部位】

(1) 背部：风门、肺俞。

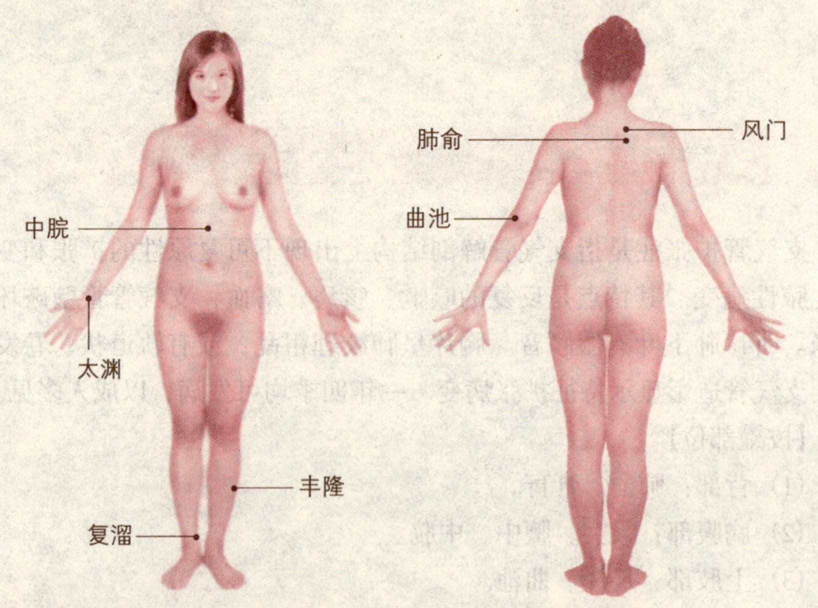

⑵ 腹部：中脘。

⑶ 上肢部：曲池、太渊。

⑷ 下肢部：丰隆、复溜。

慢性肺源性心脏病

是慢性支气管炎、肺气肿、其他肺胸疾病或肺血管病变引起的心脏病。患者多有长期咳嗽、咳痰史，逐渐出现气短，体检可见肺气肿体征。随病情发展，导致呼吸衰竭和心力衰竭。呼吸衰竭可见胸闷、气短、心悸、乏力，甚则可见口唇、舌或口腔黏膜发绀，甚至昏迷。心力衰竭可见呼吸困难、心悸、尿少、恶心、呕吐、右上腹胀痛以及右心室扩张的体征。

【拔罐部位】

⑴ 背部：肺俞、脾俞、肾俞。

⑵ 腹部：气海。

⑶ 上肢部：内关、神门。

⑷ 下肢部：足三里。

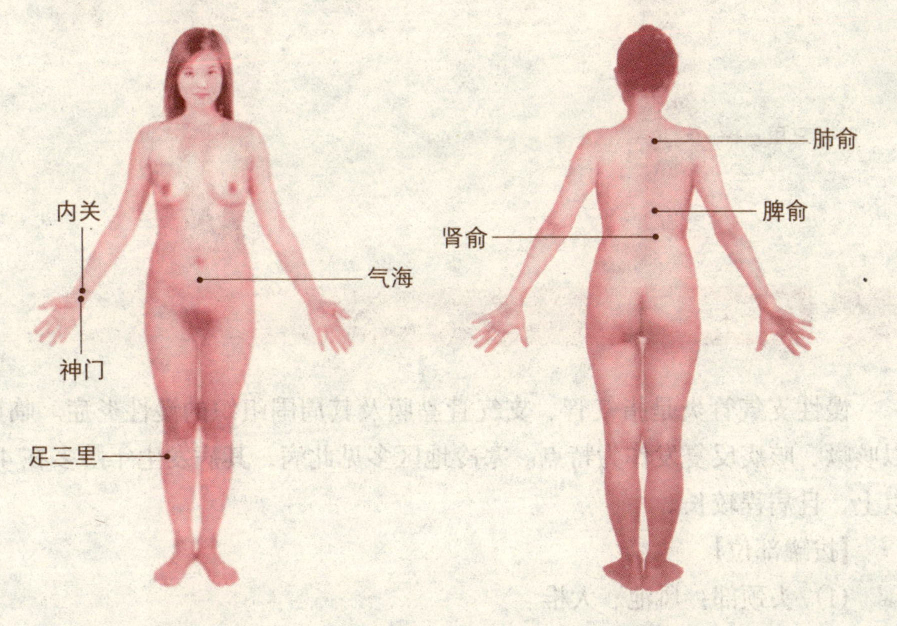

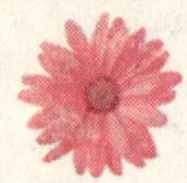

肺气肿

肺气肿是指终末细支气管远端部分，包括细支气管、肺泡管、肺泡囊和肺泡的持久性扩大，并伴有肺泡壁的破坏。患者常有反复咳嗽、咳痰或喘息的病史，随病情发展可出现气短、气促、胸闷、疲乏无力、纳差，寒冷季节或呼吸道感染时，咳嗽、咳痰和气急加重。最后可导致呼吸衰竭和右心衰竭。

【拔罐部位】

(1) 背部：大椎、肺俞。

(2) 胸部：膻中。

(3) 下肢部：足三里。

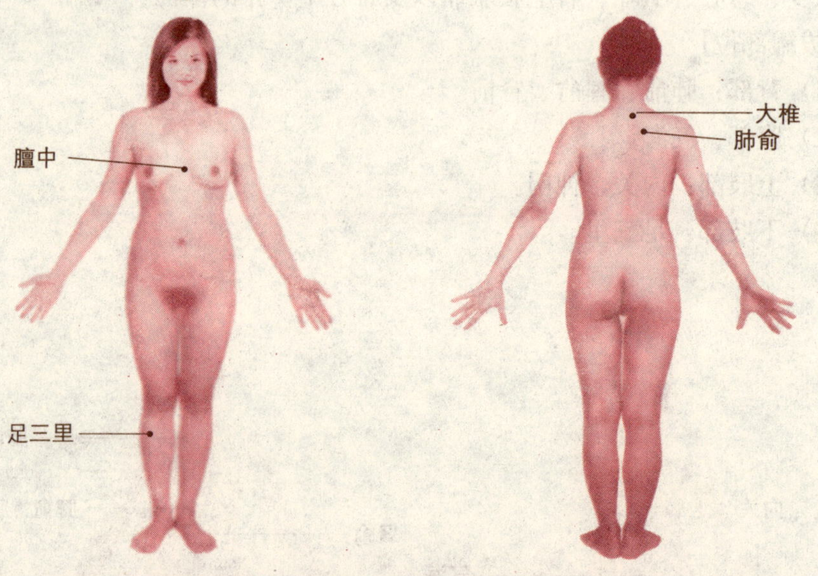

慢性支气管炎

慢性支气管炎是指气管、支气管黏膜及其周围组织的慢性炎症。临床上以咳嗽、咳痰反复发作为特点。寒冷地区多见此病，其病发生年龄多在40岁以上，且病程较长。

【拔罐部位】

(1) 头颈部：风池、大椎。

(2) 背部：大杼、肺俞。

(3) 胸腹部：中府、膻中、中脘。

(4) 上肢部：合谷。

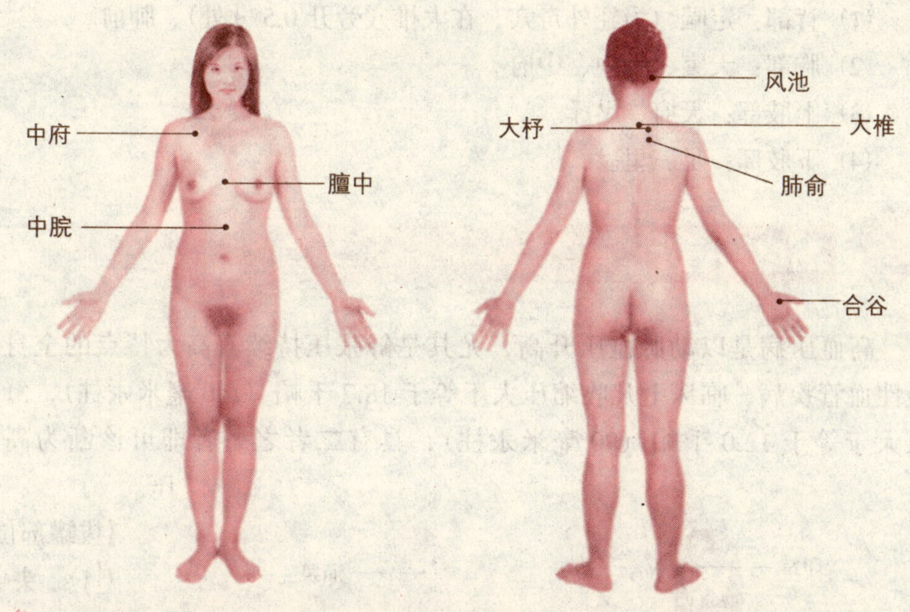

支气管哮喘

支气管哮喘是一种由变应原或其他因素引起的变态反应性疾病，临床常表现为发作性带有哮鸣音的呼吸困难，兼见胸闷、气急、咳嗽多痰。本病好发于秋冬季节，且病人多于 12 岁前开始发病。

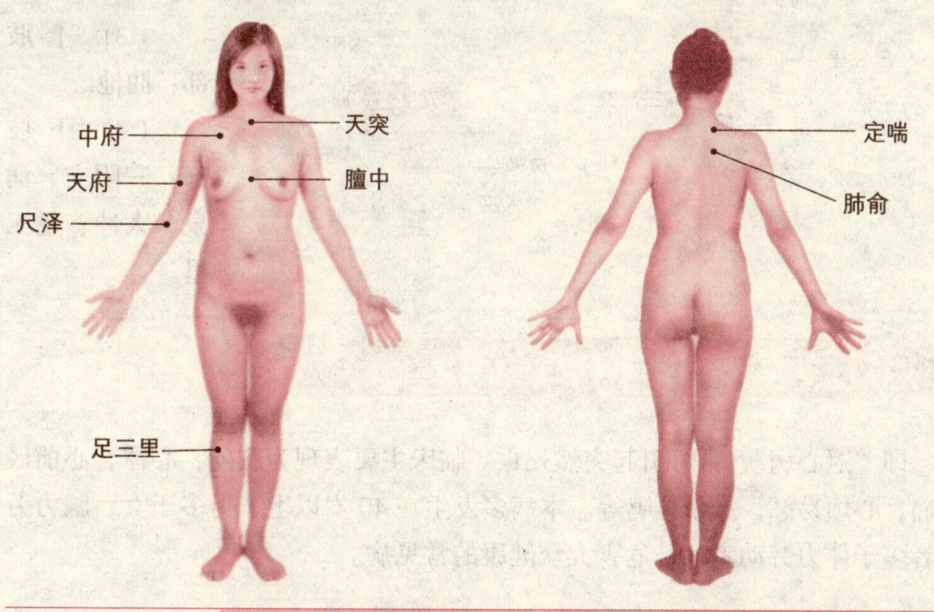

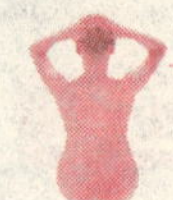

【拔罐部位】

(1) 背部：定喘（为经外奇穴，在大椎穴旁开 0.5 寸处）、肺俞。

(2) 胸部：天突、膻中、中府。

(3) 上肢部：天府、尺泽。

(4) 下肢部：足三里。

高血压病

高血压病是以动脉血压升高，尤其是舒张压持续升高为特点的全身性慢性血管疾病，临床上凡收缩压大于等于 18.7 千帕（140 毫米汞柱），舒张压大于等于 12.0 千帕（90 毫米汞柱），具有二者之一者即可诊断为高血压。

【拔罐部位】

(1) 头颈部：印堂、太阳、风池、人迎。

(2) 腹部：中脘、大横、气海。

(3) 上肢部：曲池。

(4) 下肢部：三阴交、涌泉、太冲、足三里。

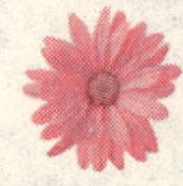

冠状动脉粥样硬化性心脏病

即“冠心病”，常可引起突然死亡。临床主要表现为胸闷，心悸，心前区刺痛，心烦易怒，头晕耳鸣等。本病多发生在 40 岁以上，男多于女，脑力劳动者多于体力劳动者，是危害大众健康的常见病。

【拔罐部位】

(1) 背部：肺俞、心俞、膈俞。

(2) 胸部：膻中、乳根。

(3) 上肢部：内关、通里、神门。

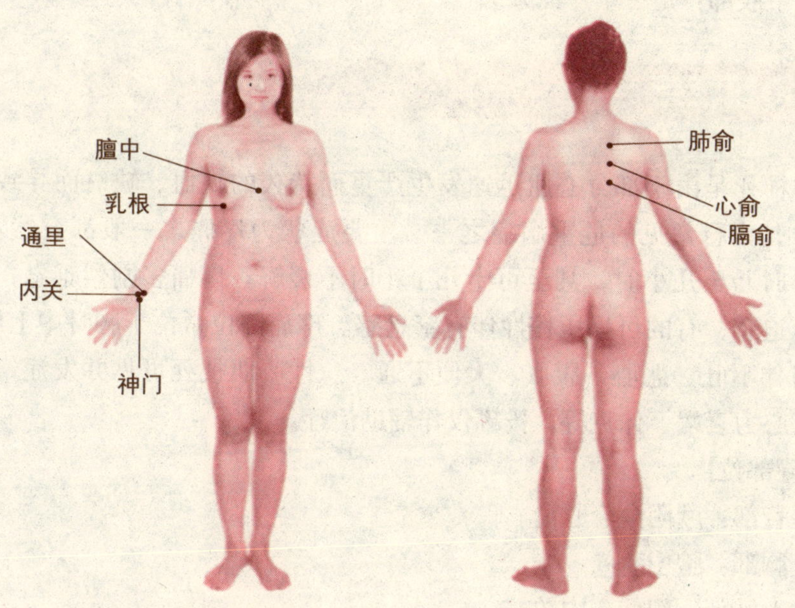

低血压

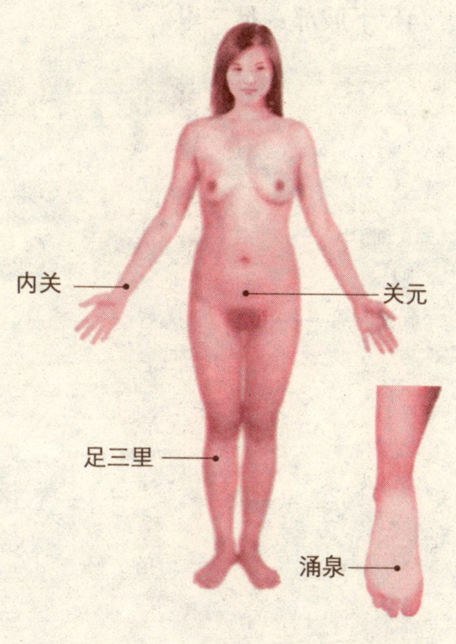

是指肱动脉血压低于 12 / 8 千帕（90/60 毫米汞柱），65 岁以上的人低于 13.33 / 8 千帕（90/60 毫米汞柱）者。原发性低血压可无任何自觉症状，只是在体检中发现，部分人有头晕、眼花、健忘、乏力或胸闷，甚至晕厥等。体位性低血压及症状性低血压除有头晕、头痛、乏力、健忘、晕厥等低血压、脑缺血症状外，并有引起低血压原发病的各种症状、体征。引起低血压的原发病包括一些心血管疾病以及使用某些药物，如扩血管药、降压药、镇静剂等。

【拔罐部位】

(1) 腹部：关元。

(2) 上肢部：内关。

(3) 下肢部：足三里、涌泉。

心肌梗死

心肌梗死是由于部分心肌迅速发生严重而持久的缺血、缺氧而导致的心肌坏死，是内科常见的危重病症之一。主要症状为疼痛，一般都突然发生，持续半小时乃至几小时，甚至可十几个小时不缓解。疼痛多剧烈难忍，常伴紧闷或压迫感，有的可呈压榨性伴有窒息感。疼痛部位常位于胸骨中上后部。疼痛时可伴呕吐、恶心、腹胀、大便不通。急性心肌梗死可见并发症，如心律失常、心力衰竭、休克等。拔罐仅作辅助治疗。

【拔罐部位】

(1) 背部：厥阴俞、心俞。

(2) 胸部：膻中。

(3) 上肢部：间使、内关。

(4) 下肢部：足三里。

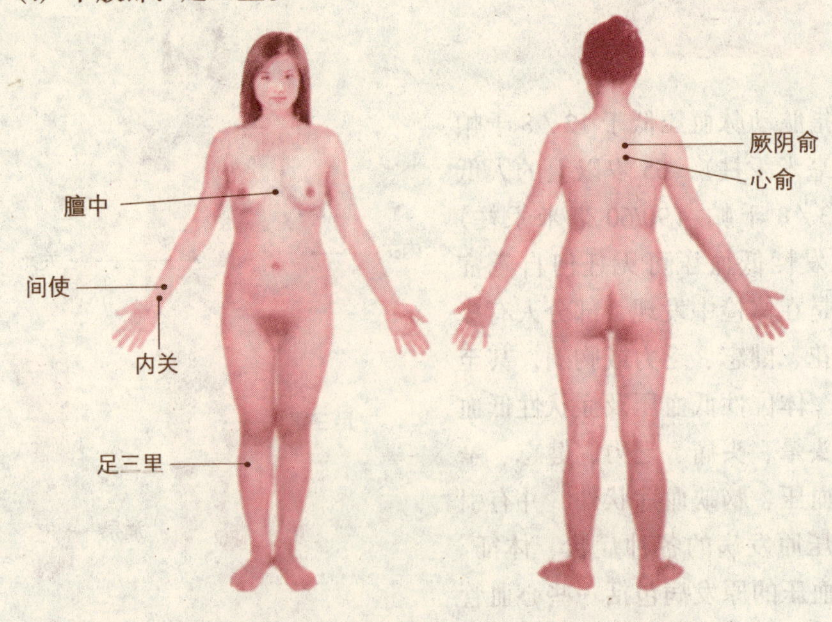

风湿性心瓣膜病

风湿性心瓣膜病是急性风湿热心脏炎后遗留下来的以瓣膜病变为主的心脏病，主要侵犯主动脉瓣和二尖瓣。主要表现为二尖瓣狭窄或关闭不全、主动脉瓣狭窄或关闭不全的症状和体征。如表现为呼吸困难、咯血、胸痛、头晕、耳鸣、眩晕、昏厥、心绞痛及左心室衰竭等，容易发生猝死。

【拔罐部位】

(1) 背部：心俞、肺俞。

(2) 胸腹部：膻中、水分、中极。

(3) 上肢部：曲泽、间使、通里、神门。

(4) 下肢部：阳陵泉、飞扬。

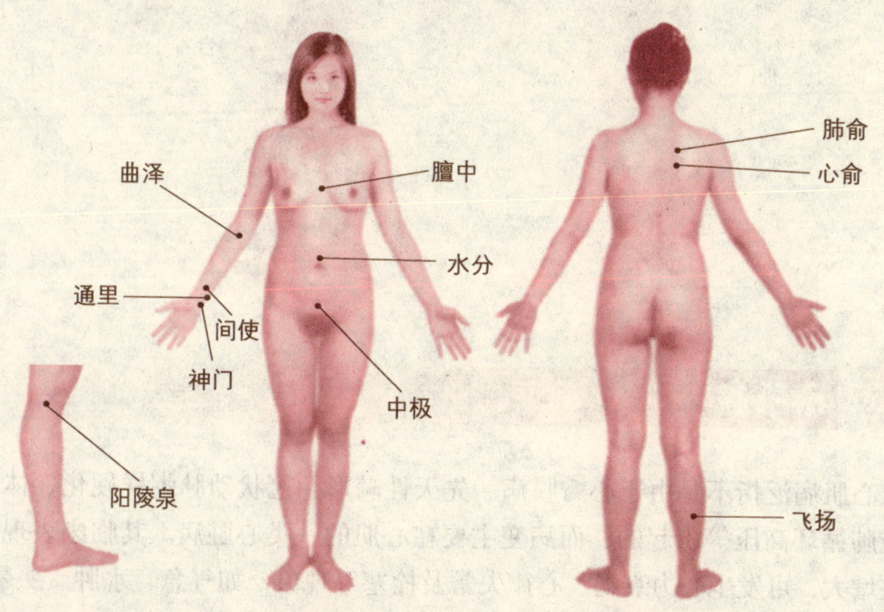

病毒性心肌炎

心肌炎是全身各种疾病在心肌的炎性表现。病毒、细菌等感染，化学、物理因素等均可引起心肌炎。初期有发热、咽痛、全身酸痛、腹泻等症状。出现上呼吸道或肠道感染症状者高达70%～95%。心肌炎发展到一定程度可出现胸闷、憋气、胸痛、心悸、乏力、气短、头晕等症状。少数患者有昏厥。

重度心肌炎很快发生心力衰竭或休克。

【拔罐部位】

(1) 背部：心俞。

(2) 胸部：膻中。

(3) 上肢部：曲池、手三里、内关、神门、外关、合谷。

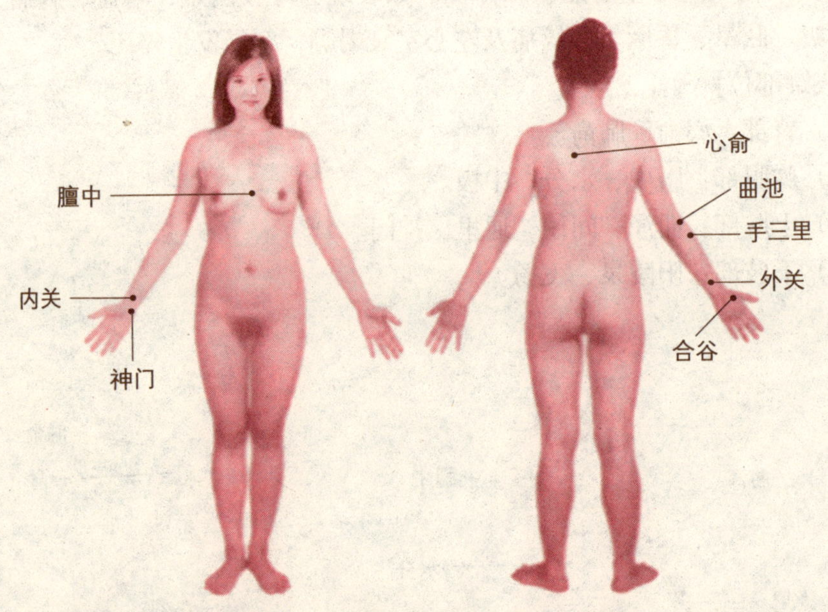

心肌病

心肌病泛指不是由于心瓣膜病、先天性畸形、冠状动脉粥样硬化、体循环或肺循环高压等引起的，而病变主要在心肌的一类心脏病。其临床表现为心脏增大，可发生心力衰竭、心律失常及栓塞等现象，如气急、水肿、头晕、乏力、心前区痛、呼吸困难、心绞痛等。

【拔罐部位】

(1) 背部：心俞。

(2) 上肢部：肩髃、曲池、外关、合谷、内关、神门、少府。

(3) 下肢部：环跳、阳陵泉、足三里、解溪、太冲。

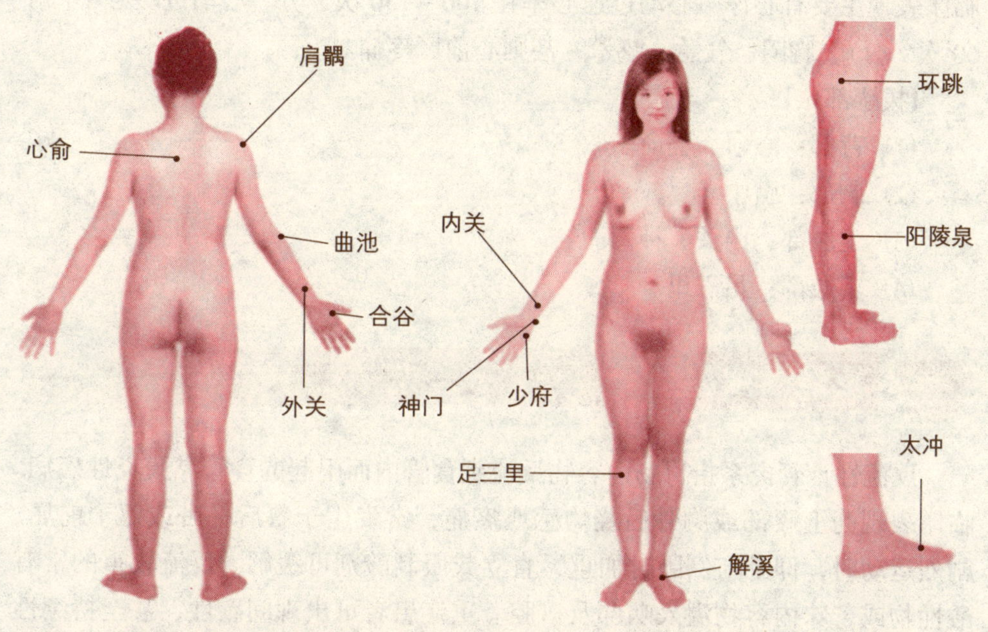

心律失常

心律失常又称心律紊乱，是指心脏搏动的起源和节律、传递顺序以及搏动在心脏各部位的传导速度中任何一个环节发生异常者。常见病因病理有窦性心动过速、心动过缓、心律不齐、病态窦房结综合征、房室传导阻滞等。

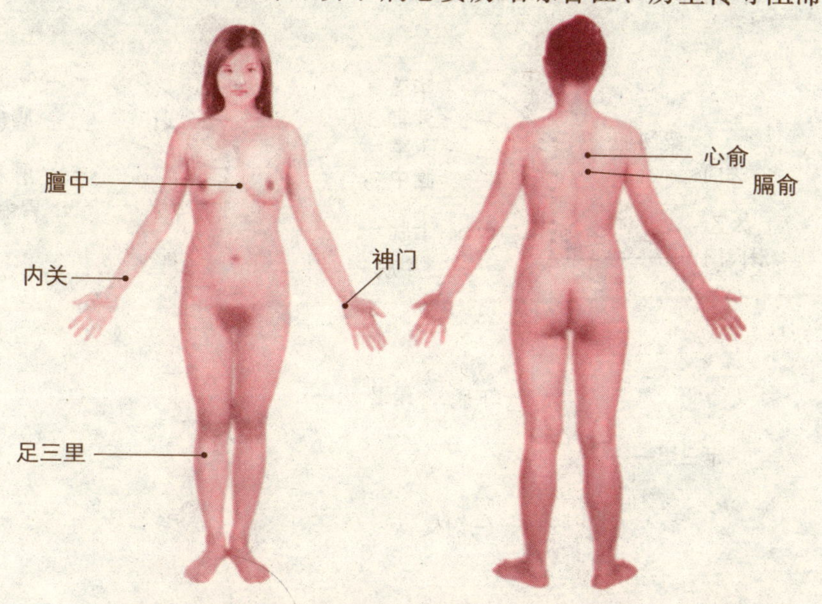

临床表现主要有心悸（心动过速心率在 100～150 次 / 分，心动过缓心率低于 60 次 / 分）、胸闷、气急、眩晕，甚则心前区疼痛。

【拔罐部位】

(1) 背部：心俞、膈俞。

(2) 胸部：膻中。

(3) 上肢部：内关、神门。

(4) 下肢部：足三里。

反流性食管炎

反流性食管炎系指胃肠内容物反流到食管内而引起的食管黏膜炎性疾病。临床表现为上腹部或胸骨后烧灼感或疼痛，常发生于餐后平卧或躯干前屈、剧烈运动时，仰卧与倒卧时加重，直立或服制酸剂可缓解。反流较重的常有酸性物或苦味内容物溢入咽部及口腔。重症患者可出现间歇性，甚至持续性吞咽困难和呕吐。

【拔罐部位】

(1) 背部：膏肓、心俞、膈俞、肝俞、胃俞。

(2) 胸部：华盖、紫宫、玉堂、膻中。

(3) 腹部：梁门、关门、太乙、滑肉门、上脘、中脘、建里、下脘。

(4) 下肢部：足三里、三阴交。

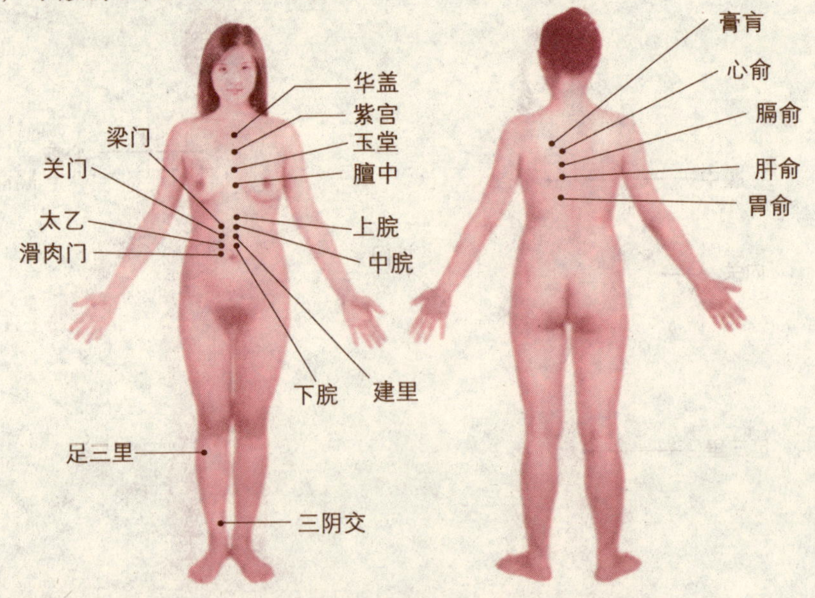

背部、胸部、腹部，酌情各选取 3~4 个穴位拔罐。

急性胃炎

急性胃炎是由各种不同因素引起的胃黏膜，甚至胃壁的急性炎症，伴有肠炎者又称胃肠炎。多因饮食不慎引起，多发生于夏秋季，起病急骤，表现为恶心、呕吐、上腹部不适或疼痛、食欲减退等，常伴有肠炎、腹泻，日达数次乃至十数次，粪便一般呈水样，有恶臭，少数含有黏液。严重患者可有发热、脱水，甚至电解质紊乱、酸中毒和休克。

【拔罐部位】

(1) 颈部：大椎。

(2) 腹部：中脘、天枢、关元。

(3) 上肢部：内关。

(4) 下肢部：足三里、解溪。

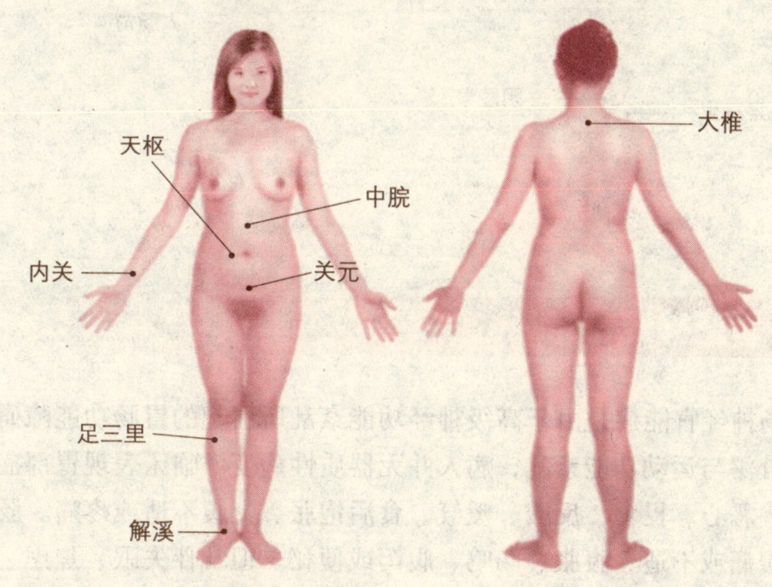

慢性胃炎

慢性胃炎为胃黏膜非特异性慢性炎症。临床表现多无特异性症状，一般有阵发性或持续性上腹部不适、胀痛或烧灼感，及持久的轻度恶心、食欲不振、口苦、进食易饱、呕吐等症状。常反复发作，以 20～40 岁的男性多见。

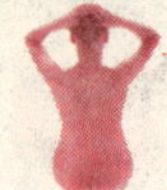

但萎缩性胃炎则以40岁以上为多见。本病为临床常见病、多发病之一。

【拔罐部位】

(1) 背部：膈俞、肝俞、胆俞、脾俞、胃俞、三焦俞、肾俞、气海俞、大肠俞。

(2) 腹部：中脘、天枢。

(3) 下肢部：足三里、阴陵泉。

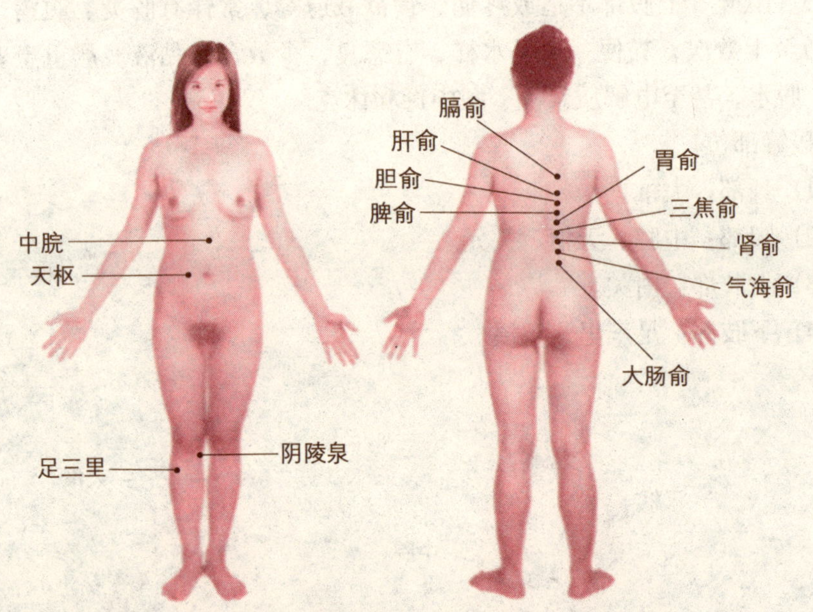

胃肠神经官能症

胃肠神经官能症是由于高级神经功能紊乱所引起的胃肠功能障碍，主要为肠胃分泌与运动功能紊乱，病人并无器质性病变。临床表现胃部症状如出现呕吐、恶心、畏食、反酸、嗳气、食后饱胀、上腹不适或疼痛。肠部症状如出现腹痛或不适、腹胀、肠鸣、腹泻或便秘。但常伴失眠、焦虑、精神失常、头痛等其他功能性症状。该病多见于青壮年，且女性高于男性。

【拔罐部位】

(1) 头部：风池。

(2) 背部：脾俞、胃俞。

(3) 胸腹部：缺盆、屋翳、期门、梁门、章门、滑肉门。

(4) 下肢部：足三里。

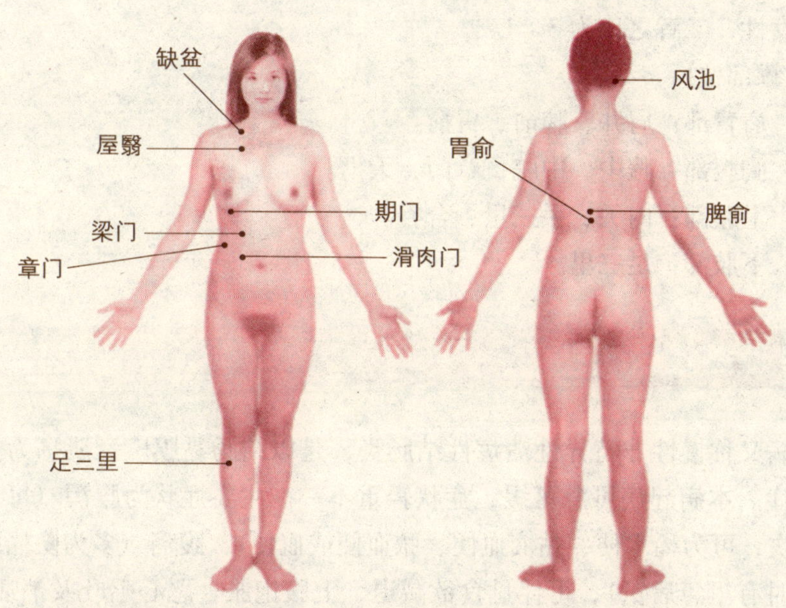

胃与十二指肠溃疡病

胃与十二指肠溃疡病统称为消化性溃疡。临床以慢性反复发作性上腹部疼痛为特点。胃溃疡多在饭后痛，而十二指肠溃疡则多在空腹时痛。腹痛性质多为隐痛、烧灼样痛、钝痛、饥饿痛或剧痛，同时还可伴有嗳气、反酸、流涎、恶心、呕吐等症状。本病可发生于任何年龄，但以青壮年为多，且男

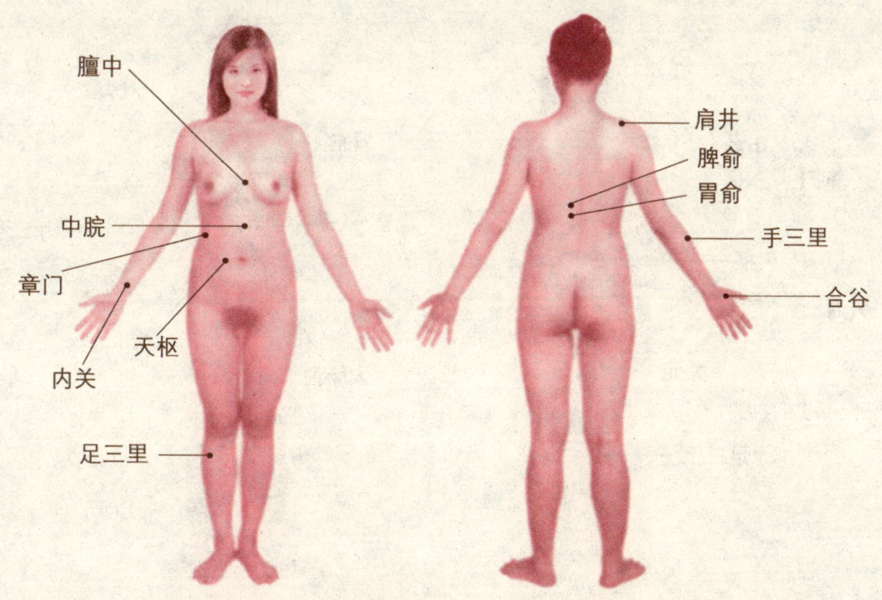

性多于女性，二者之比为3∶1。

【拔罐部位】

(1) 肩背部：肩井、脾俞、胃俞。

(2) 胸腹部：膻中、中脘、章门、天枢。

(3) 上肢部：内关、手三里、合谷。

(4) 下肢部：足三里。

溃疡性结肠炎

本病又称慢性非特异性溃疡性结肠炎，是以结肠黏膜广泛溃疡为主症的结肠炎症。本病起病可急可缓，症状轻重不一。主要症状为腹泻（每日数次到十数次，可为稀水便、黏液血便、脓血便或血便），腹痛（多为隐痛或下腹绞痛，时有里急后重），可伴见食欲减退、上腹饱胀、恶心呕吐及消瘦贫血、失水、急性期发热等全身症状。该病可发生于任何年龄，但以青壮年为多。

【拔罐部位】

(1) 腰背部：脾俞、肾俞、命门、志室、大肠俞。

(2) 腹部：中脘、章门、天枢、气海、关元。

(3) 上肢部：手三里、合谷。

(4) 下肢部：足三里。

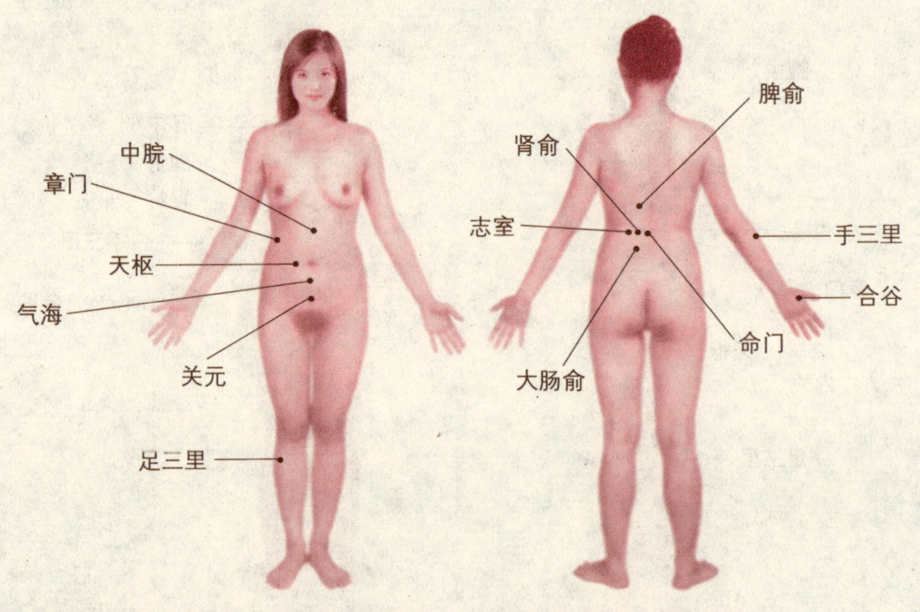

慢性胰腺炎

慢性胰腺炎是指胰腺组织反复发作性或持续性炎性病变。早期仅见上腹部不适、食欲不振、阵发性上腹部痛，放射到上腰区，食后加重，身体坐位前屈时减轻。疼痛呈持续性，常伴有恶心、呕吐、脂肪泻，或有持续性、间歇性黄疸，或发热，或呕血，久病以后可消瘦、衰弱及营养不良。本病男性发病多于女性。

【拔罐部位】

(1) 背腰部：肝俞、脾俞、筋缩、脊中、魂门、意舍。

(2) 腹部：中脘、天枢。

(3) 下肢部：足三里、丰隆、丘墟。

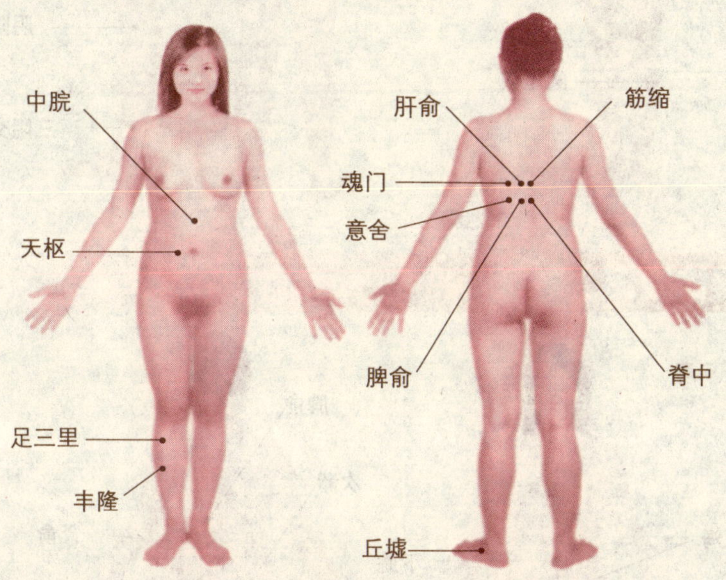

慢性阑尾炎

慢性阑尾炎是指因阑尾壁纤维组织增多，管腔部分狭窄或闭合，周围粘连等病理变化引起的慢性炎症性疾病。其临床表现以反复发作的右下腹疼痛伴有恶心、腹胀、腹泻、便秘等消化系统症状为特征。

【拔罐部位】

(1) 背部：大肠俞、关元俞、次髎。

(2) 腹部：大横、天枢。

(3) 上肢部：合谷。

(4) 下肢部：足三里、阑尾穴（为经外奇穴，在足三里穴下 1.5 ~ 2 寸压痛最明显处)、阴陵泉、三阴交。

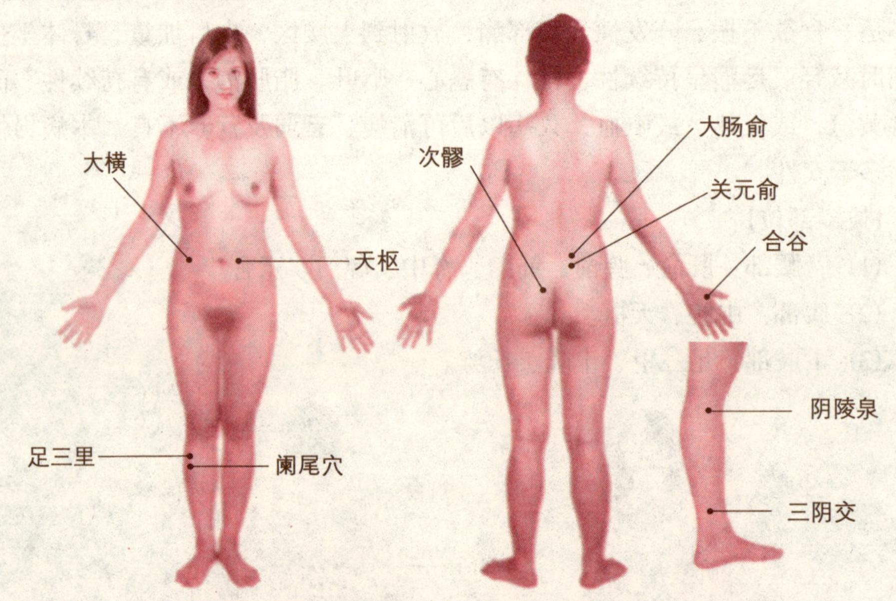

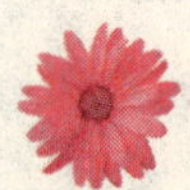

慢性腹泻

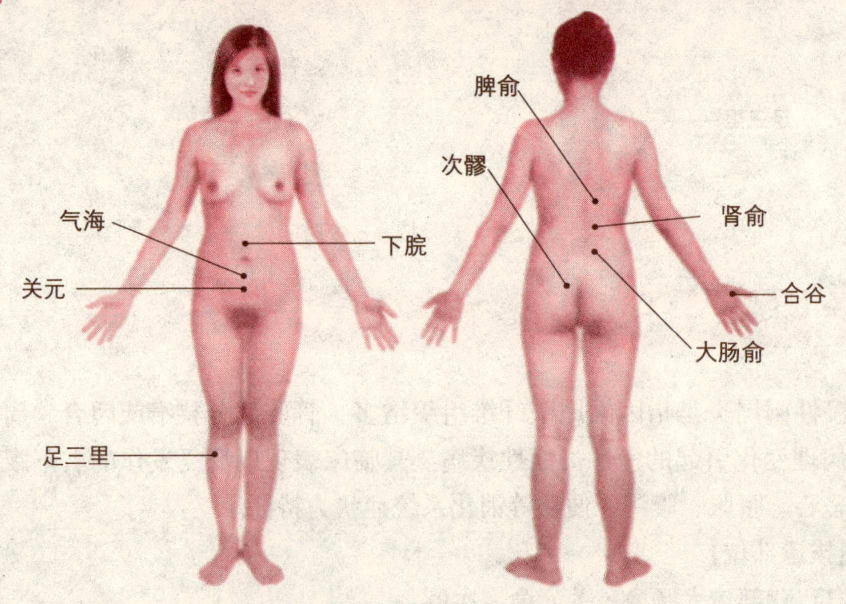

慢性腹泻是临床消化系统常见疾病，以排便次数增多、粪便稀薄为主要临床表现。持续或反复超过2个月者，称慢性腹泻。

【拔罐部位】

(1) 腰背部：脾俞、肾俞、大肠俞、次髎。

(2) 胸腹部：下脘、气海、关元。

(3) 下肢部：足三里。

便　秘

便秘是指大便秘结，排便时间延长，或虽有便意，但排便困难。

【拔罐部位】

(1) 背部：脾俞、胃俞、肾俞、大肠俞、八髎。

(2) 腹部：中脘、天枢、大横、关元。

(3) 下肢部：足三里。

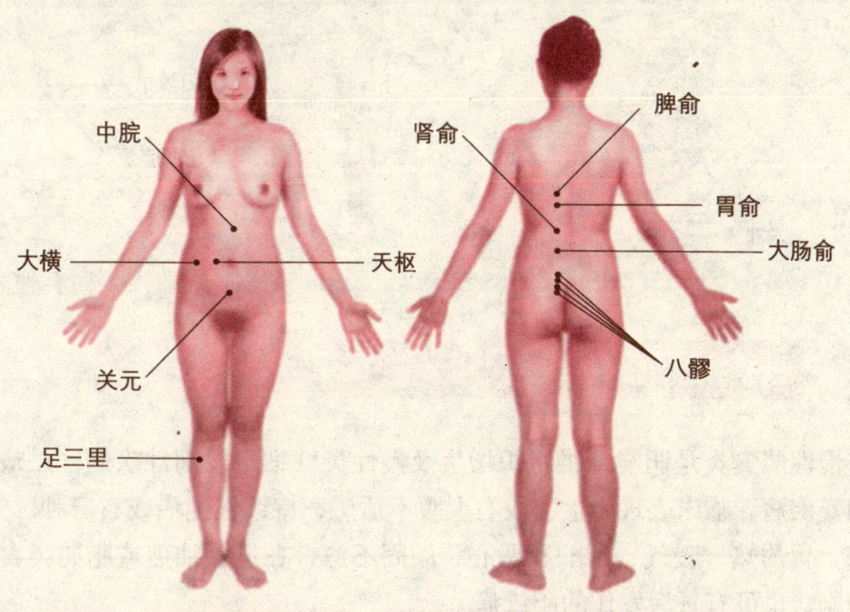

胆道系统感染和胆石症

胆道系统感染包括急、慢性胆囊炎、胆管炎等。胆石症包括胆囊内、胆总管、肝内胆管结石等。多发于青壮年，女性多于男性。胆系感染属急性者临床表现为寒战高热、右上腹痛，呈持续性阵发性加重，黄疸、胆囊区触痛，或伴反跳痛，或伴消化不良症状。属慢性者右上腹常呈隐痛或钝痛，餐后尤甚。胆石症临床可无症状，但如嵌顿于胆道则可见胆绞痛、阻塞性黄疸，或出现胆道感染症状。痛剧时常伴恶心、呕吐和饮食减少。

【拔罐部位】

(1) 背部：肝俞、胆俞。

(2) 胸胁部：期门、日月。

(3) 下肢部：阳陵泉、胆囊、太冲。

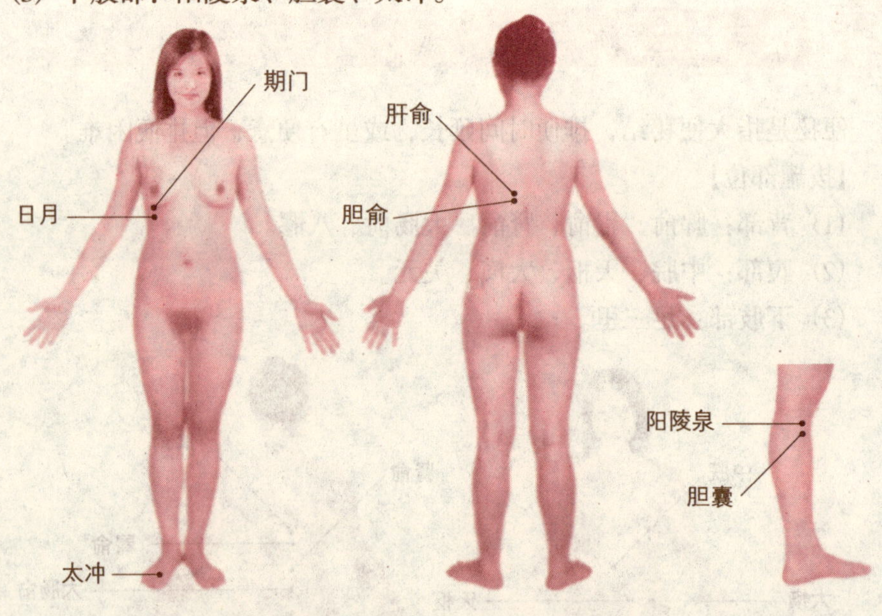

慢性胆囊炎

慢性胆囊炎是胆囊纤维组织增生及慢性炎性细胞浸润性疾病，是最常见的胆囊疾病。临床表现为上腹或右上腹不适感，持续性钝痛或右肩胛区疼痛、腹胀、胃灼热、嗳气、反酸和恶心，顽固不愈，在进食油煎或脂肪类食物后可加剧，也可有餐后发作的胆绞痛。

【拔罐部位】

(1) 背部：曲垣、膈俞、肝俞、胆俞。

(2) 胸腹部：日月、梁门、太乙、章门。

(3) 下肢部：足三里、胆囊（为经外奇穴，位于阳陵泉穴直下 2 寸左右之压痛最明显处）。

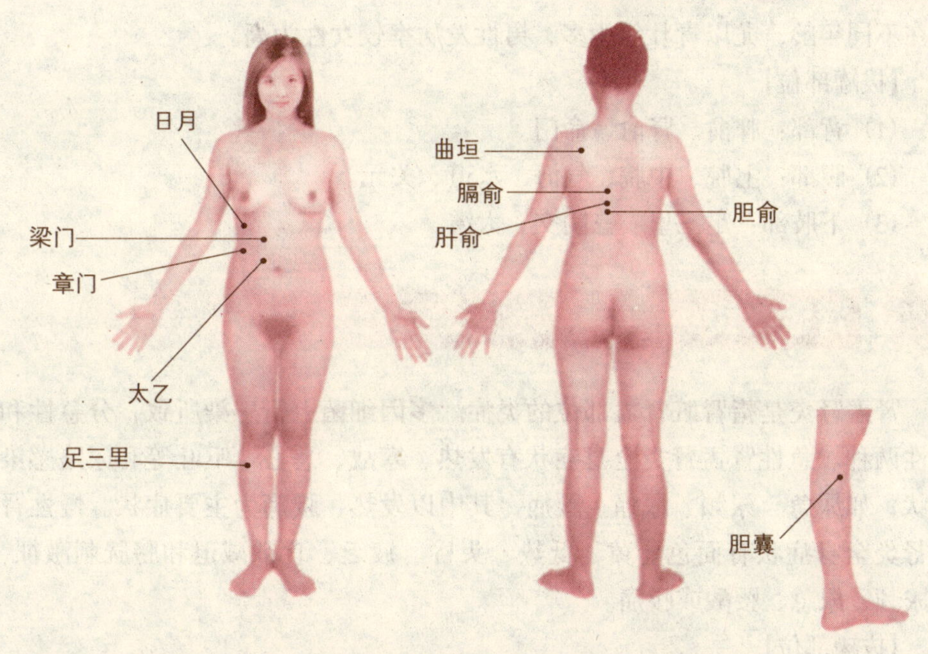

慢性肾小球肾炎

慢性肾小球肾炎简称慢性肾炎。是由多种病因引起的原发于肾小球的慢性炎症性疾病。临床上以尿异常改变（蛋白尿、血尿及管型尿）、水肿、高血压及肾功能损害等为其特征。病程迁延，晚期可出现肾功能衰竭。本病可发

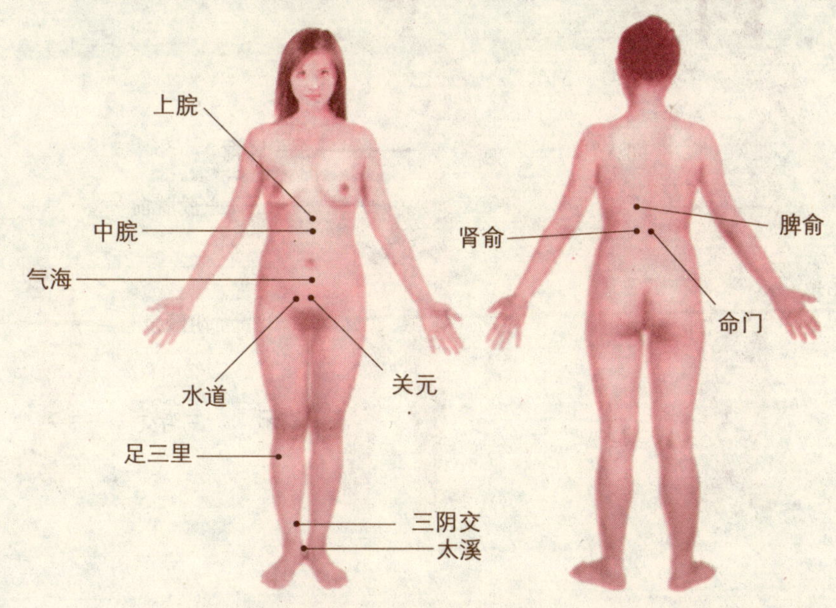

生在不同年龄，尤以青壮年为多，男性发病率较女性为高。

【拔罐部位】

(1) 背部：脾俞、肾俞、命门。

(2) 腹部：上脘、中脘、气海、水道、关元。

(3) 下肢部：足三里、三阴交、太溪。

肾盂肾炎

肾盂肾炎是指肾脏肾盂部位的炎症。多因细菌上行感染所致，分急性和慢性两种。急性肾盂肾炎全身症状有发热、寒战、恶心、呕吐等和尿路感染症状，如尿急、尿频、尿痛、腰痛，其中以发热、腰痛为主要症状。慢性肾盂肾炎全身症状有面色萎黄、低热、头昏、疲乏、食欲减退和膀胱刺激征，如尿频、尿急、腰酸或腰痛。

【拔罐部位】

(1) 背部：肾俞、膀胱俞。

(2) 腹部：中极。

(3) 下肢部：委阳、阴陵泉、三阴交、太溪。

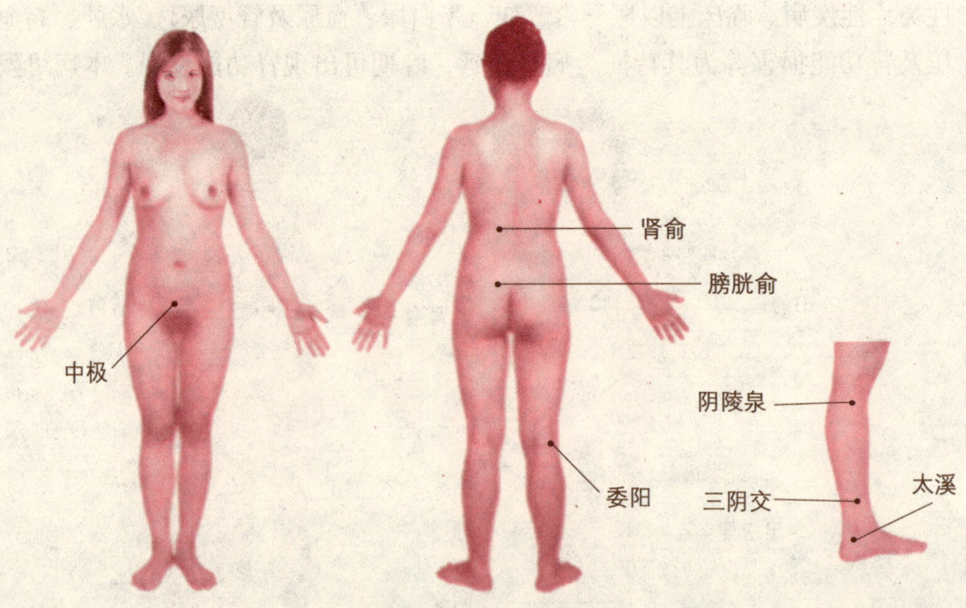

尿潴留

尿潴留系指尿液留滞膀胱，不能随意排出的疾病，是泌尿系统常见的疾患。患者自觉尿意强烈，但不得排出，或仅能排出极少量尿液而不能完全排空。下腹部胀满疼痛，兼见精神紧张、烦躁不安等症状。

【拔罐部位】

(1) 背部：命门、上髎、次髎、膀胱俞。

(2) 腹部：关元、中极。

(3) 下肢部：阴陵泉、三阴交、太溪。

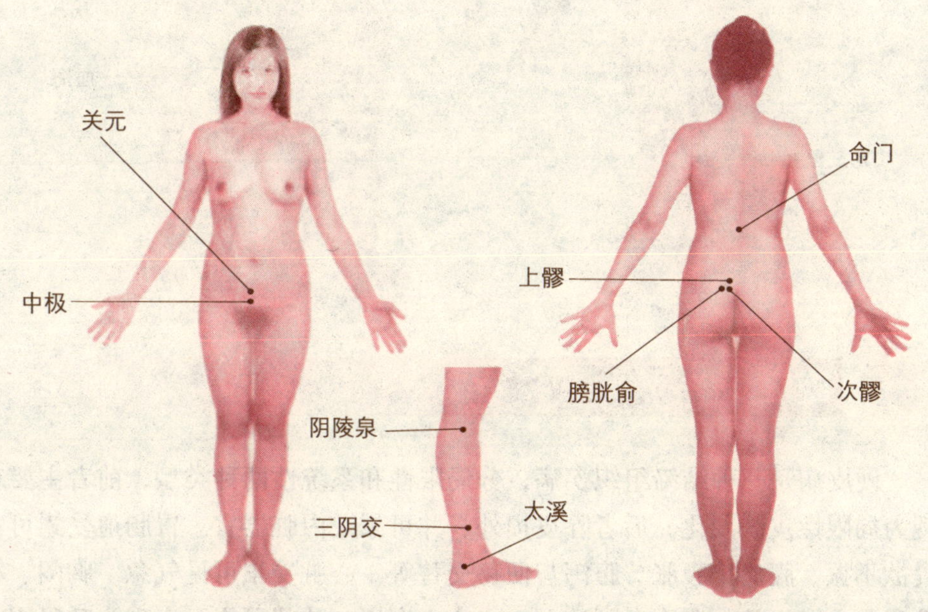

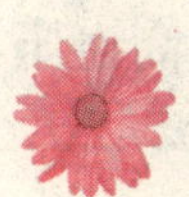

再生障碍性贫血

再生障碍性贫血是由多种原因引起的骨髓干细胞、造血微环境损伤以及免疫机制改变，导致骨髓造血功能衰竭，出现以全血细胞减少为主要表现的疾病。急性型发病多急骤，常以贫血或出血为发病表现，除皮肤、黏膜出血外，常有内脏出血，如便血、吐血、尿血、子宫出血、眼底出血等。慢性型发病多缓慢，常以贫血为发病表现，出血较轻，常见于皮肤黏膜和齿龈出血。

【拔罐部位】

⑴ 背部：心俞、膏肓、脾俞、肾俞。

⑵ 胸腹部：膻中、气海。

⑶ 下肢部：血海、足三里。

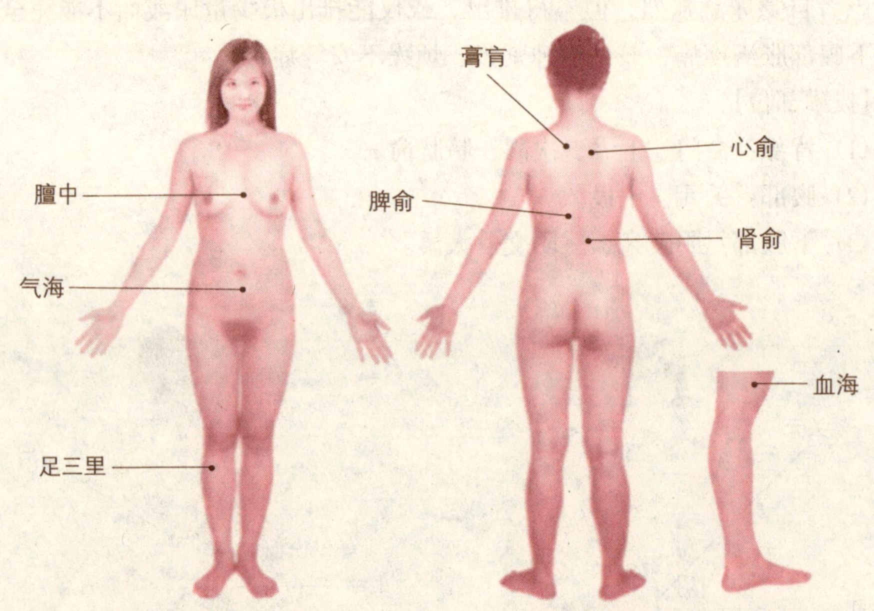

硬皮病

硬皮病是一种结缔组织疾病，分局限性和系统性两种类型，前者主要表现为局限性皮肤硬化，后者除皮损外，并可累及内脏器官。胃肠道受累可有食欲不振、腹痛、腹胀、腹泻与便秘交替等。心脏受累可见气急、胸闷、心绞痛及心律失常，严重者可致左心或全心衰竭。肺部受累可表现为呼吸困难和中度咳嗽。肾脏受累可发生硬化性肾小球肾炎，出现慢性蛋白尿、高血压等。

【拔罐部位】

⑴ 背部：大椎、肺俞、膈俞、脾俞、命门、肾俞。

⑵ 腹部：气海、关元。

⑶ 下肢部：足三里。

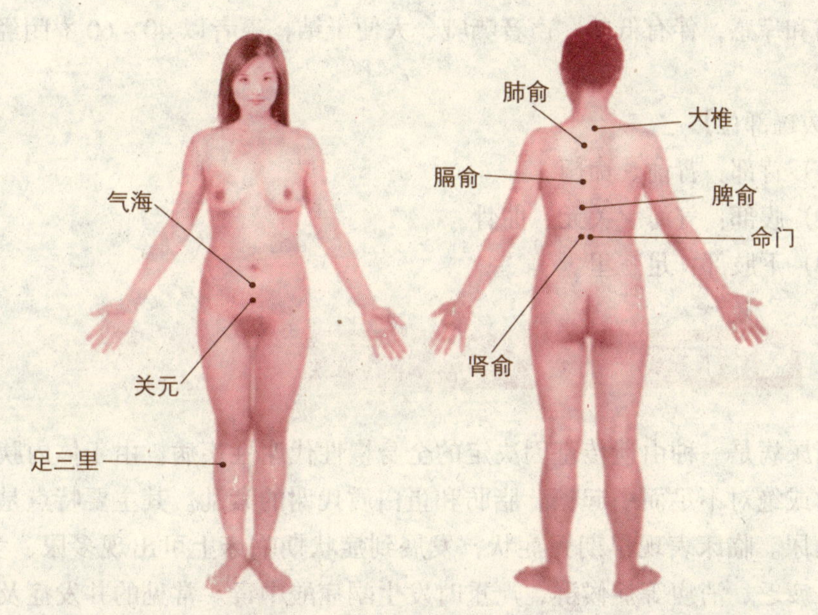

干燥综合征

干燥综合征为一种慢性炎症性自身免疫性疾病，主要侵犯唾液腺和泪腺。女性患者占绝大多数，大多发病于40岁以后。临床以眼干（干燥性角膜结膜炎）、口腔干燥为主要表现特点。临床表现为眼睛干涩，少泪或无泪，口鼻干燥，甚至吞咽困难，阴道干涩、腮腺反复肿胀、关节游走性疼痛、皮肤干燥，

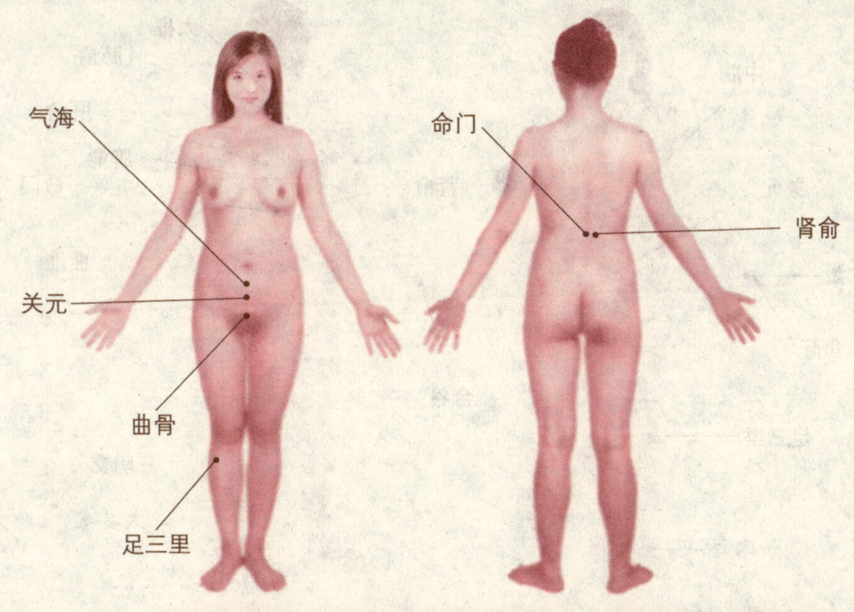

有鳞屑和痒感，伴有低热、声音嘶哑、大便干结，患者以40~60岁闭经的女性为主。

【拔罐部位】

(1) 背部：肾俞、命门。

(2) 腹部：气海、关元、曲骨。

(3) 下肢部：足三里。

糖尿病

糖尿病是一种由遗传基因决定的全身慢性代谢性疾病。由于体内胰岛素的相对或绝对不足而引起糖、脂肪和蛋白质代谢的紊乱。其主要特点是高血糖及糖尿。临床表现早期无症状，发展到症状期临床上可出现多尿、多饮、多食、疲乏、消瘦等症候群，严重时发生酮症酸中毒。常见的并发症及伴随症有急性感染、肺结核、动脉粥样硬化、肾和视网膜等部位的微血管病变等。

【拔罐部位】

(1) 背部：大椎、肺俞、肝俞、脾俞、肾俞、命门。

(2) 腹部：中脘、关元。

(3) 上肢部：太渊、鱼际、曲池、合谷。

(4) 下肢部：足三里、三阴交、内庭、太溪、太冲。

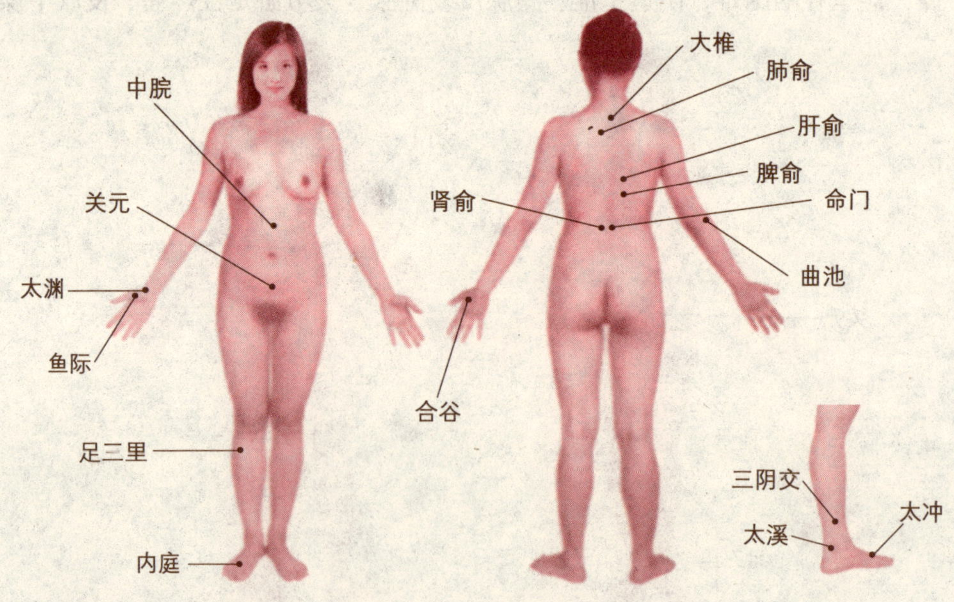

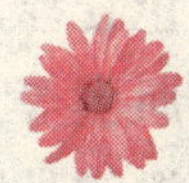

肥胖症

肥胖症又称肥胖病。成人标准体重（千克）=［身高（厘米）-100］×0.9。实测体重超过标准体重10%～19%者为超重；超过20%者为肥胖；超过20%～30%者为轻度肥胖，超过30%～50%者为中度肥胖，超过50%者为重度肥胖。临床表现有易疲乏无力、气短、嗜睡。易发生心脏扩大、心力衰竭。或出现食欲亢进，容易饥饿，或出现闭经、阳痿、不育等性功能异常。易腰背痛、关节痛、怕热、多汗等。

【拔罐部位】

(1) 背部：夹脊（为经外奇穴，位于第一胸椎至第五腰椎，各椎棘突下旁开0.5寸）。

(2) 腹部：天枢、大横、气海、关元。

(3) 下肢部：梁丘、足三里、丰隆、血海、公孙。

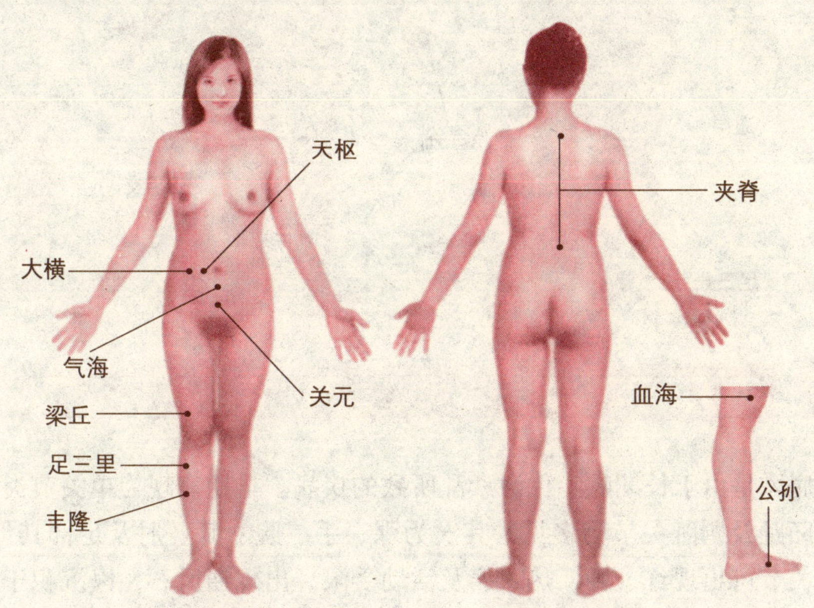

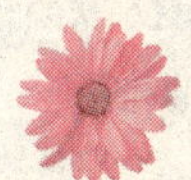

高脂血症

血脂是血浆或血清中脂类的统称，包括许多脂溶性物质，其主要成分为胆固醇、三酰甘油、磷脂、游离脂肪酸等。血中脂类含量超过正常称为高脂血症，又称高脂蛋白血症。临床可出现黄色瘤，在皮肤、黏膜出现黄色丘疹称为疹型黄瘤；发生于眼睑部称为黄色斑；发生于手肘、跟肌腱、膝肌腱等处称为肌腱黄色瘤；发生于皮肤受压部，如膝、肘、臀部，手指手掌褶皱处称皮下结节黄色瘤。

【拔罐部位】

(1) 背部：肺俞、厥阴俞、心俞、督俞。

(2) 上肢部：郄门、间使、内关、通里、曲池、合谷。

(3) 下肢部：足三里、三阴交、公孙。

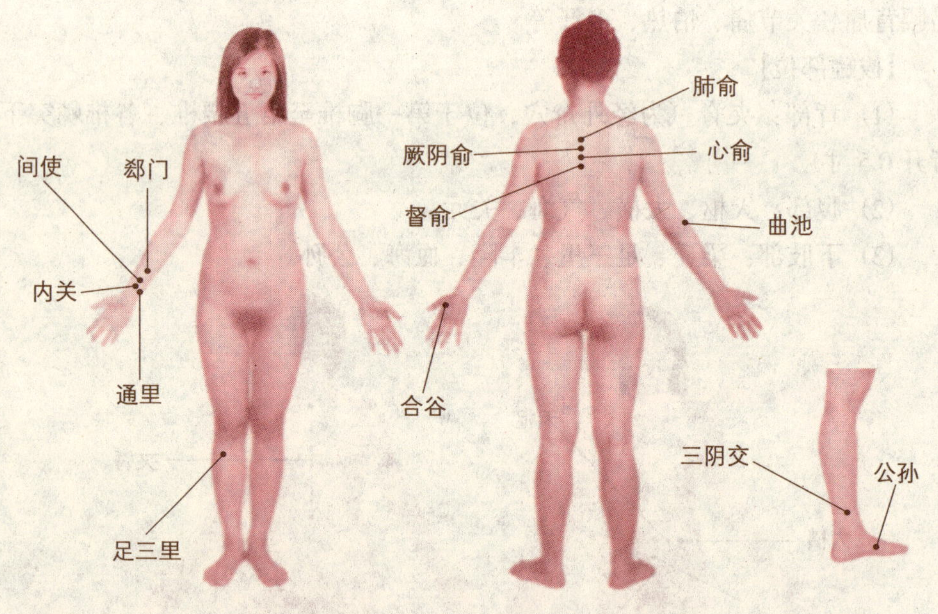

痛　风

痛风是由于长期嘌呤代谢紊乱所致的疾病。早期表现为单关节炎症，以第一跖趾及踇趾关节为多见，其次为踝、手、腕、膝、肘及足部其他关节。受累关节可出现红、肿、热、痛及活动受限。出现痛风石，以沉积于关节和肾脏较为多见，在皮下结缔组织处的痛风石常形成黄白色赘生物，一般以外耳的耳轮，跖趾、指间和掌指关节等处的痛风石易被发现。关节出现肥大、畸形、强硬及活动受限。常并发肾结石、伴肾绞痛、血尿。

【拔罐部位】

(1) 背部：肝俞、脾俞、三焦俞、肾俞。

⑵ 上肢部：肩髎、肩贞、曲池、手三里、外关、阳池、合谷。

⑶ 下肢部：膝眼、中封、解溪。

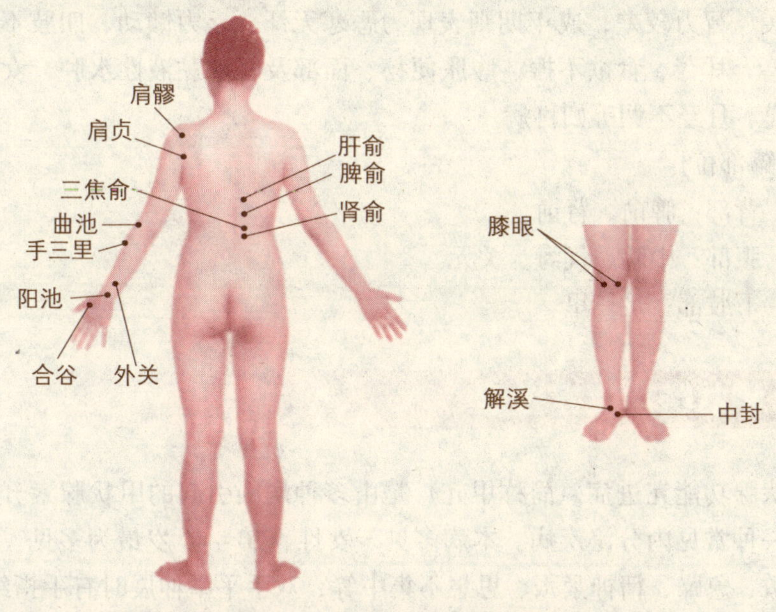

甲状腺功能减退症

甲状腺功能减退症（简称甲减）是甲状腺合成或分泌甲状腺素受阻引起的疾病，是一种常见病、多发病。本病的主要症状在婴幼儿期表现为生长发

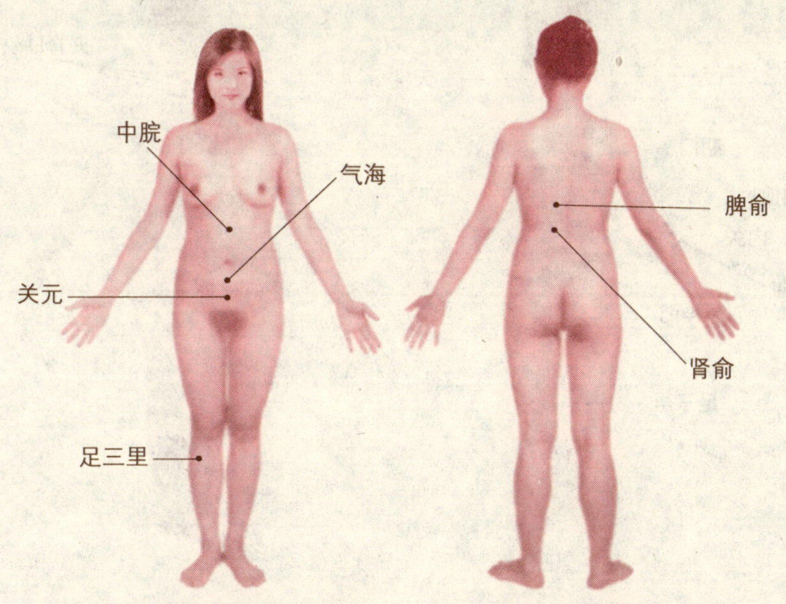

育迟缓，起坐、行走、语言开始较晚，乳齿发生也迟，体温偏低，少哭笑，反应迟钝，前囟门迟闭，口角流涎，精神呆滞，脸苍白或浮肿等；幼年期发育仍迟缓、智力较差；成年期则表现为恶寒无汗、乏力懒动、四肢不温、健忘、耳鸣、耳聋、食欲不振、腹胀便秘、面部及胫前黏液性水肿，女性出现性欲淡漠、月经不调等妇科病。

【拔罐部位】

(1) 背部：脾俞、肾俞。

(2) 腹部：中脘、气海、关元。

(3) 下肢部：足三里。

甲状腺功能亢进症

甲状腺功能亢进症（简称甲亢）是由多种病因引起的甲状腺素分泌过多所致的一种常见内分泌疾病。本病多见于女性，20～40岁最为多见。表现为神经过敏、急躁、精神紧张、思想不集中等，双手平举伸展时有手指细震颤、腱反射亢进，食欲亢进、多食善饥、体重减轻、乏力，甲状腺肿大、突眼、目光有神，心悸、心动过速、收缩压增高、舒张压降低、阳痿、闭经、肌肉无力或萎缩等。

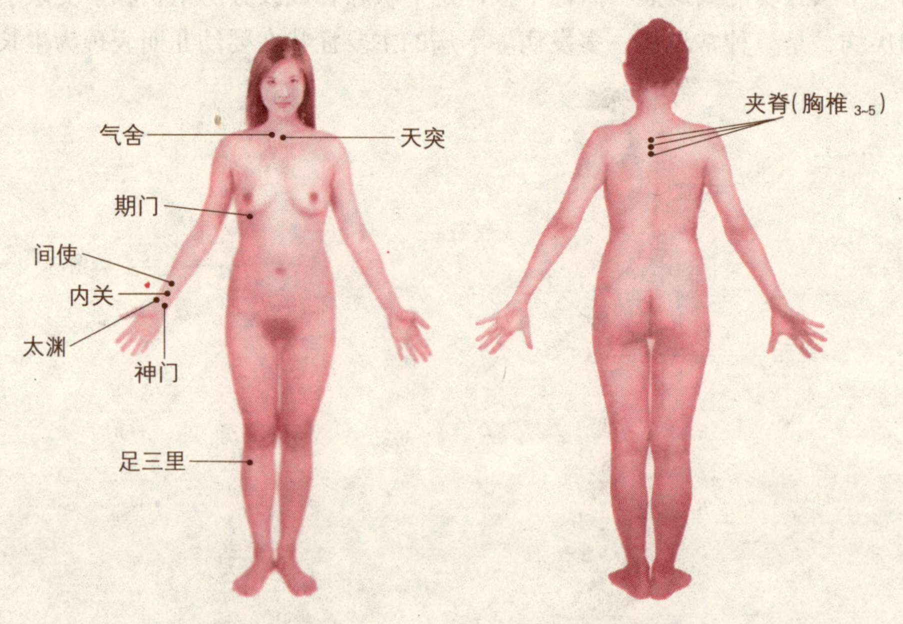

【拔罐部位】

(1) 背部：夹脊。

(2) 胸腹部：气舍、天突、期门。

(3) 上肢部：间使、内关、神门、太渊。

(4) 下肢部：足三里。

脑血管意外后遗症

脑血管意外后遗症是脑出血、脑血栓形成、脑梗死、蛛网膜下腔出血等度过急性期后，出现肢体功能障碍、言语障碍、疼痛等症候群。本病以一侧上下肢瘫痪无力、口眼㖞斜、舌强语蹇为主证，兼见口角流涎，吞咽困难等表现。本病多发生在中年以上，尤其多见于高血压和动脉硬化患者。

【拔罐部位】

(1) 头面部：太阳、印堂、颧髎、下关、颊车。

(2) 背部：天宗、膈俞、肝俞、胆俞、肾俞。

(3) 上肢部：尺泽、曲池、手三里。

(4) 下肢部：环跳、风市、阳陵泉、委中、承山、伏兔、膝眼（为经外奇穴，位于膝关节伸侧面，髌韧带两侧的凹陷中）、解溪。

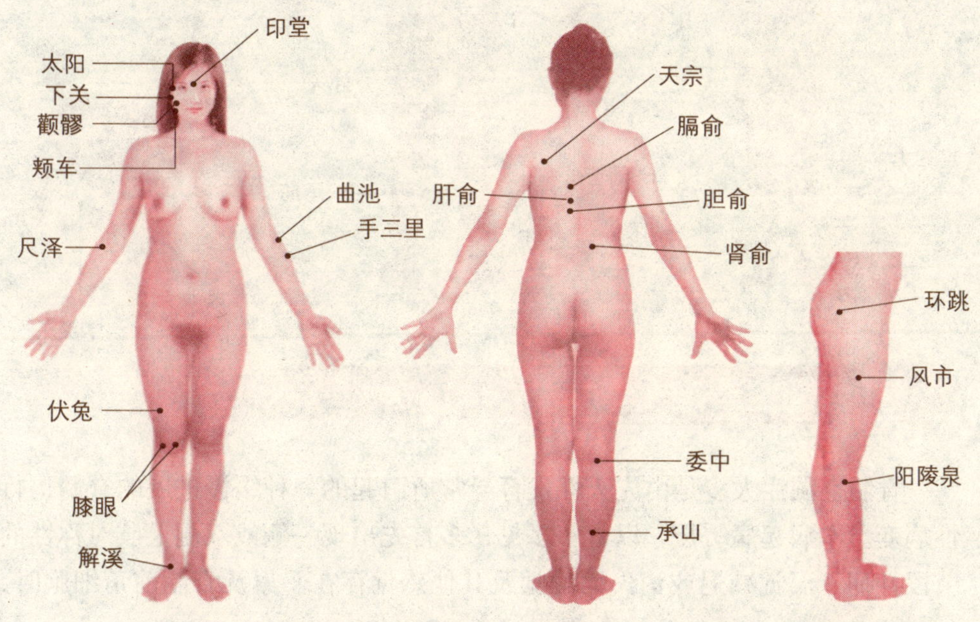

帕金森病

帕金森病旧称震颤麻痹，是以肌张力增强和震颤为特征的锥体外系病变。一般将原因不明者称为帕金森病，查明原因者则根据其原因命名为综合征。帕金森病发病年龄多在40岁以上，男多于女。其基本症状包括震颤、肌强直、运动减少或运动消失以及位置和平衡紊乱；继发或伴发症状有发音障碍、痴呆、抑郁症、口涎过多等。

【拔罐部位】

(1) 头颈部：下关、风池。

(2) 上肢部：曲池、外关、合谷。

(3) 下肢部：足三里、阳陵泉、三阴交、承筋。

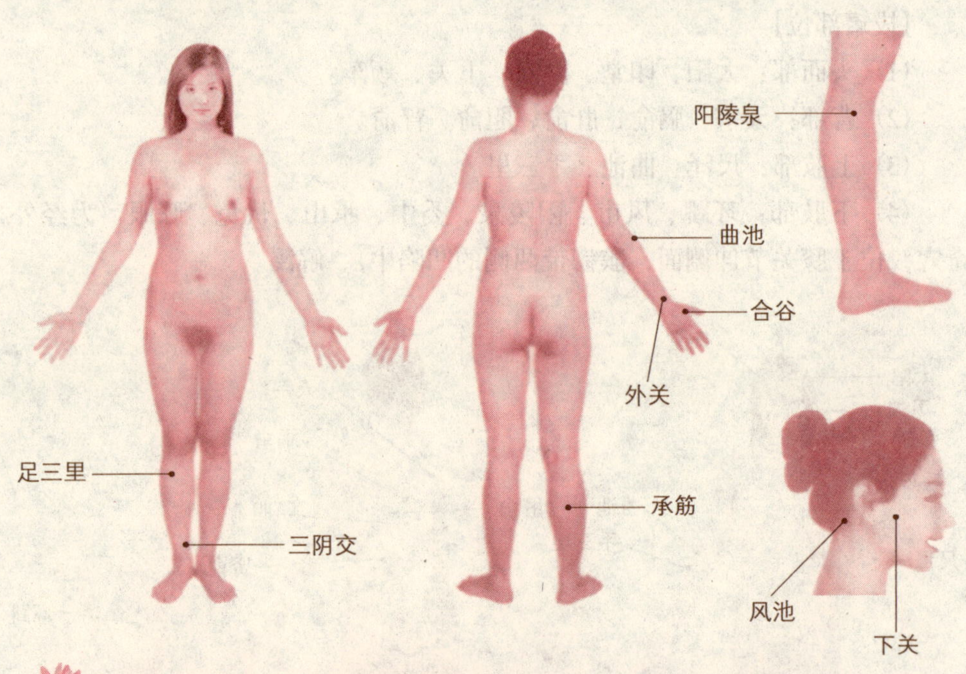

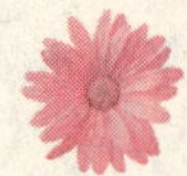

脊髓空洞症

脊髓空洞症大多是由先天性发育异常所引起的一种缓慢进展的脊髓退行性病变。本病起病缓慢，以青年多见，多首先出现一侧或双侧上肢对称性的节段性痛、温觉减退或消失而触觉及其他感觉存在。累及脊髓前角细胞时，则出现患肢无力、肌肉萎缩和肌束颤动。累及侧角细胞时，可使患肢出汗异常、皮肤、指甲过度角化等。病变累及延髓可出现由口、鼻呈同心圆形扩展的疼痛、温觉障碍、咽瘫、舌瘫。常并发其他先天畸形，如颈肋、脊柱畸形，弓形足及扁平颅底等。

【拔罐部位】

(1) 背部：脾俞、肝俞、肾俞、命门。

(2) 上肢部：肩髃、曲池、手三里、外关、内关、合谷、大陵、劳宫、少府。

(3) 下肢部：足三里。

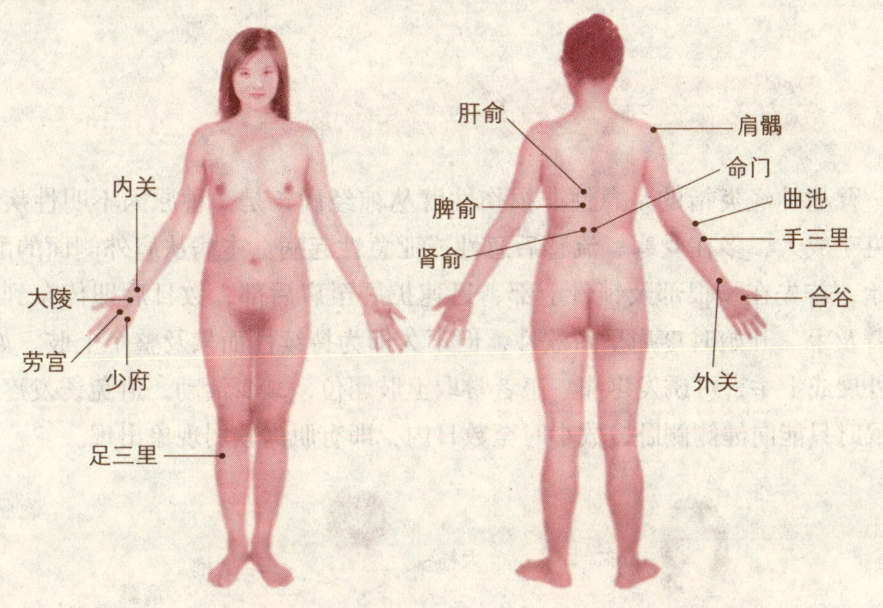

面神经炎

临床通常呈急性起病，病前多有受风寒或上感病史，往往在晨起洗漱时发现口角漏水，或进食时，食物存积于齿龈间，闭眼、皱眉不能，同侧耳后、耳内、乳突区或面部轻度疼痛，面部有木僵感及出汗减少。或有病侧舌前2/3味觉障碍，或有病侧的泪液分泌减少，病侧面部的出汗障碍。

【拔罐部位】

(1) 头颈部：翳风、阳白、四白、地仓、迎香、攒竹。

(2) 上肢部：曲池、外关、合谷。

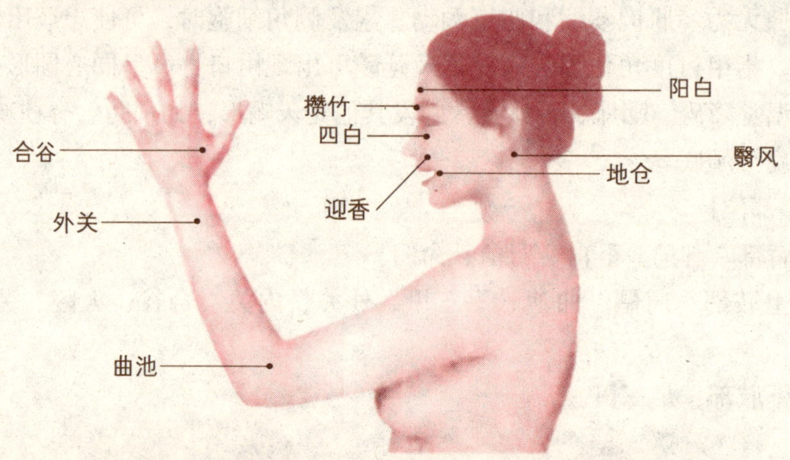

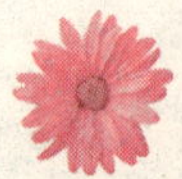

臂丛神经炎

臂丛神经炎指的是急性非损伤性臂丛神经病，是一种原因不明性疾病。常见于成人，多在受寒、流感后急性或亚急性起病。本病从肩外侧面的酸痛开始，首先在颈根部及锁骨上部，迅速扩展至肩后部，数日后即传布到臂、前臂及手。开始时疼痛呈间歇性，但不久即为持续性而累及整个上肢。如上肢外展或上举，可诱发疼痛。患者常取上肢屈位，减少活动，避免诱发疼痛，睡眠时只能向健侧侧卧，数小时至数日内，即有肌肉软弱现象出现。

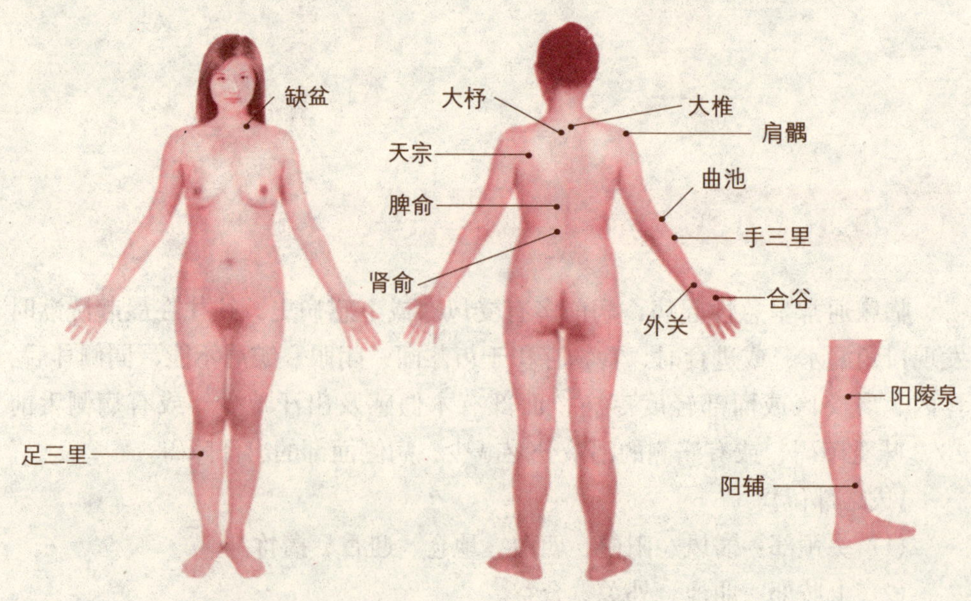

【拔罐部位】

(1) 肩背部：大椎、大杼、缺盆、天宗、脾俞、肾俞。

(2) 上肢部：肩髃、曲池、手三里、外关、合谷。

(3) 下肢部：足三里、阳陵泉、阳辅。

周围神经炎

周围神经炎系指由于中毒、感染后或变态反应等所引起的多数周围神经同时发病，临床上表现为多发性或单一性的周围神经麻痹，对称性或非对称性的肢体远端感觉障碍，弛缓性瘫痪及自主神经功能障碍的疾病。任何年龄均可发病，以青壮年发病较多。本病可以急性、亚急性、慢性起病。病初四肢远端麻木或自发性疼痛，且呈烧灼样、刀割样疼痛，也可有疼痛过敏或蚁行感等感觉异常。站立或行走时足底有针刺感。亦有四肢无力、肌肉松弛或萎缩等症状。

【拔罐部位】

(1) 背部：肝俞、脾俞。

(2) 上肢部：曲池、外关、合谷。

(3) 下肢部：足三里、承山、悬钟、解溪。

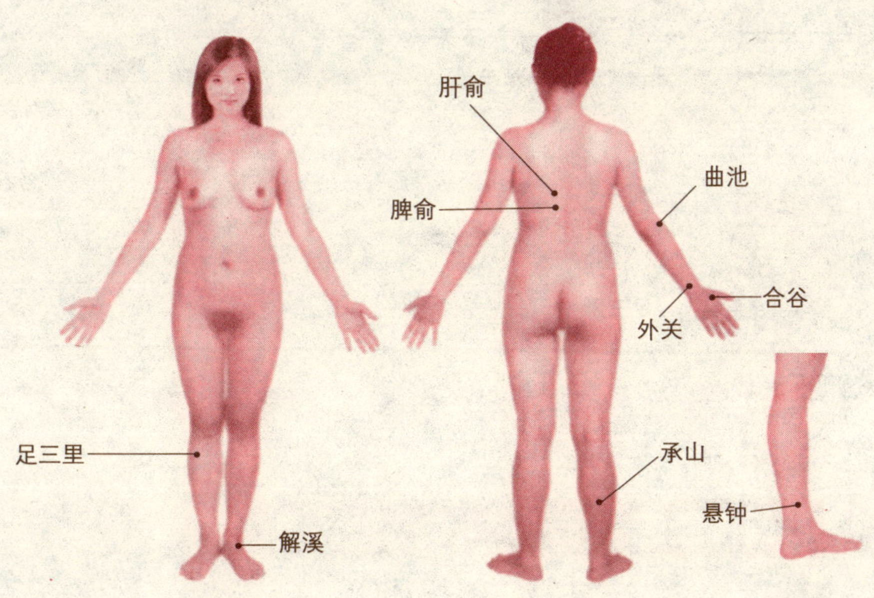

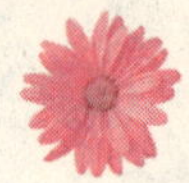

三叉神经痛

三叉神经痛是一种病因尚未明了的神经系统常见疾患。多发生于40岁以上的中老年人，大多数为单侧性，少数为双侧性。症状特点是三叉神经分布区出现撕裂样、通电样、切割样、针刺样或犹如拔牙样疼痛，疼痛发生急骤、剧烈，有无痛间歇，间歇期长短不定，短者仅数秒、数分钟，或数小时乃至数日，长者可达数年，突然发作，突然停止。每次发作十几秒至1~2分钟，咀嚼运动、刷牙、洗脸、谈话，甚至张嘴等均可诱发。

【拔罐部位】

(1) 头部：太阳、阳白、鱼腰（为经外奇穴，位于眉毛中点)、颊车、四白、下关。

(2) 颈背部：风池、风门。

(3) 上肢部：外关、合谷。

(4) 下肢部：足三里、太冲、内庭。

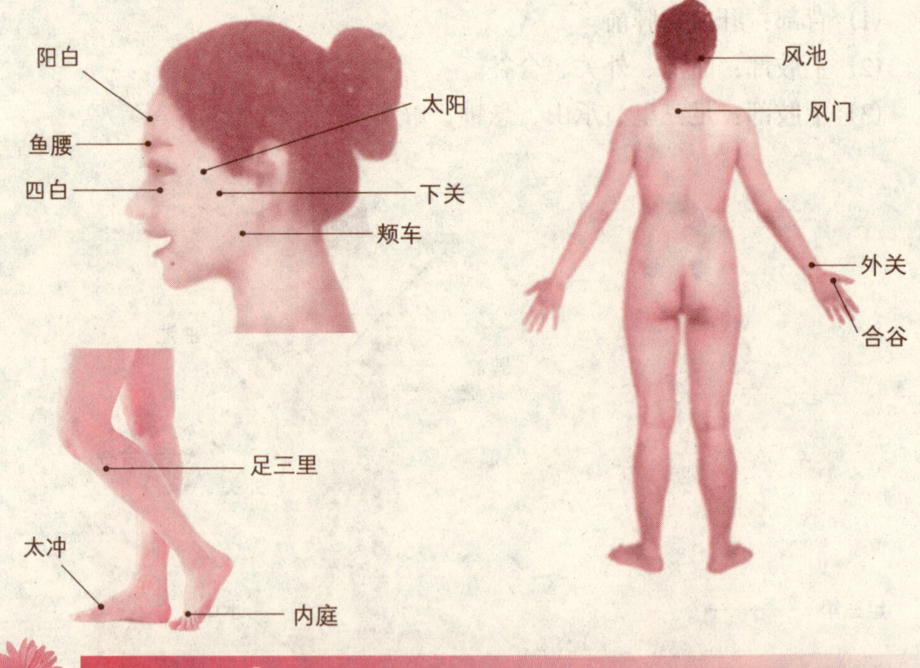

肋间神经痛

肋间神经痛是指循着肋神经径路出现的疼痛性疾病。由于疼痛多继发于肋间神经炎症，所以又有“肋间神经炎”的别名。临床表现为在一个或几个肋间隙出现阵发性剧痛（针刺样或刀割样疼痛），呈带状分布，有的可放射到背部及肩部，在咳嗽、喷嚏或深吸气时可诱发或加剧疼痛。相应的皮肤有感觉过敏及肋骨缘压痛。

【拔罐部位】

(1) 背部：膈俞、肝俞、胆俞。

(2) 胸部：膻中、中府。

(3) 上肢部：尺泽、鱼际。

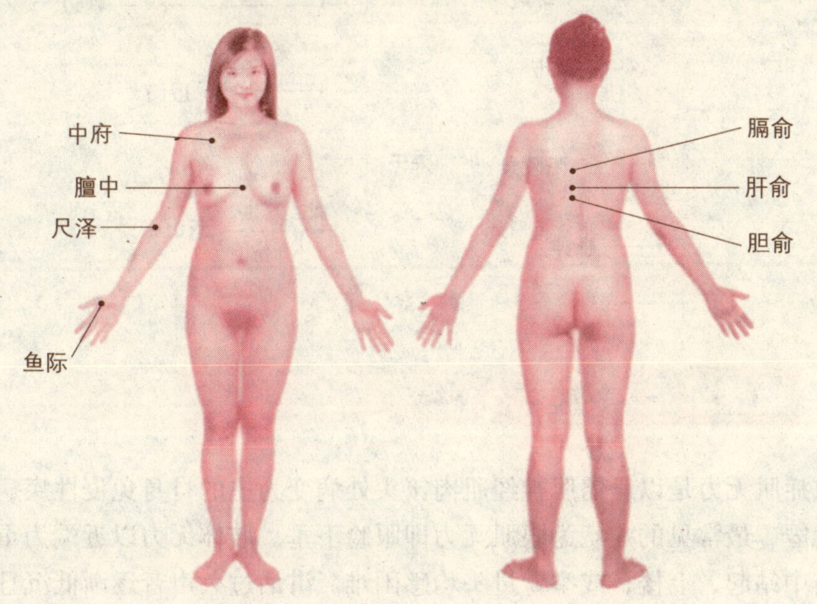

坐骨神经痛

沿坐骨神经径路及其分布区的疼痛综合征，称为坐骨神经痛。男性青壮年多见。以单侧性为多，起病多急骤。急性起病的坐骨神经痛常先出现下背部酸痛和腰部僵直感。病侧下肢疼痛由腰部、臀部开始，向大腿后侧、小腿外侧及足背外侧放散，呈“针刺”、“刀割”、“触电”样持续或间歇性疼痛。弯腰、咳嗽、喷嚏、大便时均可加重；病侧下肢微屈可减轻疼痛。病久者下肢无力、肌肉松软，伴有小腿或足部麻木感。

【拔罐部位】

(1) 背部：脾俞、肾俞、大肠俞。

（2）下肢部：环跳、风市、秩边、殷门、阳陵泉、委中、承山、悬钟。

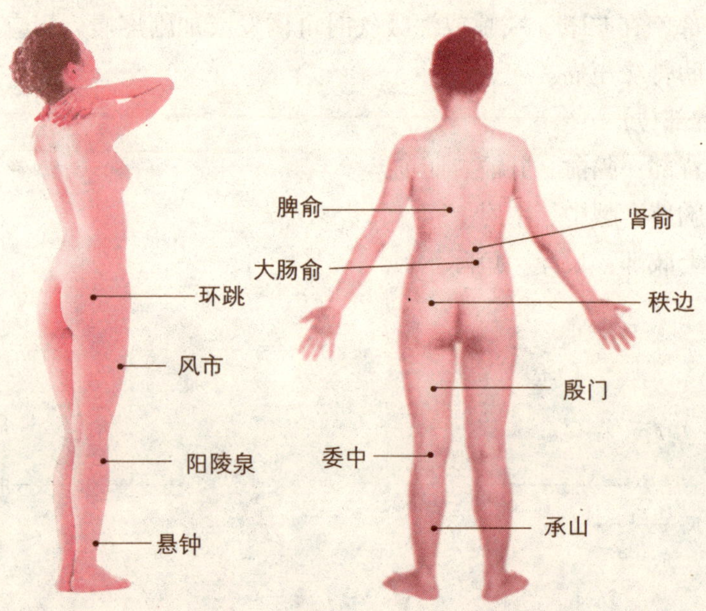

重症肌无力

重症肌无力是以骨骼肌神经肌肉接头处病变为主的自身免疫性疾病。起病多隐匿，最常见的症状为眼肌无力即眼睑下垂。肢体无力以近端为重，患者从椅中站起、上楼，或举臂过头均感困难。讲话过久声音逐渐低沉且带鼻音，咀嚼及吞咽障碍，咳嗽无力甚至呼吸困难，重症患者可因呼吸肌麻痹及继发肺炎而死去。肌无力症状多于午后或傍晚加重，早晨和休息后减轻。

【拔罐部位】

（1）头部：太阳、颊车、禾髎。

（2）颈背部：大椎、风池、肺俞、肝俞、脾俞、肾俞。

（3）胸部：膻中。

（4）上肢部：曲池、手三里、外关。

（5）下肢部：足三里。

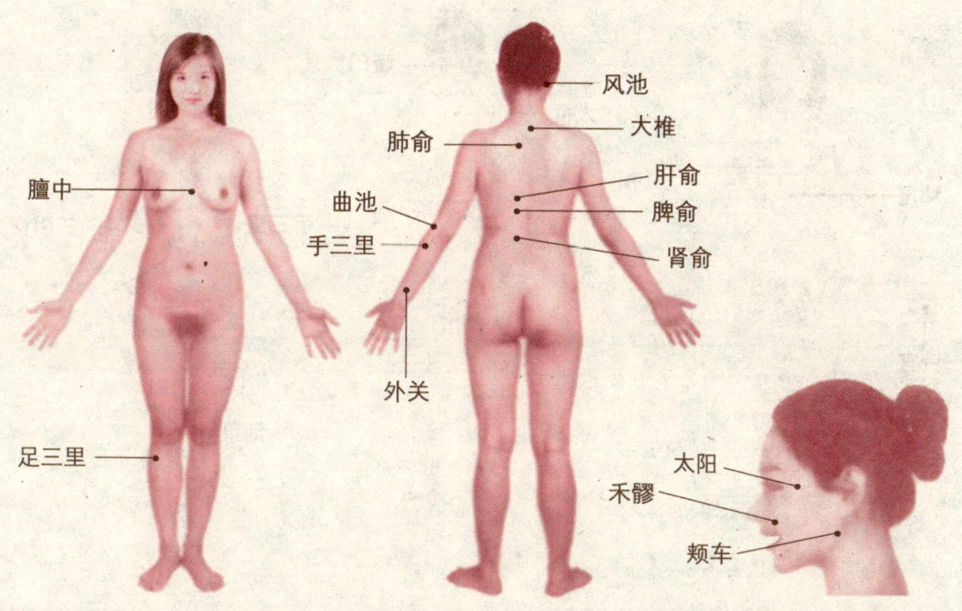

老年性痴呆症

本病是一组慢性进行性退化性疾病，以痴呆为主要表现，病理改变以大脑萎缩和变性为主。早期症状为人格改变，患者变得主观、任性、顽固迂执、自私狭隘、不喜与人交往、对家人缺乏感情、情绪不稳、易激怒。有时吵闹，无故打骂家人，缺乏羞耻及道德感等。另一重要症状是记忆力障碍，以近记忆减退尤为显著。

【拔罐部位】

(1) 头颈部：哑门、大椎。

(2) 背部：肾俞。

(3) 胸腹部：鸠尾。

(4) 上肢部：手三里、劳宫。

(5) 下肢部：足三里、三阴交、涌泉、太冲。

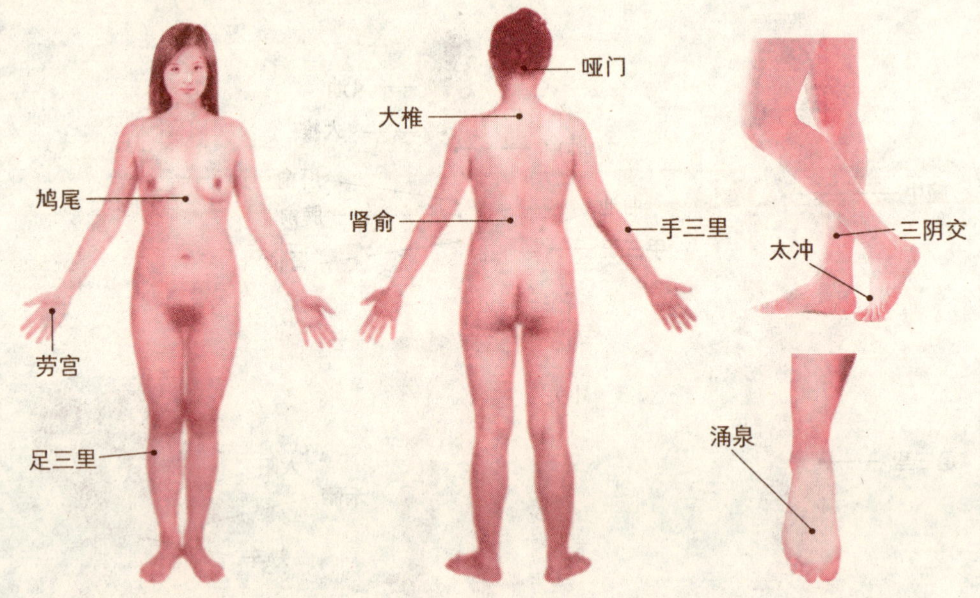

神经症

神经症系指一组由心理社会因素、个性特点为基础而引起的轻度精神障碍。主要表现为各种躯体或精神的不适感，往往伴有情绪焦虑或自主神经系统症状。患者为强烈的内心冲突或不愉快的情感体验所苦恼，而不具有幻觉、

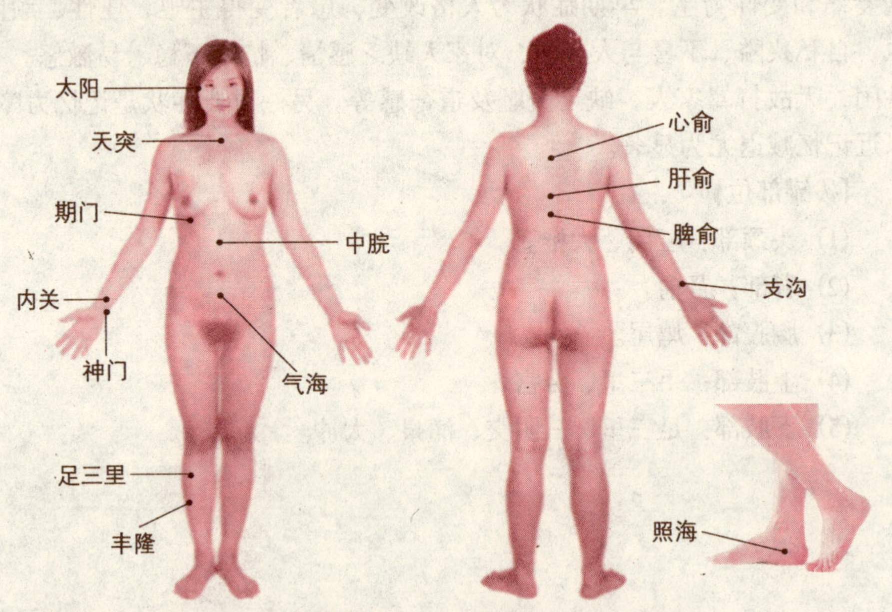

安想等精神病症状。其病理体验常持续存在或反复出现，但缺乏任何可查明的器质性变化。患者对疾病状态有自知力，并力图摆脱，却无能为力。不管病程反复或延长，患者人格保持完整。本病发病年龄多为20~40岁，女性高于男性。

【拔罐部位】

(1) 头部：太阳。

(2) 背部：心俞、肝俞、脾俞。

(3) 胸腹部：天突、中脘、期门、气海。

(4) 上肢部：内关、神门、支沟。

(5) 下肢部：足三里、丰隆、照海。

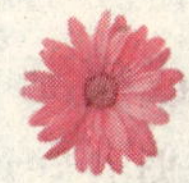

神经衰弱

神经衰弱是临床上常见的一种神经官能症。系指精神活动长期持续的过度紧张，使脑的兴奋和抑制功能失调，以精神活动易兴奋和脑力与体力易疲劳为特征，伴有多种躯体不适，大致包括过度敏感、容易疲劳、睡眠障碍、自主神经功能紊乱、疑病和焦虑等5个方面症状。症状特点常表现为失眠、

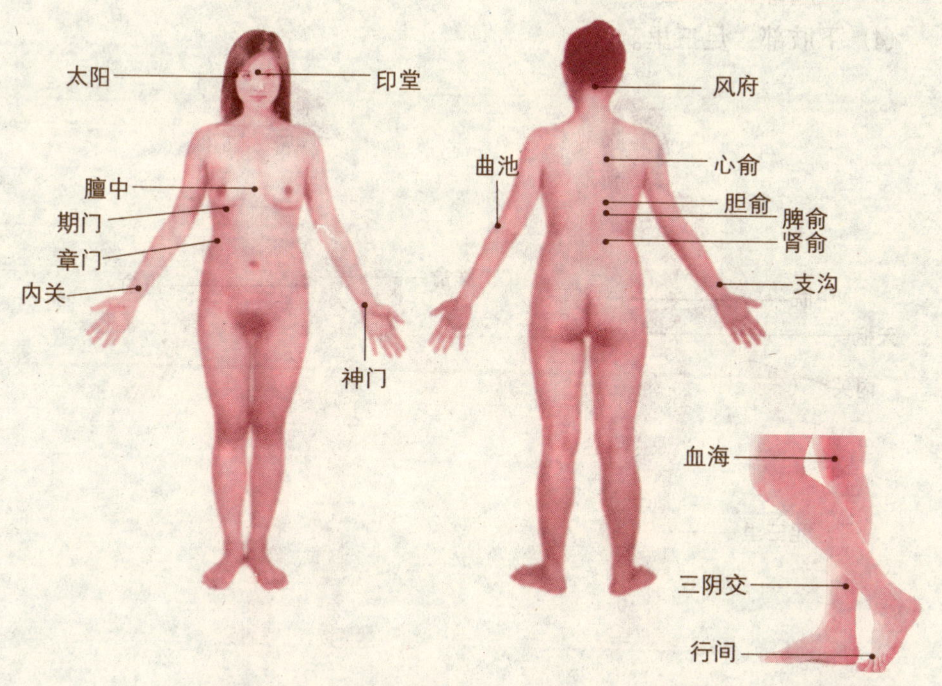

多梦，对躯体细微的不适特别敏感，常感到精神疲乏，注意力不能集中，记忆力减退，用脑稍久即觉头痛、眼花，还常感肢体无力，不愿多活动。

【拔罐部位】

(1) 头部：太阳、风府、印堂。

(2) 胸部：膻中、期门、章门。

(3) 背部：心俞、胆俞、脾俞、肾俞。

(4) 上肢部：曲池、内关、神门。

(5) 下肢部：血海、三阴交、行间。

呕 吐

呕吐是由于多种原因而引起的胃失和降、气逆于上所导致的食物或痰涎等由胃中上逆而出的病证，又称“呕恶”。“有声无物为呕，有物无声为吐”，两者多同时出现，合称呕吐。

【拔罐部位】

(1) 背部：脾俞、胃俞。

(2) 腹部：中脘、天枢。

(3) 上肢部：内关。

(4) 下肢部：足三里。

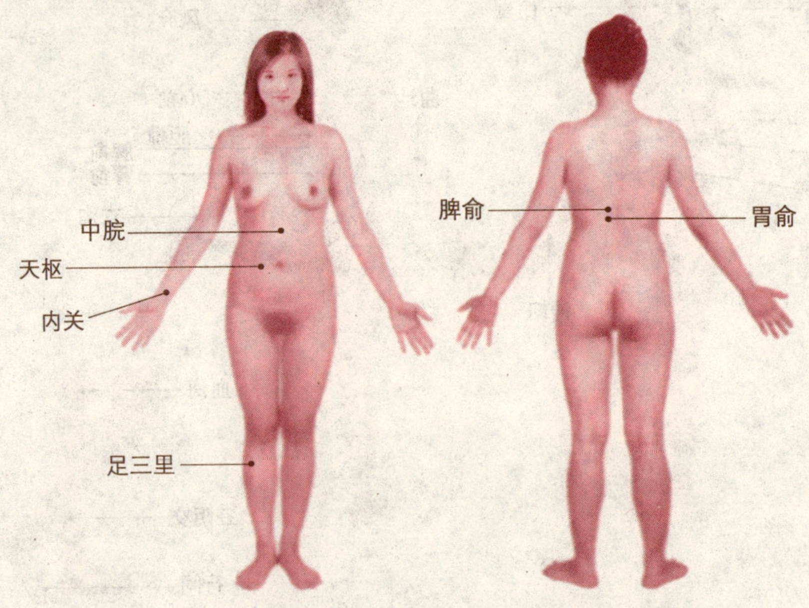

反　胃

反胃亦称“翻胃”、“胃反”，是以脘腹痞胀、宿食不化、朝食暮吐、暮食朝吐为主要临床表现的一种病证。多因饮食不节、酒色过度，或长期忧思郁怒，使脾胃之气损伤，以致气滞、血瘀、痰凝而成。

【拔罐部位】

(1) 背部：脾俞、胃俞、意舍、胃仓。

(2) 腹部：中脘、关元、府舍。

(3) 上肢部：内关。

(4) 下肢部：足三里。

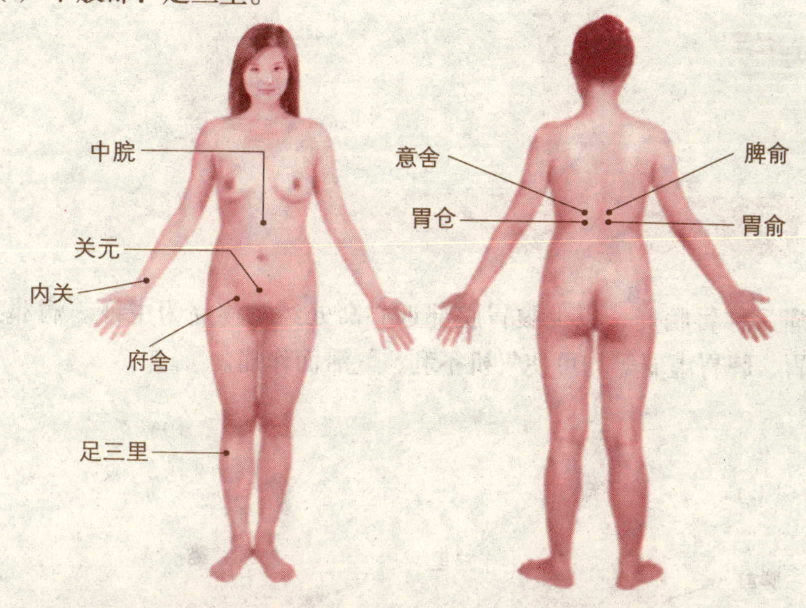

吐　酸

吐酸又称“噫醋”，凡酸水由胃中上泛，随即咽下者，称为吞酸；不咽入而吐出者，则称吐酸。一般说，吐酸是指泛吐酸水的症状，轻者又称泛酸。本症常与胃痛兼见，但亦可单独出现。本症多由肝火内郁，胃气不和而发，亦可因脾胃虚寒，不能运化而成。

【拔罐部位】

(1) 背部：脾俞、胃俞。

(2) 胸腹部：膻中、期门、中脘、章门。

(3) 下肢部：足三里。

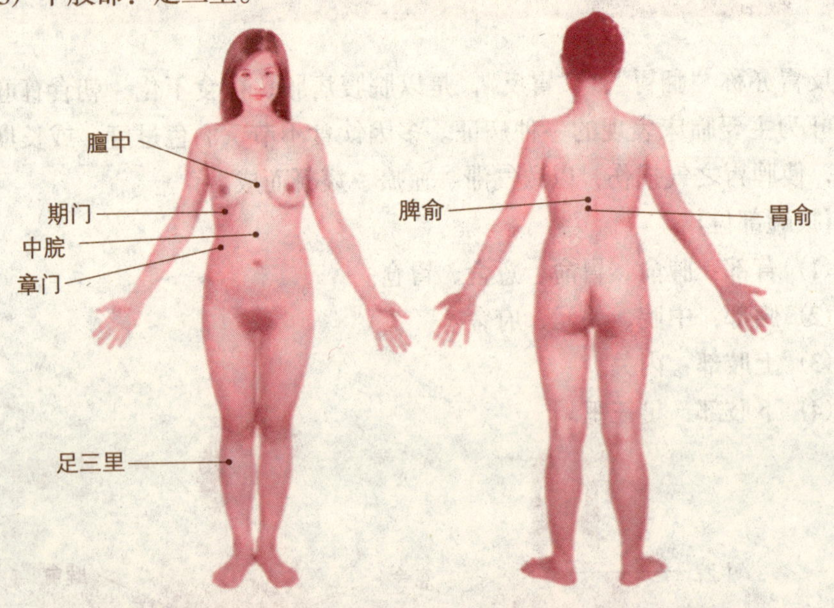

胃 痛

胃痛又称胃脘痛，以上腹胃脘部近心窝处经常疼痛为主证。病邪犯胃、肝气犯胃、脾胃虚弱等均可使气机不利，气滞而作痛。

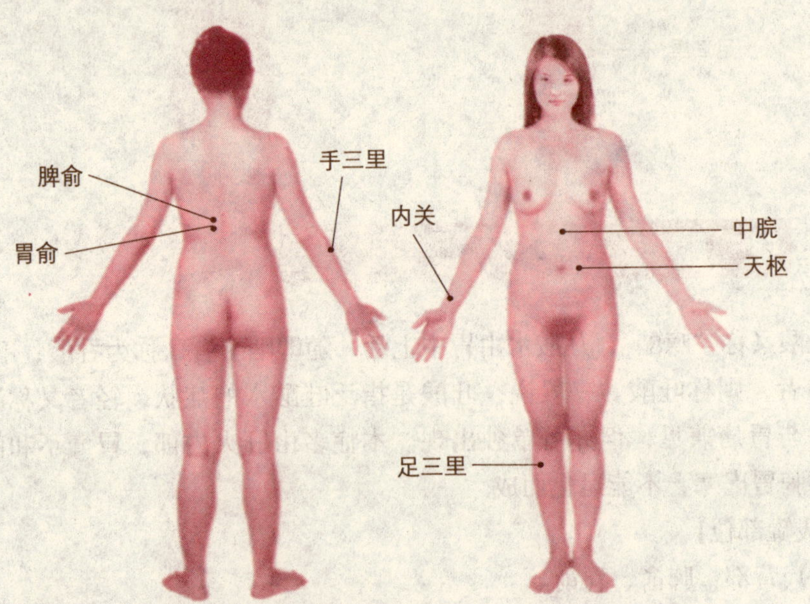

【拔罐部位】

(1) 背部：脾俞、胃俞。

(2) 腹部：中脘、天枢。

(3) 上肢部：内关、手三里。

(4) 下肢部：足三里。

腹 痛

腹痛是泛指胃脘以下、耻骨毛际以上部位发生疼痛的症状而言。有关脏腑、经脉受外邪侵袭，或内有所伤，以致气血运行受阻，或气血不能温养，均可产生腹痛。

【拔罐部位】

(1) 背部：膈俞、脾俞。

(2) 腹部：中脘、关元。

(3) 上肢部：内关。

(4) 下肢部：足三里、三阴交。

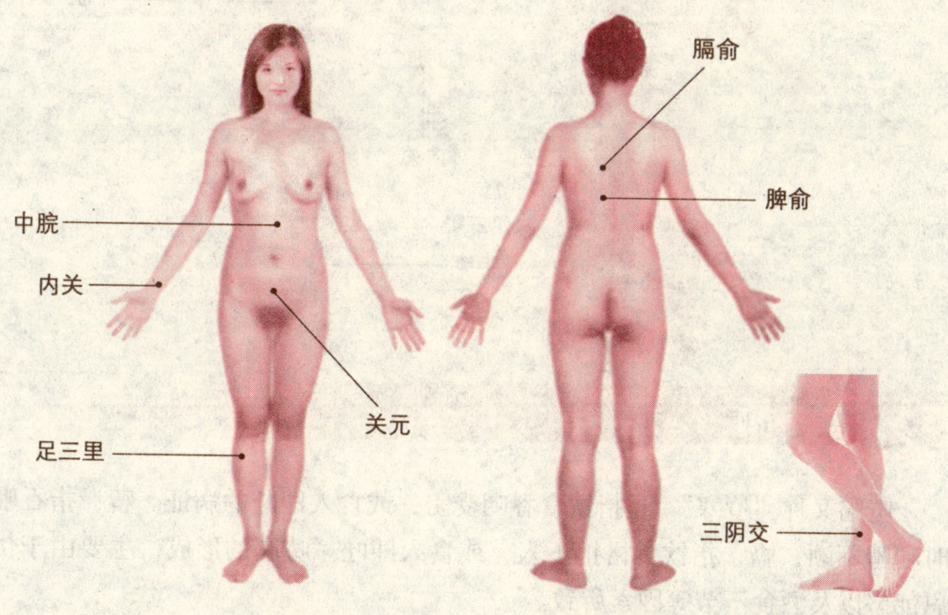

呃　逆

又称“膈肌痉挛”，俗称“打嗝”。是一种常见的膈肌间歇性收缩而引起的非特异症状，一般不能自制。本病原因很多，突然吸气、饮食不节、过食生冷、进食太急而进入冷气都会引起横膈膜产生阵发性痉挛而呃声不断。

【拔罐部位】

(1) 背部：膈俞、胃俞、胃仓。

(2) 胸腹部：缺盆、膻中、中脘。

(3) 上肢部：内关。

(4) 下肢部：足三里、丰隆。

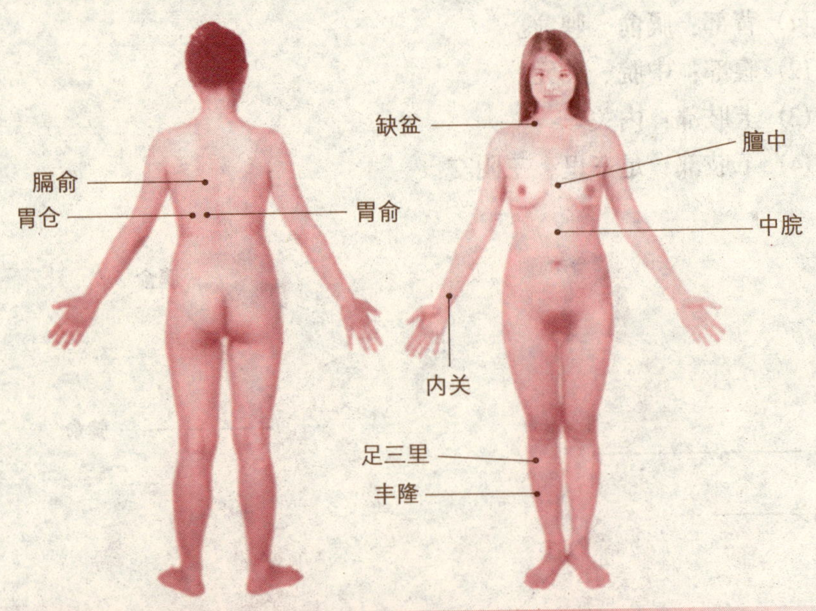

噎　膈

噎膈又称“噎塞”，是指饮食吞咽受阻，或食入即吐的病证。噎，指吞咽时哽噎不顺；膈，指饮食格拒不入，或食入即吐。噎膈的形成，主要由于忧思郁怒以及酒食不节等因素所致。

【拔罐部位】

(1) 头颈部：天突、廉泉、天鼎。

(2) 背部：厥阴俞、膈俞、督俞、肝俞、胆俞、大肠俞。

(3) 胸腹部：膻中、气海、关元。

(4) 下肢部：足三里。

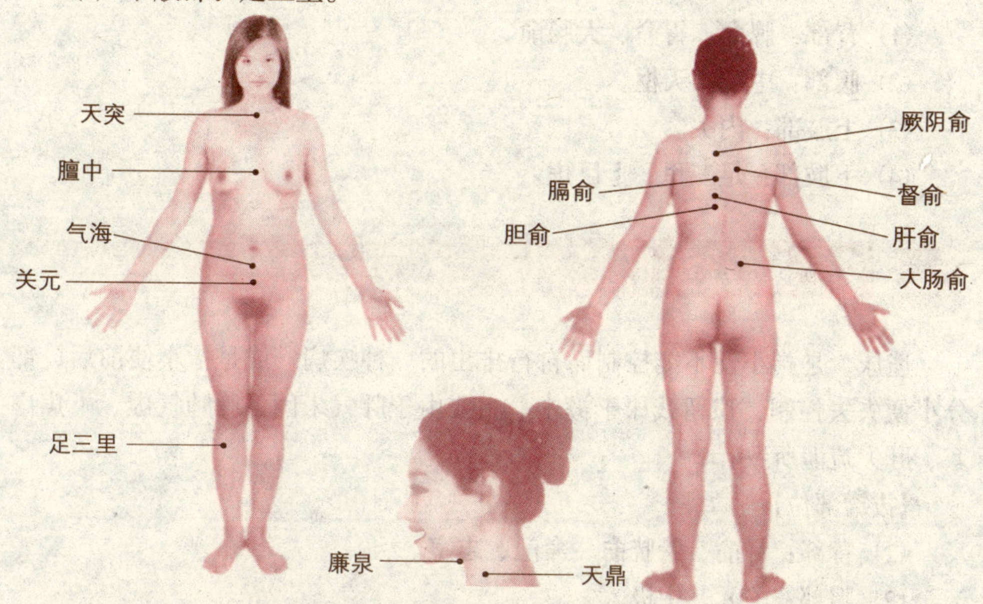

泄泻

泄泻是以大便次数增多，粪便稀薄，或完谷不化，或泻下如水样为主要

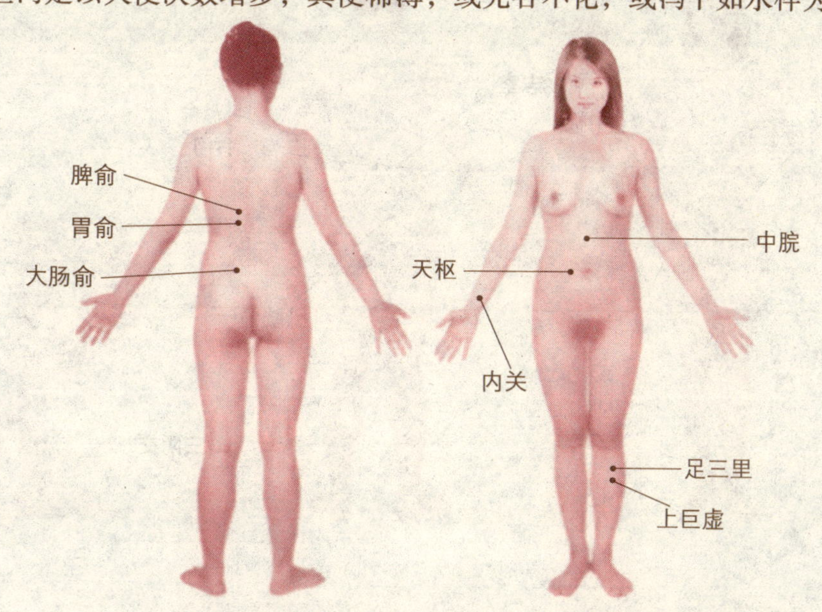

症状的疾病。主要由于湿盛与脾胃功能失调，而致清浊不分，水谷混杂，并走肠间而成。

【拔罐部位】

(1) 背部：脾俞、胃俞、大肠俞。

(2) 腹部：中脘、天枢。

(3) 上肢部：内关。

(4) 下肢部：足三里、上巨虚。

遗　尿

遗尿，是指小便不能控制而自行排出的一种疾病。或是指小便前后，部分小便失去控制，遗留残尿于裤中。主要由于脬气未固、脾肺气虚、下焦虚寒、肝失疏泄所致。

【拔罐部位】

(1) 背部：肾俞、膀胱俞、命门、志室。

(2) 腹部：关元、中极。

(3) 下肢部：阴陵泉、三阴交。

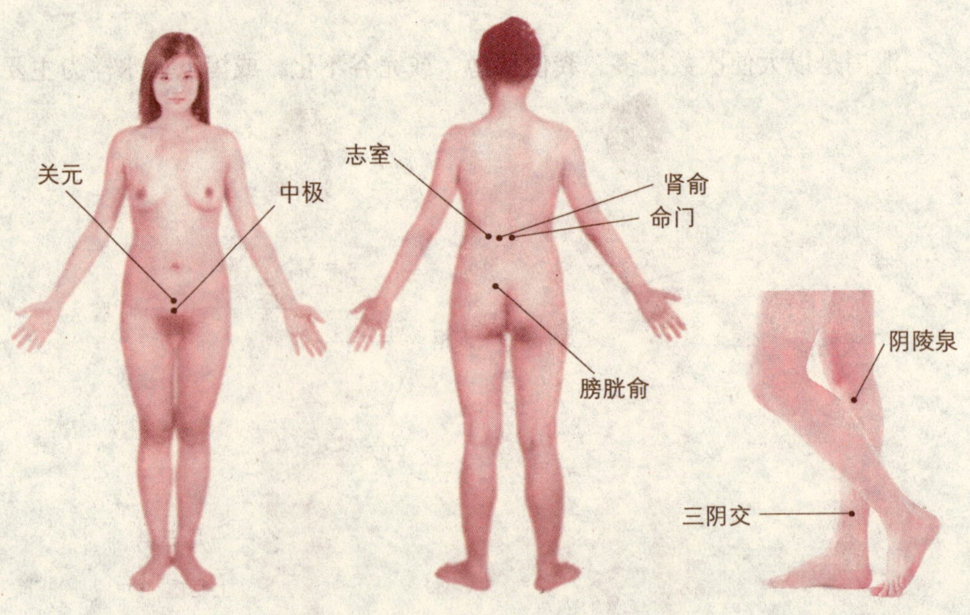

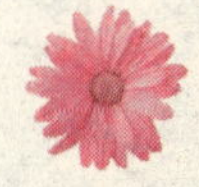

淋　证

凡小便频数短涩、淋漓不净、刺痛、欲出未尽、小腹拘急，或痛引腰腹者为淋证。多因湿热蕴结、脾肾亏虚、肝郁气滞等原因引起。

【拔罐部位】

⑴ 背部：三焦俞、大肠俞、关元俞、膀胱俞。

⑵ 腹部：中脘、气海、水道。

⑶ 上肢部：太渊。

⑷ 下肢部：曲泉、阴陵泉。

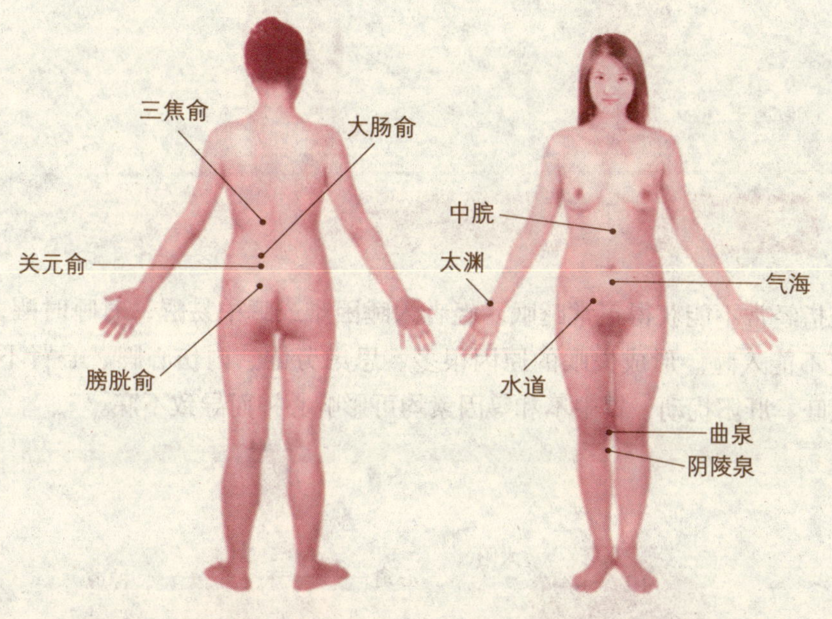

惊　悸

惊悸是指病人自感心中急剧跳动、善惊易恐、坐卧不安，甚则不能自主的一种症状。常伴失眠、健忘、眩晕、耳鸣等。主要由于心虚胆怯、心血不足、阴虚火旺、心阳不振、水饮凌心等因素所致。

【拔罐部位】

⑴ 背部：心俞、膈俞、脾俞。

⑵ 胸部：膻中、周荣、巨阙。

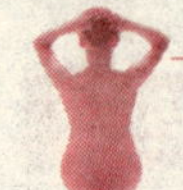

(3) 上肢部：内关、通里、神门。

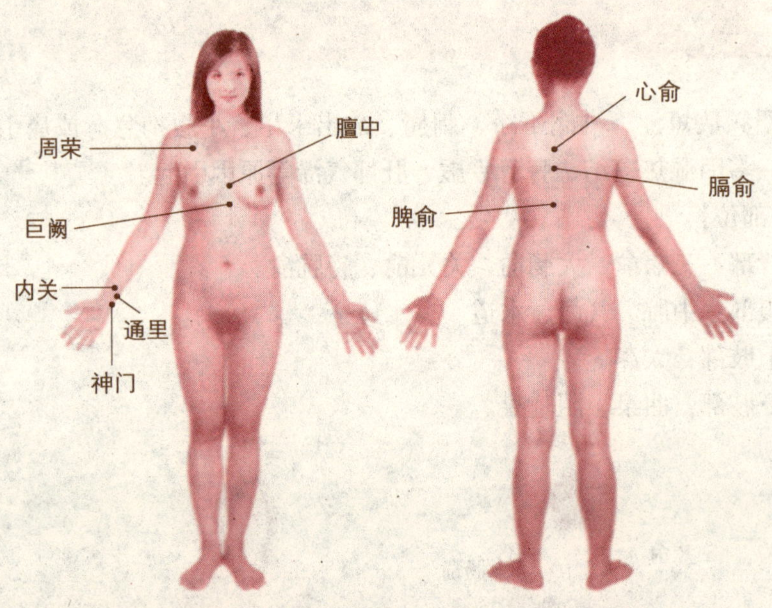

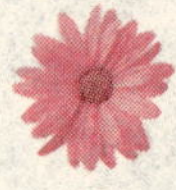

失 眠

是指经常不能获得正常睡眠。轻者入睡困难或睡中易醒，时睡时醒，重者整夜不能入睡。形成失眠的原因很多、思虑劳倦、内伤心脾、心肾不交、阴虚火旺、肝阳扰动、胃中不和等因素均可影响心神而导致不寐。

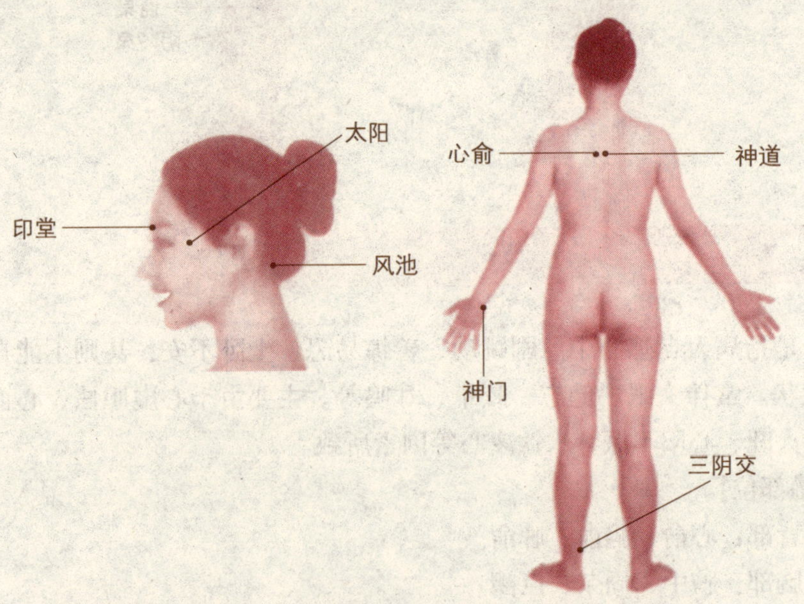

【拔罐部位】

(1) 头颈部：印堂、太阳、风池。

(2) 背部：神道、心俞。

(3) 上肢部：神门。

(4) 下肢部：三阴交。

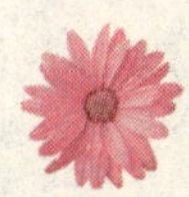

多寐

多寐的特征为不分昼夜，时时欲睡，呼之能醒，醒后又睡的病症，也称为“嗜眠”。主要由于脾气不足、脾肾阳虚、痰湿阻滞、肝胆热盛、瘀血阻窍等因素所致。

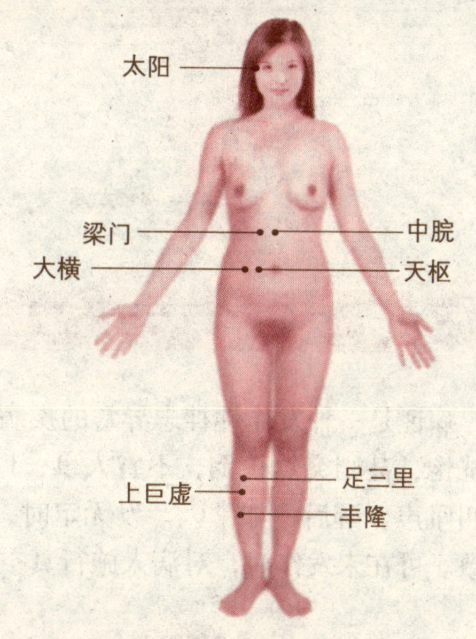

【拔罐部位】

(1) 头部：太阳。

(2) 腹部：中脘、天枢、大横、梁门。

(3) 下肢部：足三里、上巨虚、丰隆。

健忘

健忘是指记忆力减退，遇事善忘的一种病症。健忘又称“善忘”、“多忘”。主要由于肾气亏虚、心肾不交、心脾两虚、痰浊扰心、瘀血痹阻等因素所致。

【拔罐部位】

(1) 头部：太阳。

(2) 背部：心俞、肾俞、膏肓、志室。

(3) 下肢部：足三里、太溪。

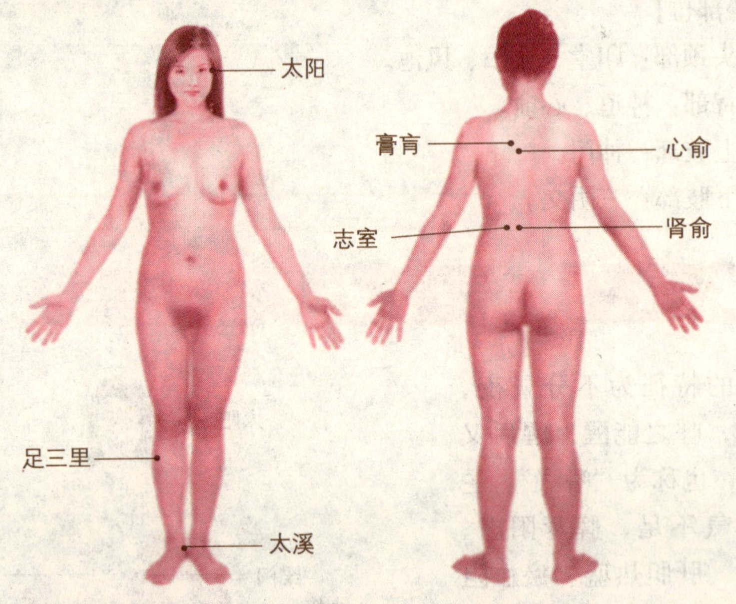

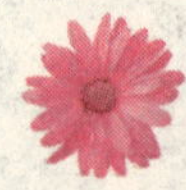

痫 证

痫证是一种发作性神志异常的疾病，俗称“羊癫风”。其特征为发作时精神恍惚，甚则突然昏倒，不省人事，口吐涎沫，两目上视，四肢抽搐，或发出叫吼声，醒后一如常人。发无定时，忽作忽止。主要由于七情、饮食所伤而致。可在未发作时，对病人施行真空拔罐疗法，以预防或减少其发作。

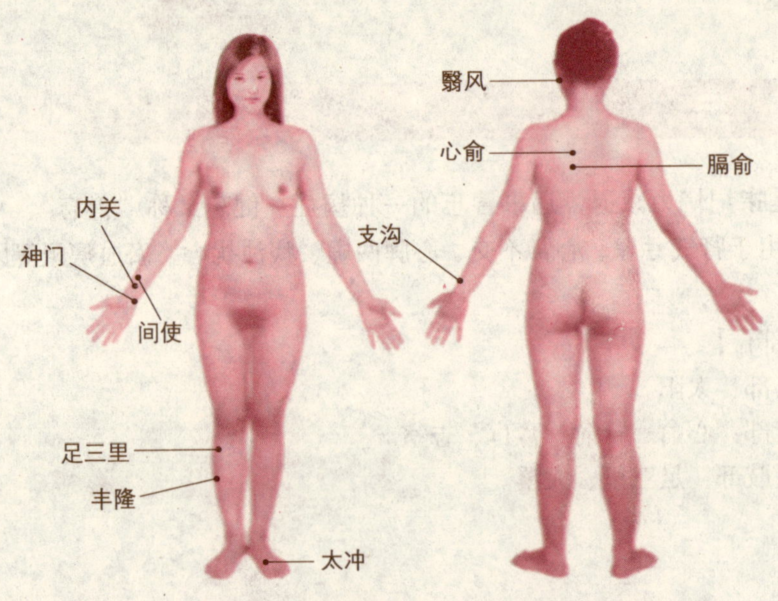

【拔罐部位】

(1) 头颈部：翳风。

(2) 背部：心俞、膈俞。

(3) 上肢部：支沟、神门、间使、内关。

(4) 下肢部：足三里、丰隆、太冲。

臌胀

臌胀指腹部胀大如鼓。以腹部胀大、皮色苍黄、腹部青筋暴露为特征，臌胀又名“蜘蛛臌”、“单腹胀”等。主要由于肝、脾、肾三脏受病，气、血、水等淤积于腹内而致臌胀。

【拔罐部位】

(1) 背部：肝俞、胆俞、脾俞、胃俞、三焦俞、肾俞。

(2) 腹部：建里、水分、天枢、关元。

(3) 上肢部：内关。

(4) 下肢部：曲泉、足三里。

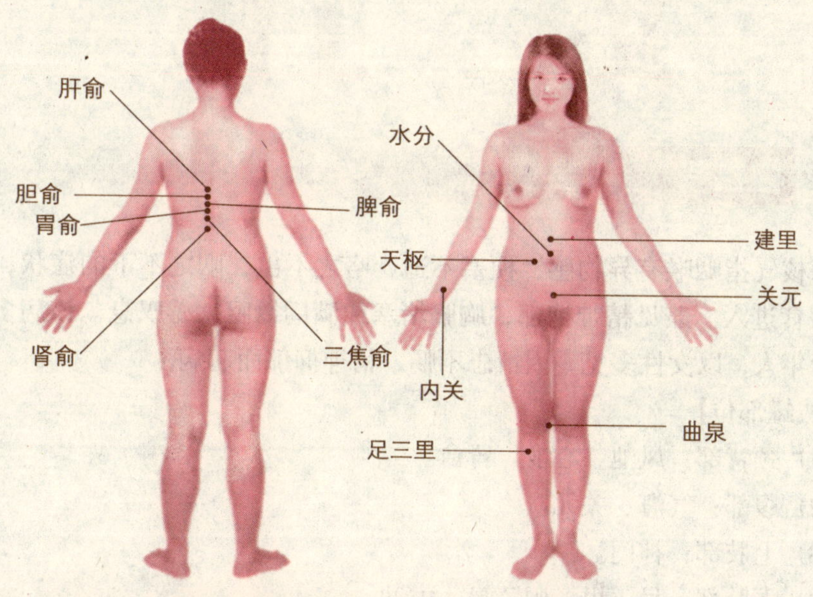

胁痛

胁痛是指一侧或两侧胁肋发生疼痛。胁痛主要是由于肝胆疾病，多因肝气郁结、瘀血、痰火等引起。

【拔罐部位】

(1) 背部：肝俞、胆俞。

(2) 胸胁部：章门、期门、日月、中府。

(3) 下肢部：胆囊、太冲。

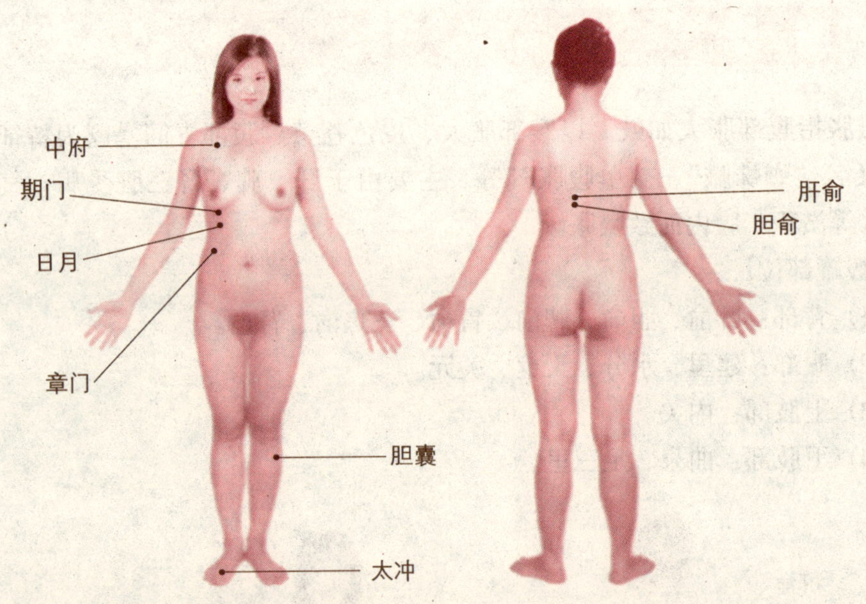

梅核气

梅核气指咽喉有异物感，梗塞不适，咯之不出，咽之不下的症状，但不影响饮食进入。兼见精神抑郁，胸膈堵塞或满闷欲呕，善叹息。该病多见于中、青年人，以女性多见，因情志不畅、精神抑郁而起病。

【拔罐部位】

(1) 颈背部：风池、心俞、肾俞。

(2) 腹部：气海、关元。

(3) 上肢部：神门。

(4) 下肢部：足三里、阳陵泉、太冲。

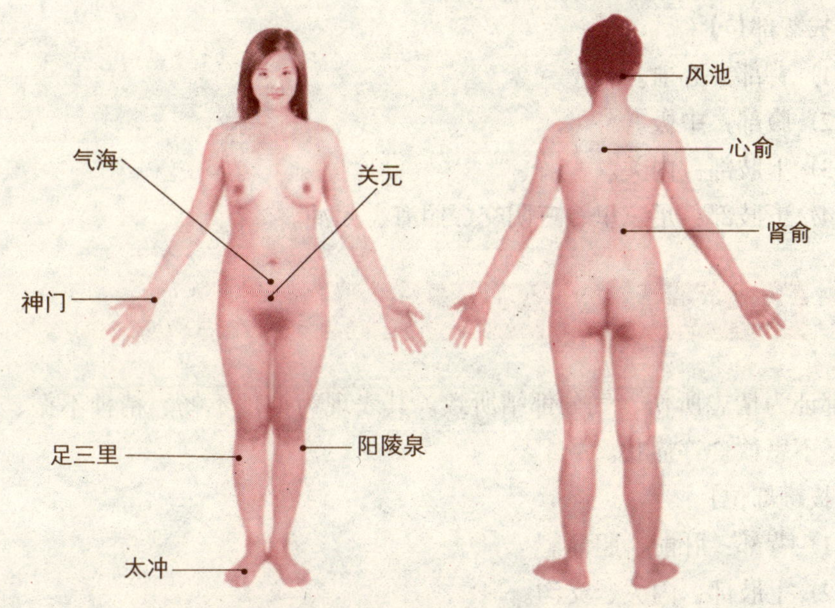

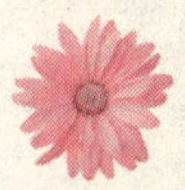

奔豚气

奔豚气是病人自觉有气从小腹上冲胸咽的一种病症。由于气冲如豚之奔突，故名奔豚气。表现为病发时有气从小腹上冲直达咽喉，腹痛，胸闷气急，心悸，惊恐，烦躁不安，甚至抽搐厥逆；或小腹有水气上冲至心下，或兼有乍寒乍热。其病因病机与七情或寒水损伤心肝肾及冲脉有关。

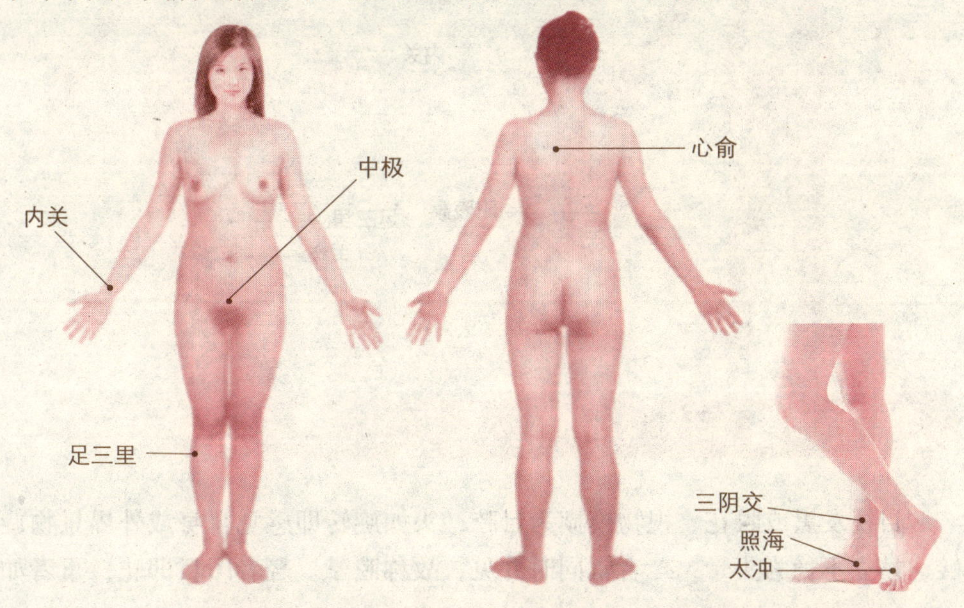

【拔罐部位】

⑴ 背部：心俞。

⑵ 腹部：中极。

⑶ 上肢部：内关。

⑷ 下肢部：足三里、三阴交、照海、太冲。

郁证

郁证为情志所伤、气分郁结所致。其表现为抑郁不畅、精神不振、胸闷胁痛、不思饮食等症状。

【拔罐部位】

⑴ 背部：肝俞、胆俞。

⑵ 上肢部：内关、支沟。

⑶ 下肢部：足三里、阳陵泉、丰隆、太冲。

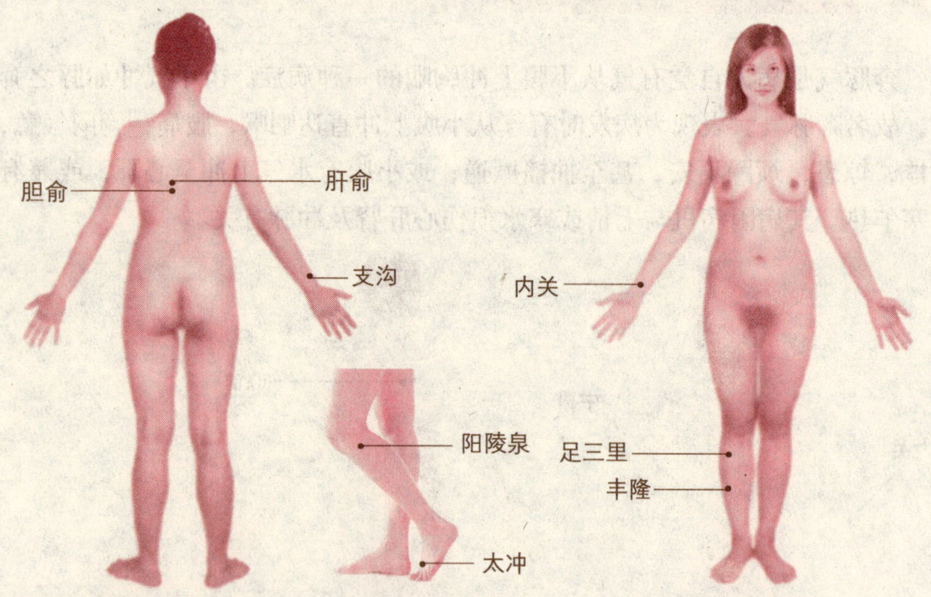

眩晕

目视发黑或眼花、视物模糊为目眩，头如旋转即感觉自身或外界景物旋转，站立不稳为头晕，二者常同时并见，故称眩晕。轻者闭目即止；重者如坐车船，不能站立。或伴有恶心、呕吐、出汗，甚至昏倒等症状。眩晕的发生，与脑的关系最为密切，或因各种致病因素侵犯于脑而引起，或因人体气血、精髓空虚，不能充养于脑而致。

【拔罐部位】

(1) 头颈部：印堂、风府。

(2) 背部：脾俞、肾俞。

(3) 腹部：气海、关元。

(4) 上肢部：合谷、内关。

(5) 下肢部：足三里。

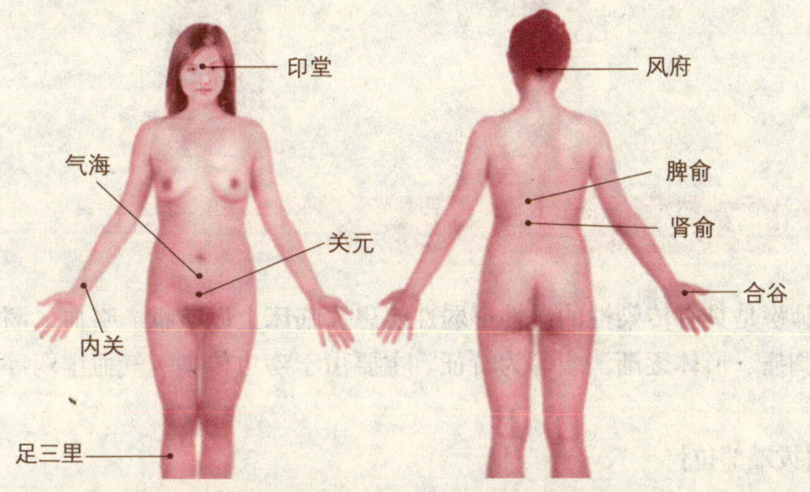

咳 嗽

咳嗽是肺部疾患的常见表现。主要由于外邪侵袭、脾失健运、肝火刑肺、肺脏虚弱等因素所致。

【拔罐部位】

(1) 头面部：风池。

(2) 背部：肺俞、脾俞。

(3) 胸部：膻中、中府、神封。

(4) 上肢部：天府、侠白、尺泽、太渊。

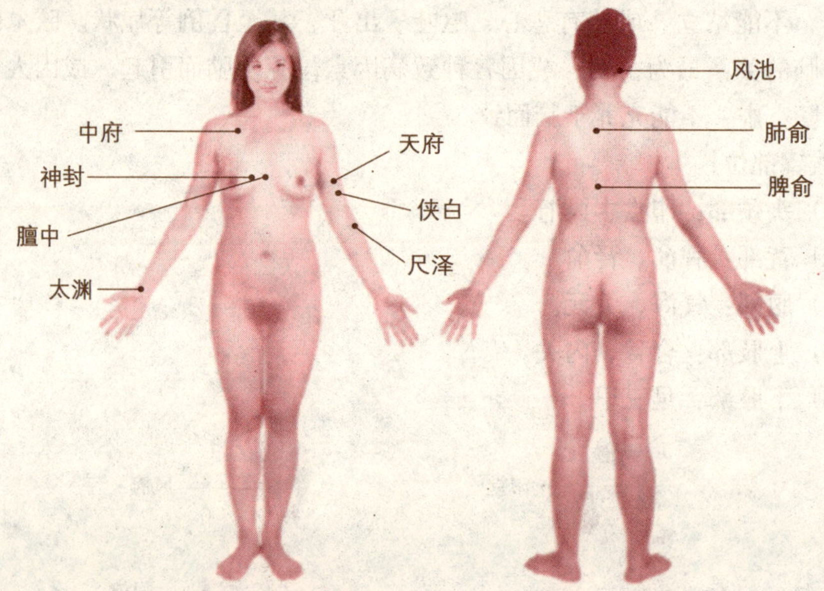

肺痨

肺痨是具有传染性的慢性虚弱性疾患。临床上以咳嗽、咯血、潮热、盗汗、胸痛、形体逐渐消瘦等为特征。主要由于痨虫传染、气血虚弱等因素所致。

【拔罐部位】

⑴ 背部：大椎、肺俞、厥阴俞、膈俞、肝俞、脾俞、肾俞、命门。

⑵ 腹部：气海。

⑶ 下肢部：足三里。

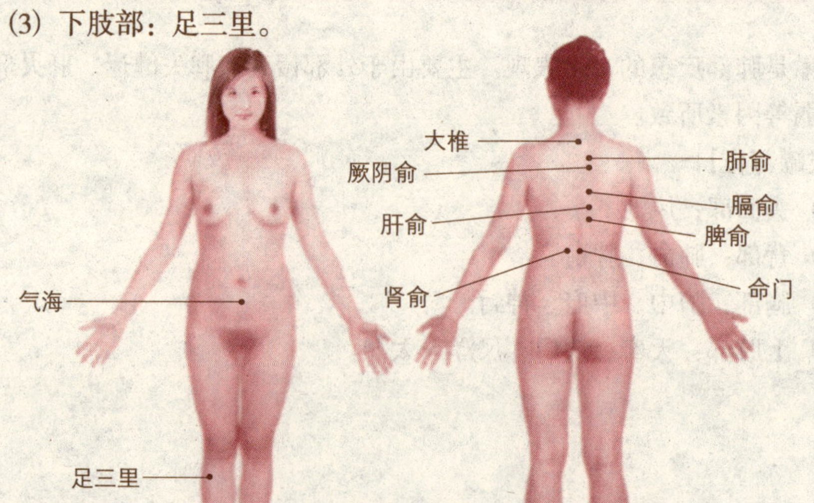

喘 证

喘证以呼吸急促，甚至张口抬肩，鼻翼翕动为特征。导致喘证的原因甚多，包括外感六淫、内伤饮食、情志，以及病后虚弱等方面。

【拔罐部位】

(1) 背部：定喘、风门、肺俞、膏肓。

(2) 胸腹部：膻中、中脘。

(3) 上肢部：尺泽。

(4) 下肢部：阴陵泉、丰隆。

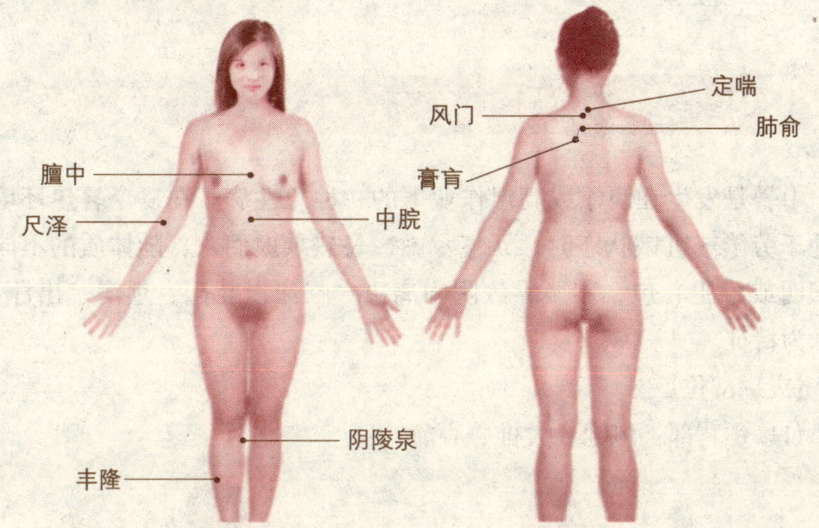

疟 疾

疟疾是以寒战壮热、休作有时为特征的疾病。主要是由感受疟邪所引起，多发于夏秋之间。俗称“打摆子”。农村发病率较城市高。

【拔罐部位】

(1) 背部：大椎、陶道。

(2) 上肢部：曲池、间使、内关。

(3) 下肢部：足三里。

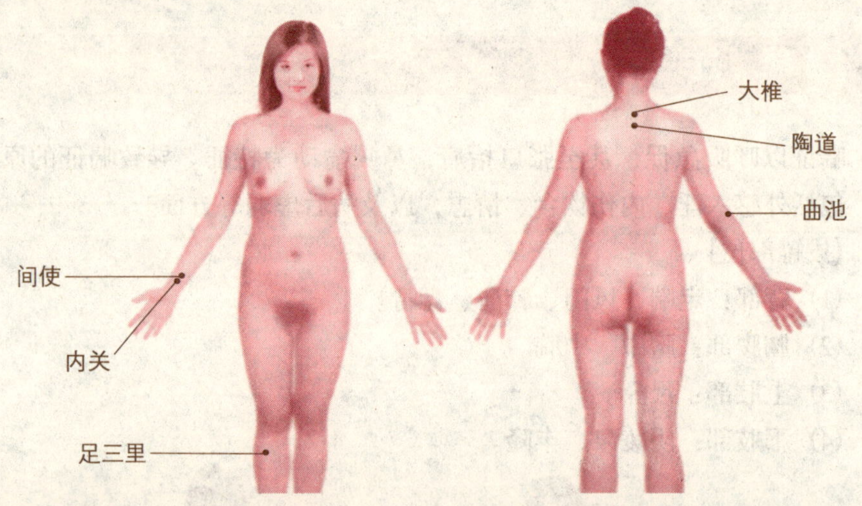

中 暑

中暑是发生在夏季或高温作业下的一种急性病。在夏令暑热环境下，人体处于劳倦或饥饿状态时，元气亏虚，暑热乘虚而入，随体质的不同，或燔灼阳明或触犯心包，甚至导致阴阳离决。临床以壮阳、烦渴、出汗、昏迷、肢厥为特征。

【拔罐部位】

(1) 颈背部：风池、大椎、心俞。

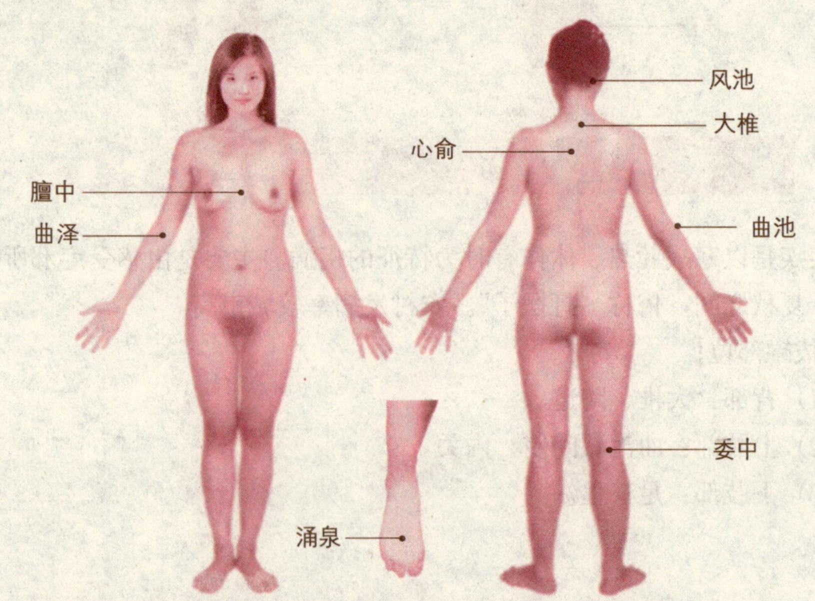

(2) 胸部：膻中。

(3) 上肢部：曲泽、曲池。

(4) 下肢部：委中、涌泉。

自汗、盗汗

自汗、盗汗是由于阴阳失调、腠理不固而致汗液外泄的病症。不因外界环境影响，日间时时出汗，活动益甚者为自汗；睡时出汗，醒后汗止者为盗汗，又称“寝汗”。自汗主要属气虚不固或营卫不和；盗汗属阴虚火旺或心脾两亏而心液不藏。

【拔罐部位】

(1) 背部：大椎、肺俞、心俞、脾俞。

(2) 上肢部：曲池、内关、神门、合谷。

(3) 下肢部：足三里。

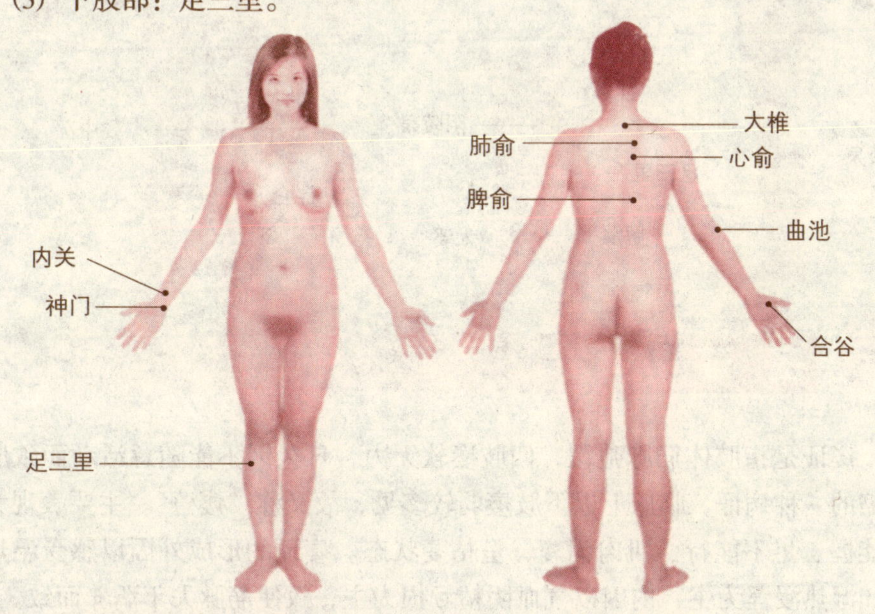

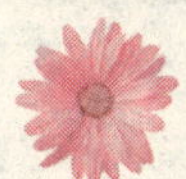

痹　证

当人体肌表感受风寒湿热等外邪，导致气血失于通畅，而引起肌肉、筋骨、关节等处发生酸楚疼痛、重着、麻木、屈伸不利、关节肿大，甚至红肿热痛等临床表现，均称为痹证。

【拔罐部位】

⑴ 背部：大杼、膏肓、膈俞、筋缩、肾俞、关元俞。

⑵ 上肢部：肩井、肩髃、肩贞、肩髎、曲池、尺泽、手三里、阳池、大陵、合谷。

⑶ 下肢部：环跳、委中、犊鼻、足三里、阳陵泉、阴陵泉、解溪、昆仑、太溪。

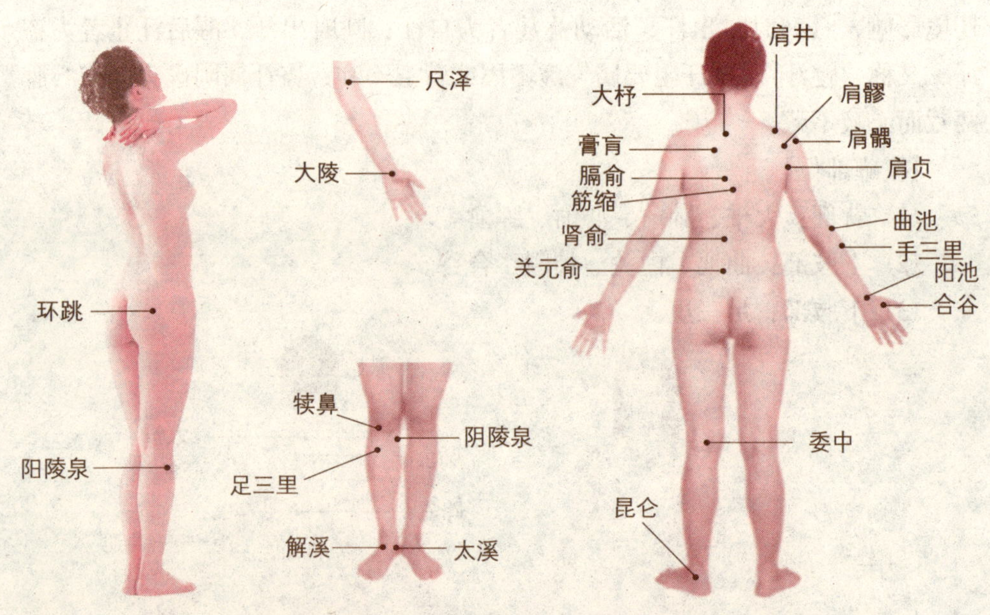

痿　证

痿证是指肢体筋脉弛缓，四肢痿软无力，日久因不能随意活动而致肌肉萎缩的一种病证。临床上以下肢痿弱较多见，故又称“痿躄”。主要表现为手不能握、足不能行、肌肉消瘦，呈枯萎状态。痿证的形成外因以感受温热毒邪和湿热浸淫为主，内因以气血阴精亏损为主，致使筋脉失于濡养而致。

【拔罐部位】

⑴ 背部：大杼、脾俞、胃俞。

⑵ 腹部：中脘。

⑶ 下肢部：足三里、阳陵泉、悬钟、环跳、秩边、殷门、委中、承山。

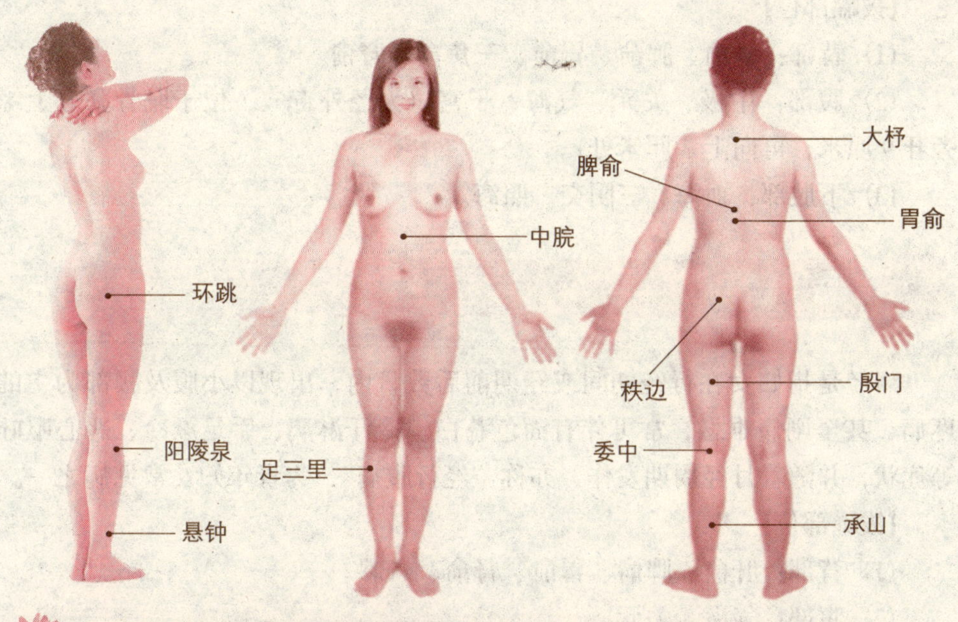

月经不调

月经不调是指月经的期、量、色、质的异常，并伴有其他症状。包括月经周期提前、退后和无规律，月经经量过多、过少，月经淋漓不净以及月经色质的改变。主要表现为经期不定、经量时多时少、经水淋漓不净等。

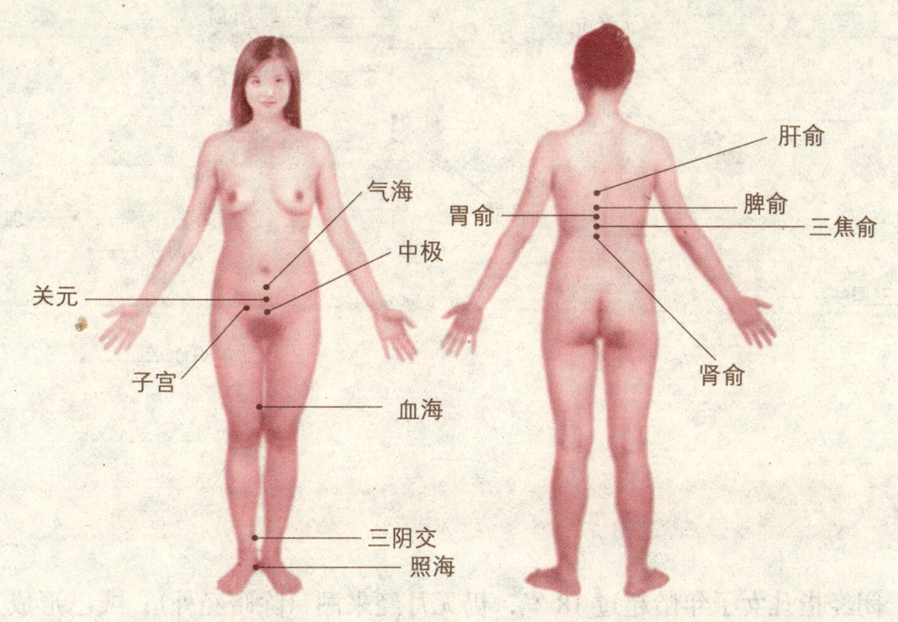

【拔罐部位】

⑴ 背部：肝俞、脾俞、胃俞、三焦俞、肾俞。

⑵ 腹部：中极、关元、气海、子宫（为经外奇穴，位于耻骨联合上缘旁开 9 厘米，再向上 3 厘米处）。

⑶ 下肢部：血海、三阴交、照海。

痛　经

痛经是指妇女在行经期间或经期前后数日内，出现以小腹及腰部为主的疼痛，甚至剧痛难忍，常可伴有面色苍白、冷汗淋漓、手足厥冷、恶心呕吐等症状，并随着月经周期发作，亦称“经行腹痛”，为青年妇女常见病之一。

【拔罐部位】

⑴ 背部：肝俞、脾俞、胃俞、肾俞、八髎。

⑵ 腹部：气海、关元。

⑶ 下肢部：足三里、血海、曲泉、三阴交。

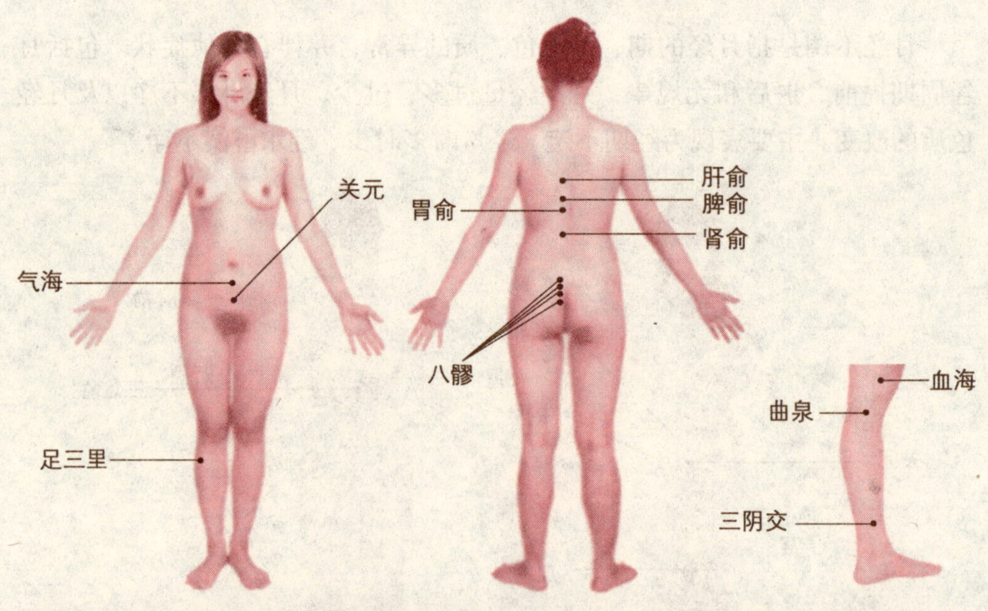

闭　经

闭经指凡女子年龄超过 18 岁，仍无月经来潮（除暗经外）；或已形成月经周期而又中断达 3 个月以上者（妊娠或哺乳期除外）。临床兼见形体瘦弱、面色苍白、头昏目眩、精神疲倦、腹部硬满胀痛等症状。

【拔罐部位】

(1) 背部：肝俞、脾俞、命门、腰阳关、肾俞、八髎。

(2) 腹部：上脘、中脘、下脘、关元、归来。

(3) 下肢部：血海、三阴交。

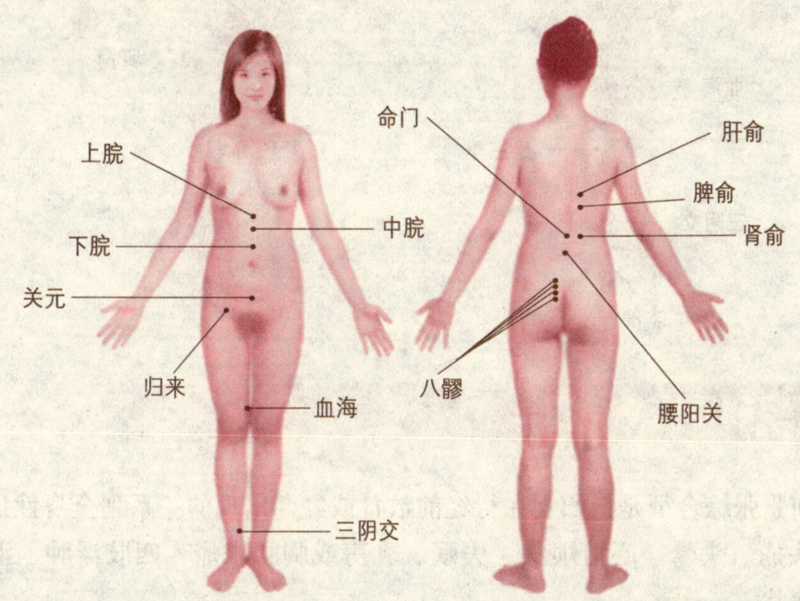

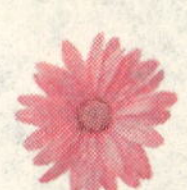

功能性子宫出血

功能性子宫出血指妇女卵巢功能失调而引起的子宫异常出血，简称“功血”，中医称为“崩漏”。主要表现为月经周期紊乱、出血时间延长、经量增多，甚至大量出血或淋漓不止。兼见面红口干、心中烦躁、精神疲倦、头晕目眩等症状。

【拔罐部位】

(1) 背部：肝俞、脾俞、肾俞。

(2) 腹部：气海、关元。

(3) 下肢部：血海、足三里、三阴交、太冲。

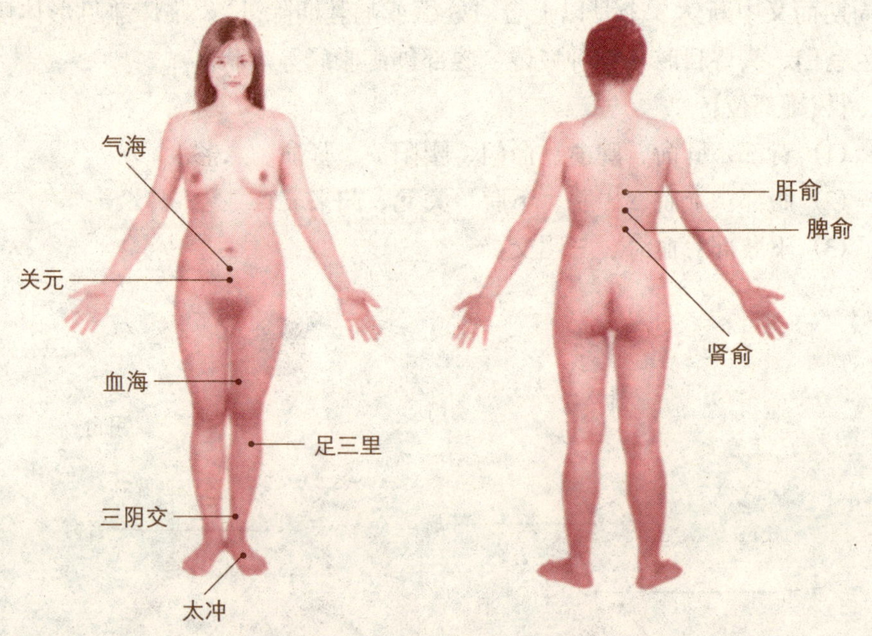

经前紧张综合征

经前紧张综合征是指妇女在行经前数日或经期出现的一系列全身性症状，如出现头痛、头晕、心情烦躁、失眠、乳房或胸胁胀痛、四肢浮肿、泄泻、身痛等症状。

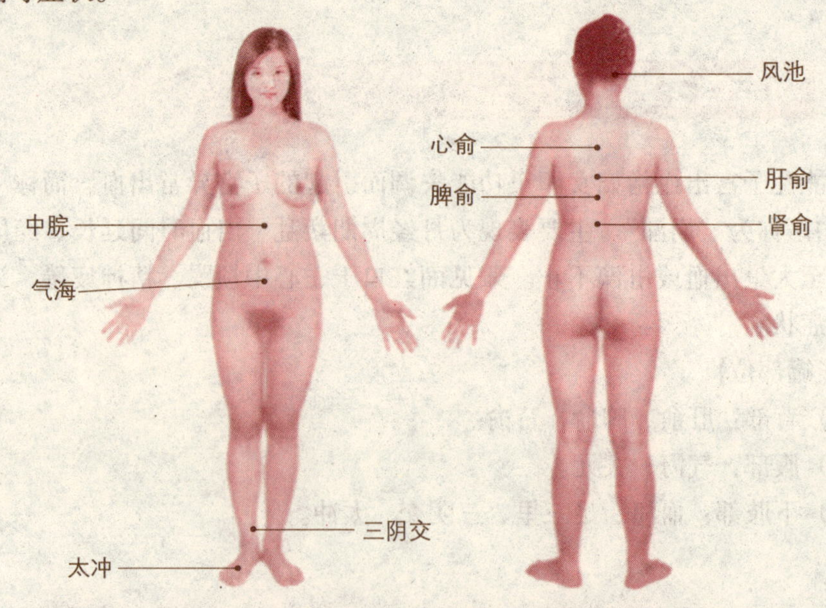

【拔罐部位】

(1) 颈部：风池。

(2) 背部：心俞、肝俞、脾俞、肾俞。

(3) 腹部：中脘、气海。

(4) 下肢部：三阴交、太冲。

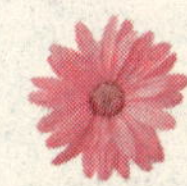

倒经

倒经是指月经来潮前1~2日或行经期间，出现周期性的有规律的吐血、鼻中出血，而又能自止。同时伴有经量减少，好像月经倒行逆上，故称“倒经”。

【拔罐部位】

(1) 颈部：风池。

(2) 背部：肺俞、心俞、膈俞。

(3) 腹部：天枢、水道、归来。

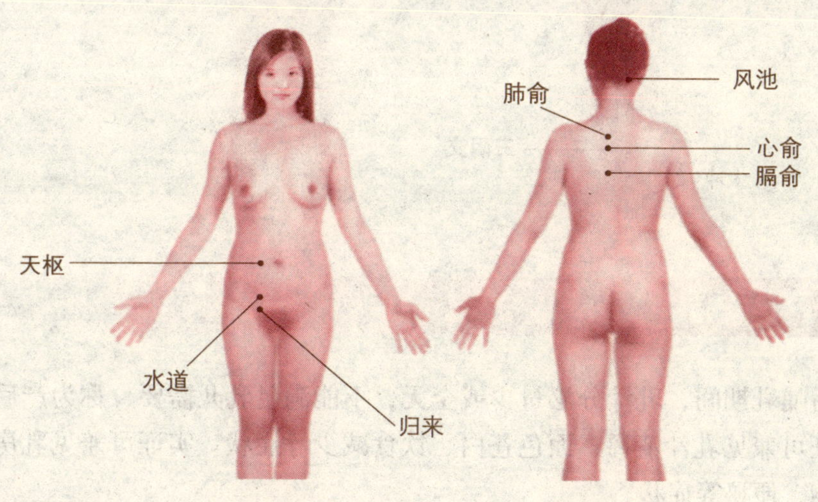

更年期综合征

更年期综合征是指更年期妇女（一般年龄在45~52岁），因卵巢功能衰退直至消失，引起内分泌失调和自主神经紊乱的症状。临床上出现的症候往往因人而异，轻重不一，但多伴有月经紊乱、烦躁易怒、烘热汗出、心悸失眠、头晕耳鸣、健忘、多疑、感觉异常、性欲减退、面目或下肢浮肿、倦怠无力、纳呆、便溏，甚则情志失常。

【拔罐部位】

(1) 头颈部：太阳、印堂、风池、风府、大椎。

(2) 背部：天宗、脾俞、肾俞。

(3) 腹部：气海、关元。

(4) 下肢部：三阴交、太冲。

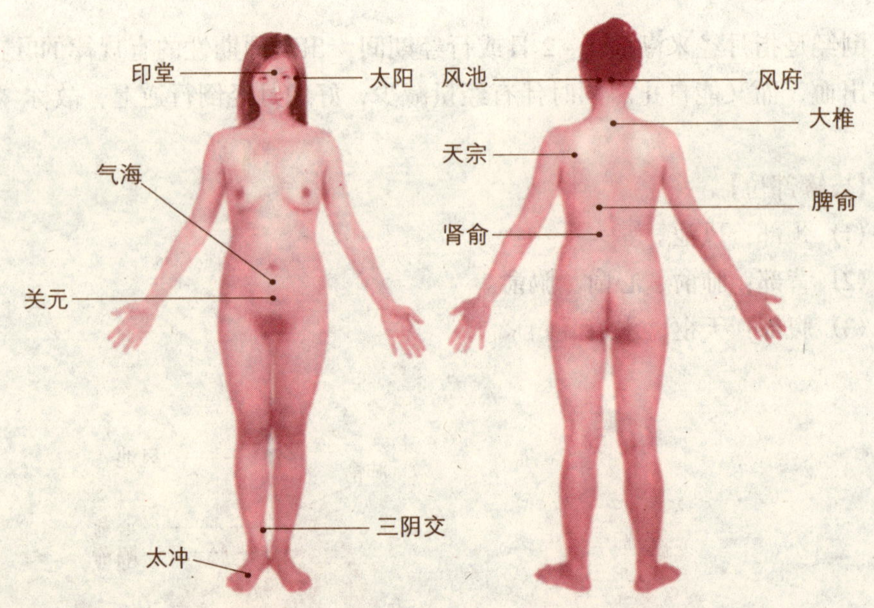

产后缺乳

产后哺乳期间，乳汁分泌量少或全无，不能满足乳儿需要，称为产后缺乳。虚证可兼见乳汁清稀、面色苍白、饮食减少等症状。实证可兼见乳房胀痛、胸闷、便秘等症状。

【拔罐部位】

(1) 背部：肝俞、脾俞、胃俞。

(2) 胸腹部：膻中、乳根、中脘、关元。

(3) 上肢部：曲池、内关、外关、合谷。

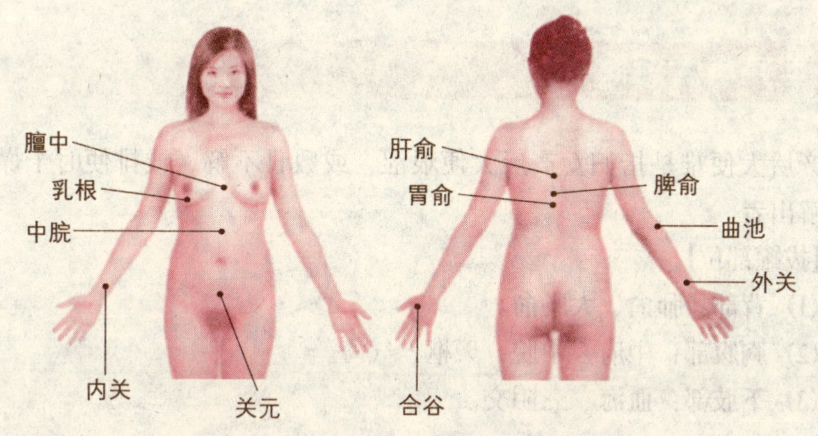

产后腹痛

产后腹痛是指产妇分娩后，由于不协调的局部子宫收缩而引起的下腹部疼痛。产后腹痛以经产妇，特别是急产后多见。一般于产后 1~2 日即可出现。腹痛轻者，可逐渐自行消失；重者疼痛多为阵发性，哺乳时疼痛加重。

【拔罐部位】

(1) 背部：肾俞、腰阳关。

(2) 腹部：天枢、归来、气海、关元。

(3) 下肢部：足三里、三阴交。

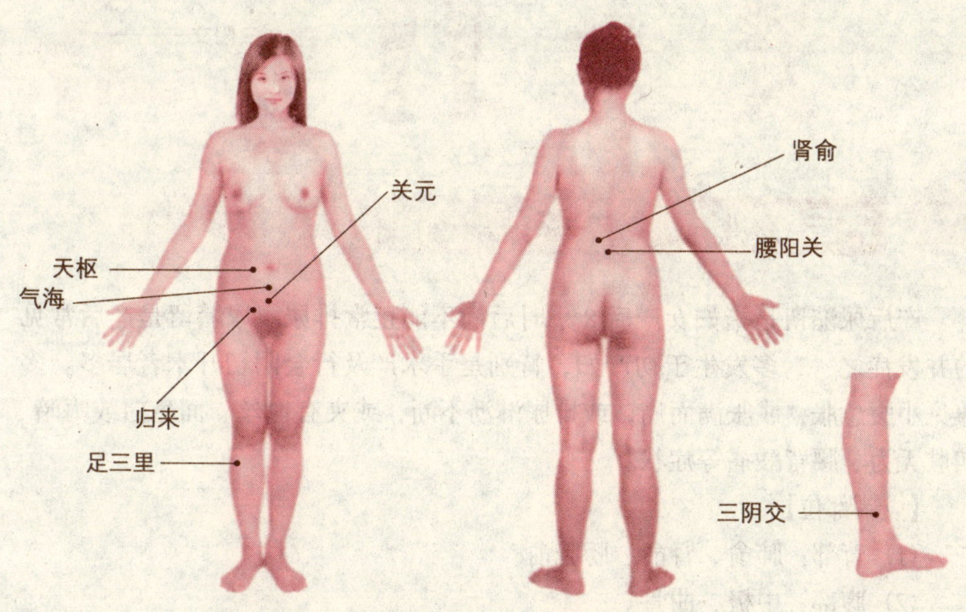

产后大便难

产后大便难是指妇女产后大便艰涩，或数日不解，或排便时干燥疼痛，难以解出者。

【拔罐部位】

(1) 背部：肺俞、大肠俞。

(2) 胸腹部：中府、中脘、天枢、气海。

(3) 下肢部：血海、三阴交。

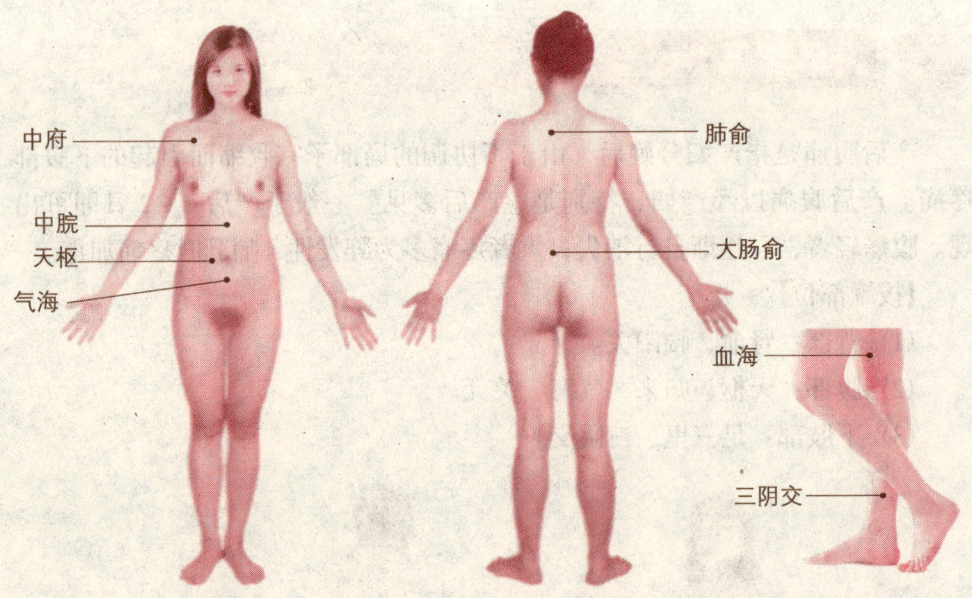

产后尿潴留

产后尿潴留是指妇女产后 8 小时后尚不能正常排尿。尿潴留是产后常见的并发症之一，多发生于初产妇，特别是手术产及行会阴切开术者居多。多兼见小腹急胀，或胀满而痛，或排尿淋沥不断，或夹有血丝、面色白或晦暗、四肢无力、腰背酸痛等症状。

【拔罐部位】

(1) 背部：肺俞、肾俞、膀胱俞。

(2) 腹部：中极、曲骨。

(3) 下肢部：足三里、三阴交。

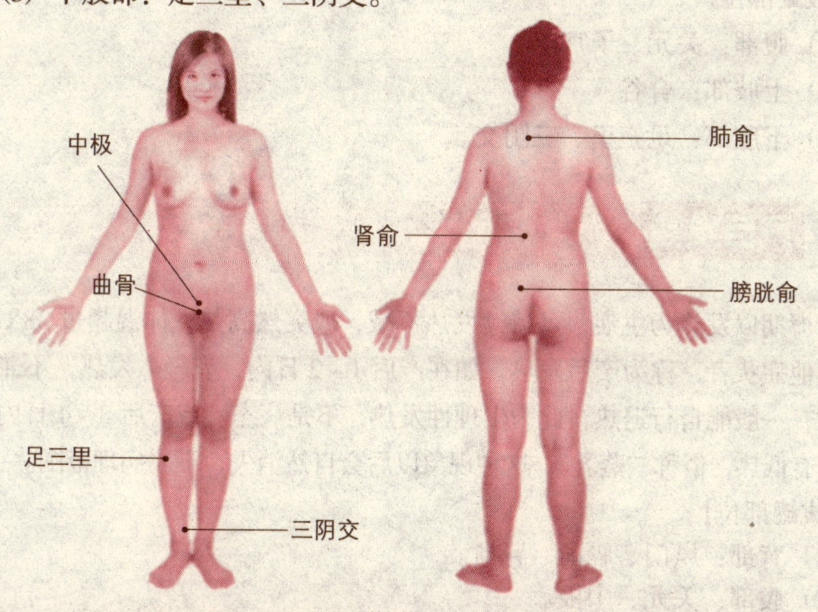

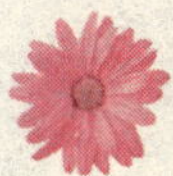

产后宫缩无力

产后子宫肌纤维的缩复功能不良者，称为产后宫缩无力。主要表现为产后出血，宫缩时出血量少，松弛时出血量多。出血多时，血色暗红或有凝块，可于产后 24 小时内达 400 毫升以上。依出血的多少，产妇可兼见面色苍白、出冷汗、四肢发凉、血压下降、脉搏细而快等，严重者可出现昏迷状态。

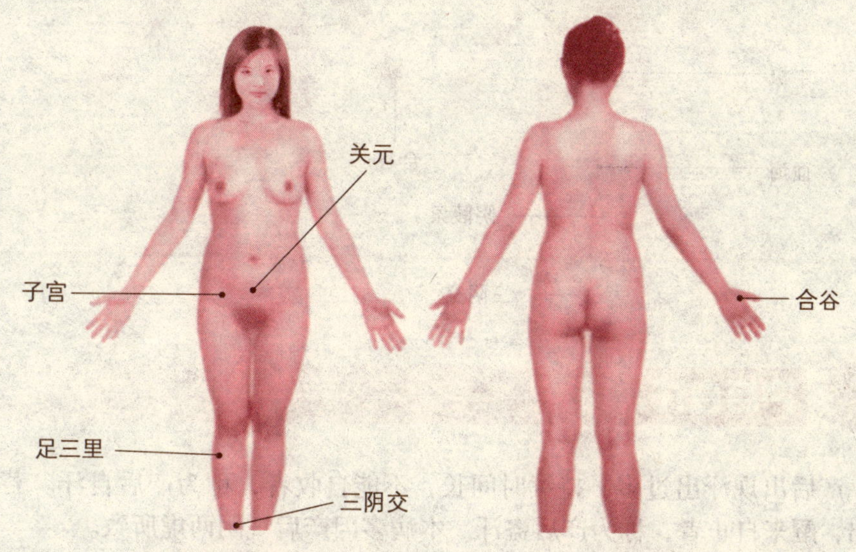

【拔罐部位】

⑴ 腹部：关元、子宫。

⑵ 上肢部：合谷。

⑶ 下肢部：足三里、三阴交。

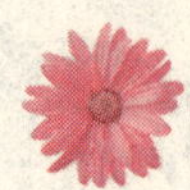

产后发热

产褥期以发热为主症，可持续发热不减，或突然高热，体温超过 38℃，并伴有其他症状者，称为产后发热。如在产后 1～2 日内，有轻微发热，不兼有其他症状，一般能自行退热，此为生理性发热，不是病态。或产后 3～4 日内，泌乳期间有低热，俗称“蒸乳”，这种现象以后会自然消失，不属病理范围。

【拔罐部位】

⑴ 背部：风门、膈俞、肾俞。

⑵ 腹部：关元、中极。

⑶ 上肢部：曲池、合谷。

⑷ 下肢部：血海、阴陵泉、三阴交。

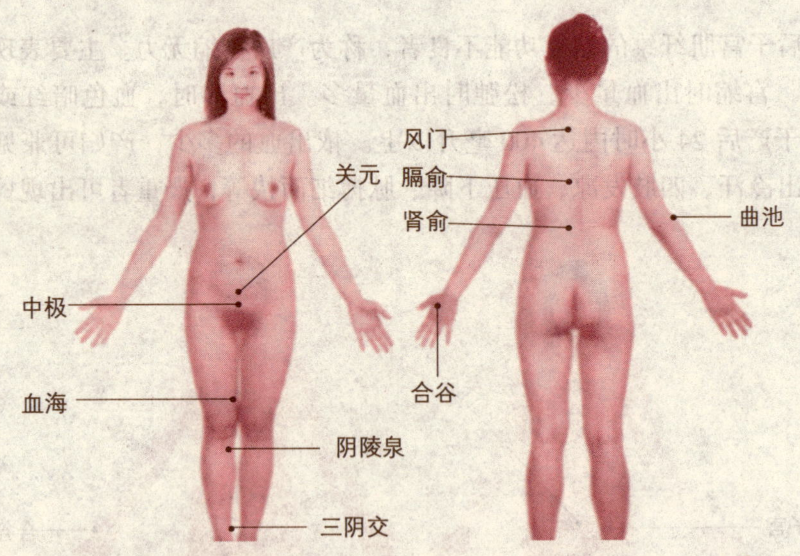

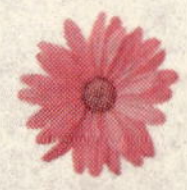

产后自汗、盗汗

产后出现汗出过多，持续时间长，不能自收者，称为产后自汗。若睡中汗出，醒来自止者，称为产后盗汗。本病多因产后气阴两虚所致。

【拔罐部位】

(1) 颈背部：大椎、脾俞、肾俞。

(2) 上肢部：合谷。

(3) 下肢部：足三里、复溜。

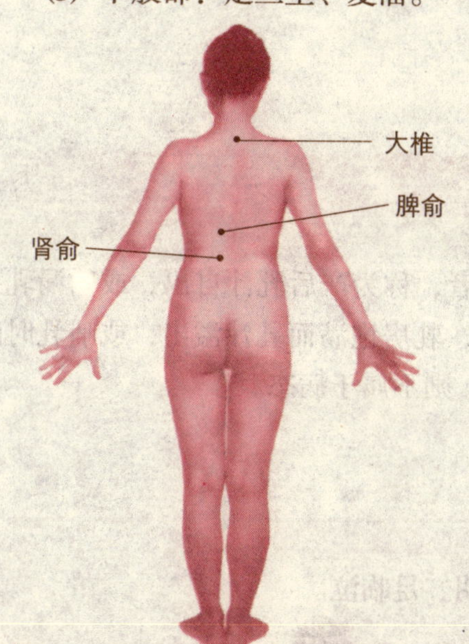

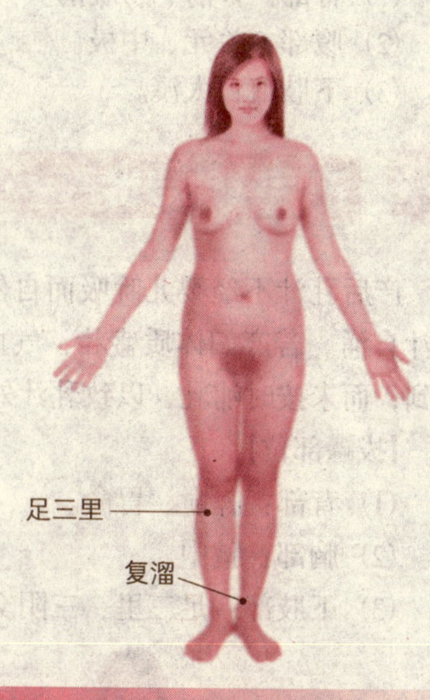

产后小便频数、失禁

产后小便次数增多，甚至日夜数十次，或产后不能约束小便而自遗，前

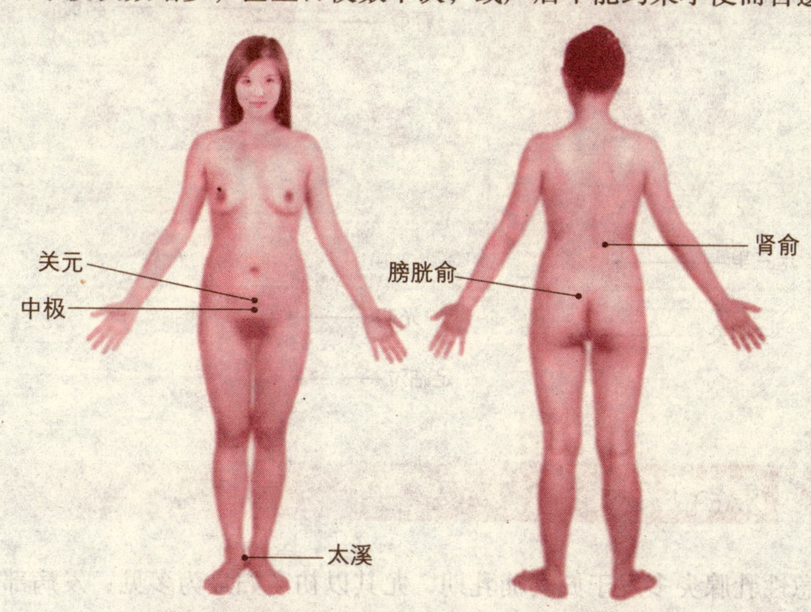

者称产后小便频数，后者称产后小便失禁。本病多因妇人产后膀胱受损或气虚不固而致。

【拔罐部位】

(1) 背部：肾俞、膀胱俞。

(2) 腹部：关元、中极。

(3) 下肢部：太溪。

产后乳汁自出

产后乳汁不经婴儿吮吸而自然流出者，称为产后乳汁自出，或叫漏乳及乳汁自涌。若产妇体质盛壮，气血充足，乳房饱满而乳汁溢出，或哺乳时间已到，而未按时哺乳，以致乳汁外溢者，则不属于病态。

【拔罐部位】

(1) 背部：脾俞、胃俞。

(2) 胸部：膻中。

(3) 下肢部：足三里、三阴交、光明、足临泣。

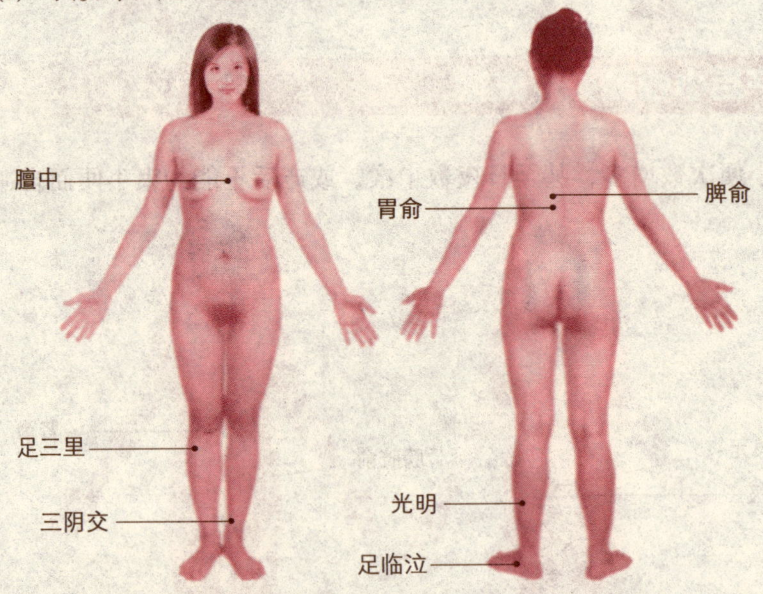

急性乳腺炎

急性乳腺炎多发于妇女哺乳期，尤其以初产妇最为多见，发病部位大多在乳房上方，常为单发。初期时，乳房肿胀疼痛，局部或有包块，皮色或白或红，伴发热恶寒。成脓期时，乳房肿块增大，疼痛，并有持续啄痛，乳头可有脓液排出，久则溃烂流脓。如排脓不畅、肿硬不消、余热不退，则要迁延时日。

【拔罐部位】

(1) 背部：肝俞、脾俞、胃俞。

(2) 胸腹部：乳根、膻中、期门、中脘、天枢。

(3) 上肢部：曲池。

(4) 下肢部：足三里、行间。

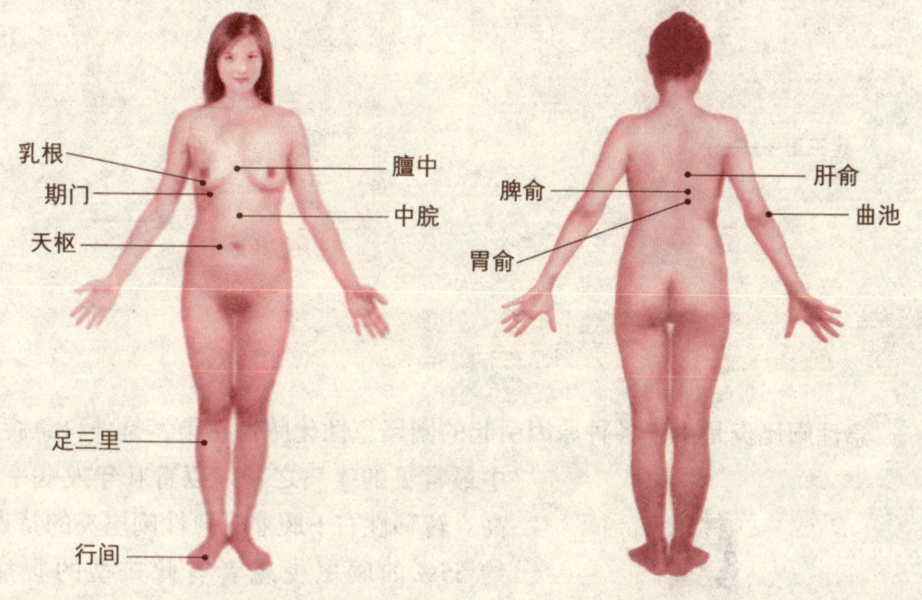

乳腺增生

乳腺增生是由于人体内分泌功能紊乱而引起乳腺结构异常的一种疾病。临床表现为乳房肿痛，具有周期性，常发生或加重于月经前期或月经期。乳房肿块常为多发性、扁平性，或呈串珠状结节，大小不一，质韧不硬，周界不清，推之可动，经前增大，经后缩小，病程长，发展缓慢。此病多发于30～40岁妇女。

【拔罐部位】

(1) 背部：肝俞、脾俞、肾俞。

(2) 胸部：膻中。

(3) 上肢部：外关、合谷。

(4) 下肢部：足三里、三阴交、太溪。

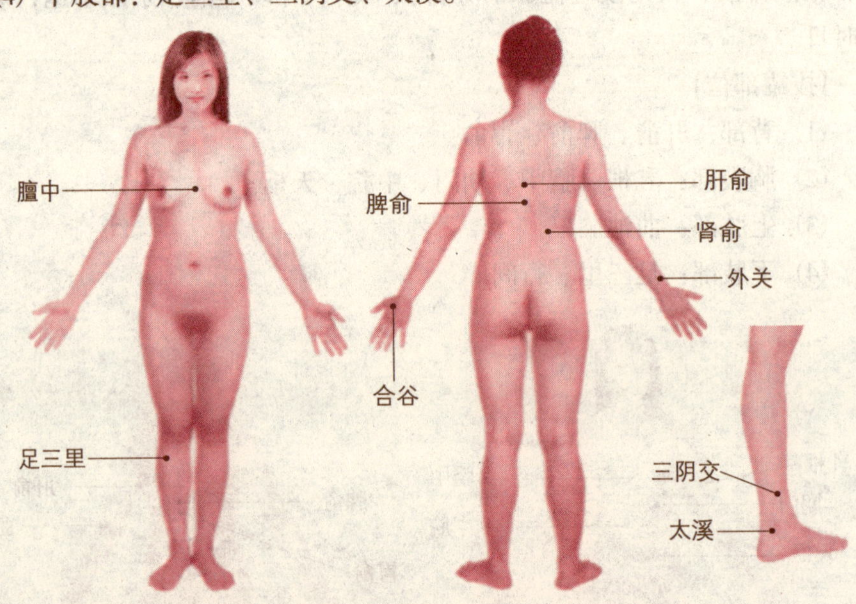

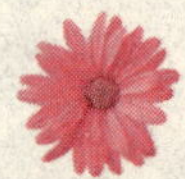

急性阑尾炎

急性阑尾炎是由于各种原因引起的阑尾急性化脓性感染，是外科急腹症中最常见的疾病之一。以青壮年发病率最高。转移性右下腹痛是急性阑尾炎的特点，约 55% 的阑尾炎患者有此典型的腹痛，90% 的阑尾炎患者均有不同程度的恶心，儿童及青少年常有呕吐。发病初期部分患者可有轻度头痛、乏力及咽痛等症状，随病情发展可出现发热、出汗、口渴、尿黄、脉搏加快等中毒症状。

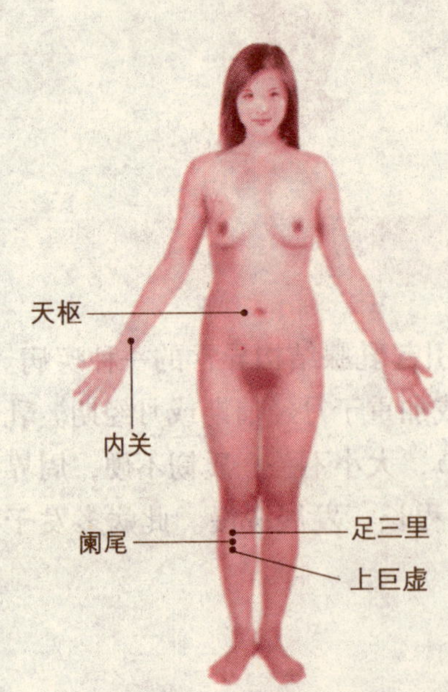

【拔罐部位】

(1) 腹部：天枢。

(2) 上肢部：内关。

(3) 下肢部：足三里、阑尾、上巨虚。

急性肠梗阻

肠管内容物通过障碍称为肠梗阻。各类急性肠梗阻共有四大症状：①腹痛。机械性肠梗阻表现为腹中部阵发性绞痛。开始疼痛较轻，逐渐加重，直至绞痛高峰，随后又逐渐减轻直至消失，过片刻后再次发作。狭窄性肠梗阻为持续性腹痛伴有阵发性加剧，绞痛发作快，消失也快。麻痹性肠梗阻为持续性胀痛。②呕吐。呈反射性呕吐，吐出食物、胃液、肠液及胆液。③腹胀。④停止排气、排便。

【拔罐部位】

(1) 腹部：中脘、天枢。

(2) 上肢部：曲池、合谷。

(3) 下肢部：足三里、内庭。

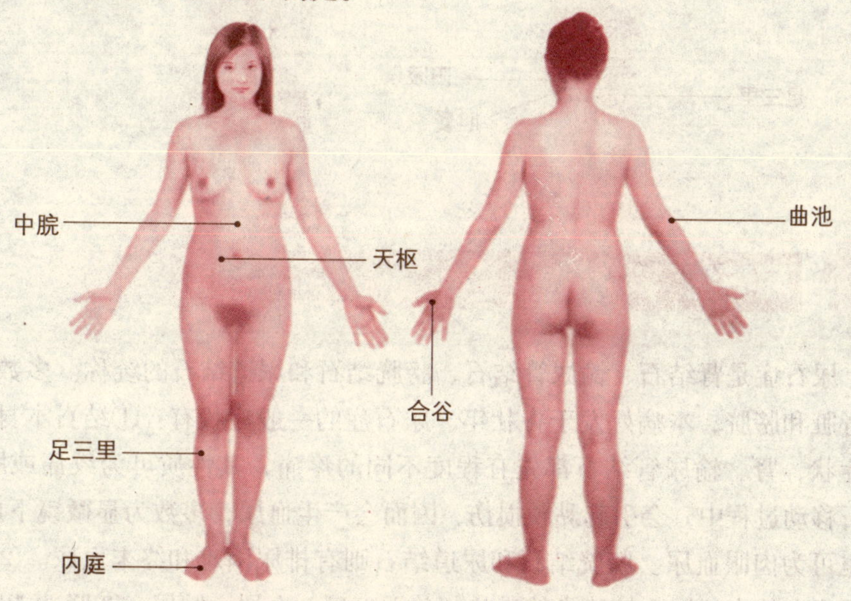

急性胆囊炎

急性胆囊炎是由于细菌的侵袭或胆囊管胆石阻塞而引起的胆囊炎症。多见于女性，临床表现为胆绞痛，多发生于饱餐或进食油腻食物之后。开始疼痛主要在上腹部，逐渐转至右上腹，呈持续性疼痛伴有阵发性加剧。腹痛发作后出现发热，体温升到38～39℃。

【拔罐部位】

(1) 背部：胆俞。

(2) 腹部：中脘。

(3) 上肢部：曲池、内关。

(4) 下肢部：足三里、阳陵泉、胆囊。

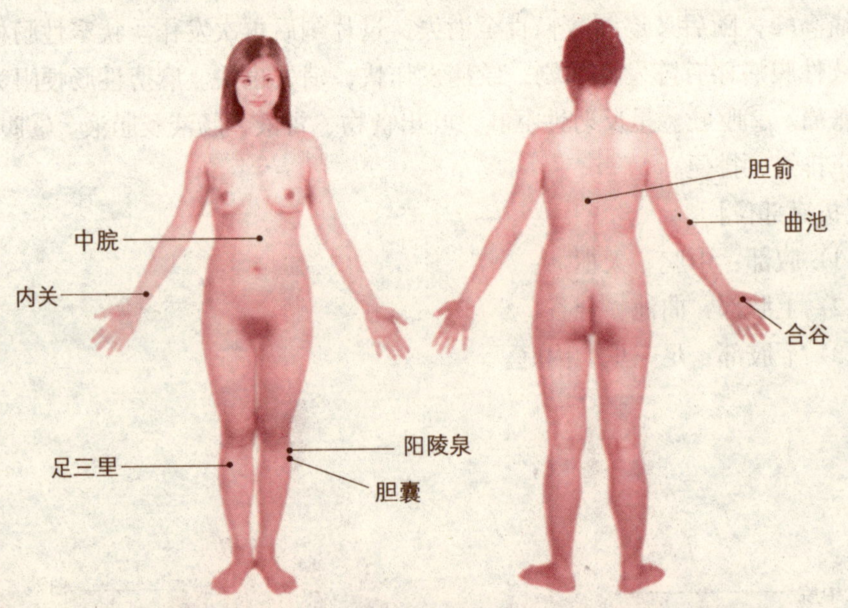

尿石症

尿石症是肾结石、输尿管结石、膀胱结石和尿道结石的统称。多数原发于肾脏和膀胱，本病好发于青壮年。尿石症的一般症状有：①结石本身引起的症状，肾、输尿管结石都先有程度不同的疼痛，其性质可为绞痛或胀痛。结石移动过程中，会引起黏膜损伤，因而会产生血尿，多数为显微镜下血尿，但也可为肉眼血尿。膀胱结石和尿道结石则有排尿困难和终末血尿。②许多结石患者伴有泌尿系统感染的症状，并无疼痛、血尿、脓尿。③肾功能障碍，可引起一侧肾积水和进行性肾功能减退。

【拔罐部位】

(1) 背部：三焦俞、肾俞、志室、膀胱俞。

(2) 腹部：天枢、气海。

(3) 上肢部：内关、合谷。

(4) 下肢部：足三里。

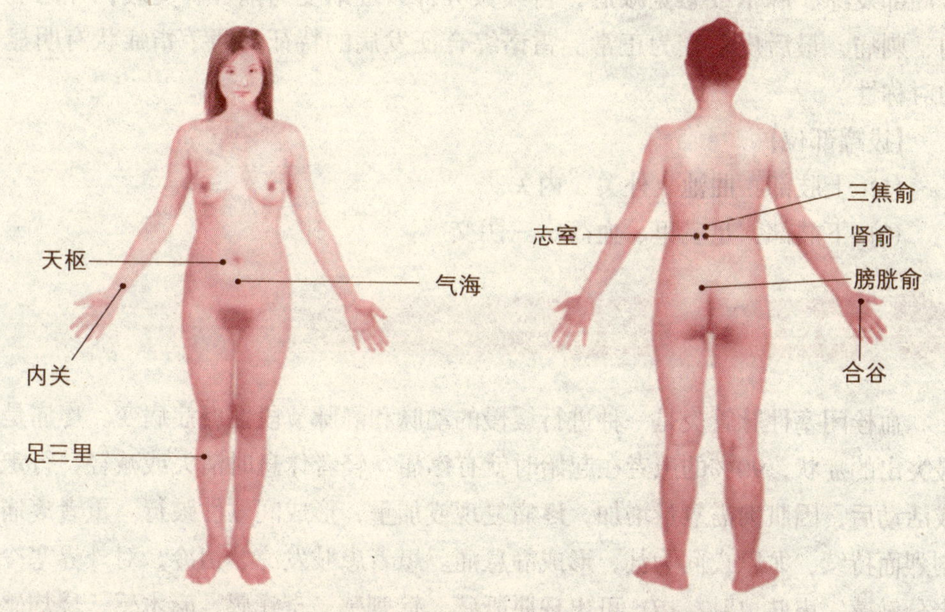

雷诺综合征

是指肢体动脉和小动脉出现阵发性收缩状态。发病年龄多为20~30岁。雷诺综合征几乎都发生于妇女。常在受寒或情绪激动后，手指皮色突然变为苍白，继而发紫。发作常从指尖开始，以后扩展到整个手指，甚至掌部，伴

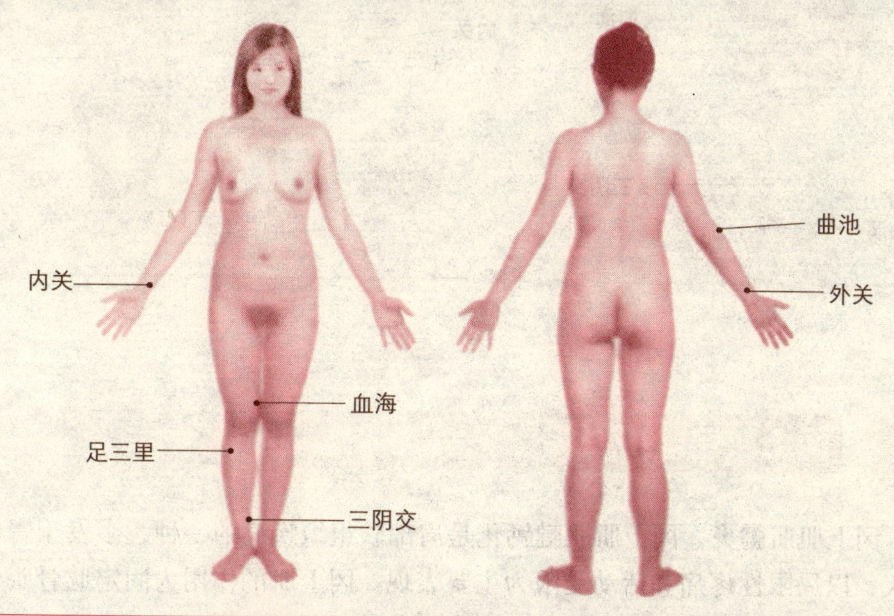

有局部发凉、麻木或感觉减退，持续数分钟后逐渐变为潮红、变暖，并感烧灼、刺痛，最后皮色变为正常。雷诺综合征发病的特征为两手指症状有明显的对称性。

【拔罐部位】

(1) 上肢部：曲池、外关、内关。

(2) 下肢部：足三里、血海、三阴交。

血栓闭塞性脉管炎

血栓闭塞性脉管炎是一种进行缓慢的动脉和静脉节段性炎症病变。疼痛是最突出的症状，90%的患者在起始时就有疼痛。轻者休息时消失或减轻，行走或活动后，因肌肉需氧量增加，疼痛复现或加重，形成间歇性跛行。重者疼痛剧烈而持续，尤以夜间为甚，形成静息痛。患者患肢发凉、怕冷，对外界寒冷十分敏感。患肢（趾、指）可出现胼胝感、针刺感、奇痒感、麻木感、烧灼感等异常感觉。皮色可出现异常苍白，并在苍白的基础上，出现潮红或发绀。

【拔罐部位】

(1) 上肢部：曲池、内关、合谷、中渚。

(2) 下肢部：足三里、三阴交、委中、血海、丰隆、太溪。

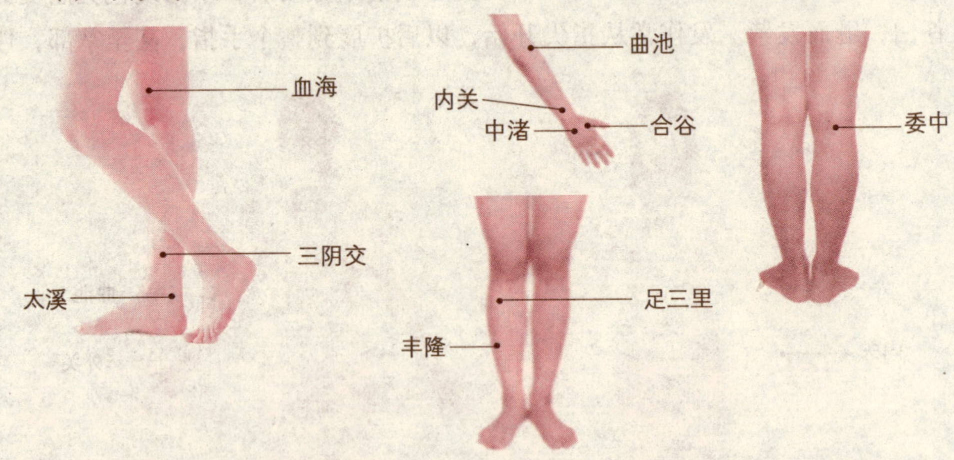

冈上肌肌腱炎、冈上肌肌腱钙化

冈上肌肌腱炎、冈上肌肌腱钙化是肩部软组织疾病的一种，多发于青中年人，以局限性疼痛和活动受限为主要表现。冈上肌的作用为固定肱骨头于肩胛盂中，并与三角肌协同动作使上肢外展。冈上肌肌腱易慢性劳损、退变等产生无菌性炎症。

【拔罐部位】

(1) 肩背部：巨骨、天髎、秉风、曲垣。

(2) 上肢部：肩髎、曲池、小海、外关。

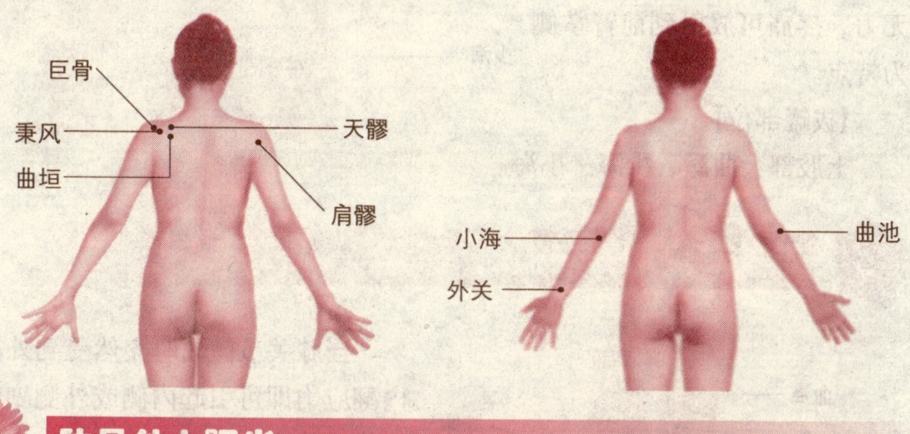

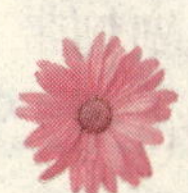

肱骨外上髁炎

肱骨外上髁炎，又名肱桡滑囊炎、桡侧伸腕肌腱起点损伤或网球肘。多因急性扭伤或拉伤而引起，多见于需反复做前臂旋转、用力伸腕的成年人，好发于右侧。临床以患者肘后外侧疼痛，尤其在旋转背伸、提、拉、端、推等动作时疼痛更为剧烈，同时延伸腕肌向下放射，局部可微呈肿胀。前臂旋转及握物无力。

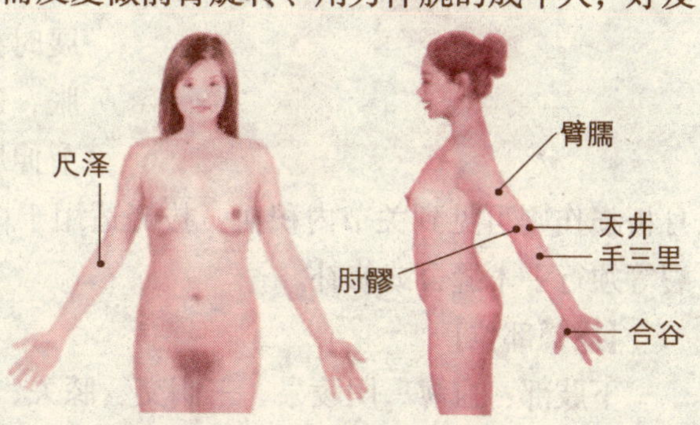

【拔罐部位】

上肢部：臂臑、肘髎、天井、手三里、尺泽、合谷。

肱骨内上髁炎

肱骨内上髁是前臂屈肌总腱附着部。由于某项工作需反复屈腕、伸腕，做前臂旋前的动作，使前臂屈腕肌群牵拉，引起肱骨内上髁肌腱附着处的集叠性损伤，产生慢性无菌性炎症。或在跌仆受伤，腕关节背伸、前臂外展、旋前位姿势时，往往引起肱骨内上髁肌肉起点撕裂伤，产生水肿，继之纤维瘢痕化。肱骨内上髁炎以患者屈伸腕关节时肱骨内上髁处疼痛，局部疼痛无力，疼痛可放射到前臂掌侧为特点。

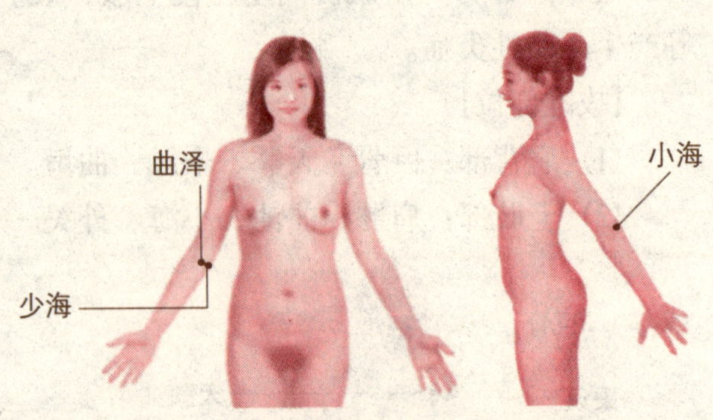

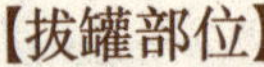
【拔罐部位】

上肢部：曲泽、少海、小海。

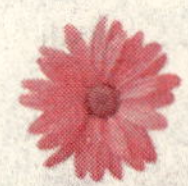

膝关节侧副韧带损伤

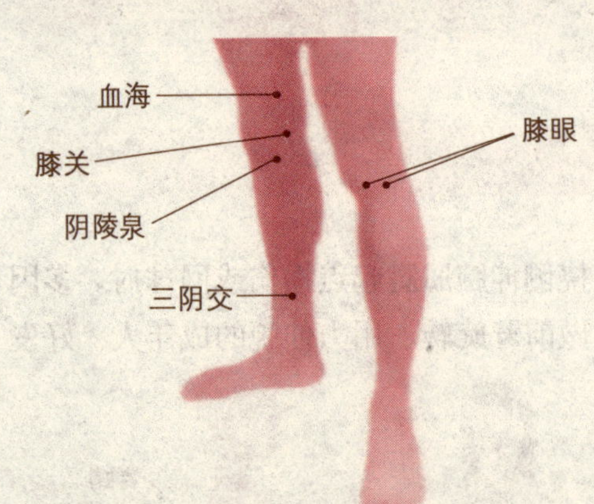

当膝关节微屈时突然受到外翻或内翻应力即可引起内侧或外侧副韧带损伤。临床上内侧副韧带损伤占绝大多数。内侧副韧带拉伤或部分撕裂的患者，一般有明确的外伤史，临床以膝关节内侧疼痛、压痛，小腿被动外展时疼痛加剧，膝内侧有局限性肿胀，2～3 日可出现皮下瘀斑，膝关节伸屈活动受限为特点。如合并有半月板损伤则可见到关节内积血。拔罐适用于韧带的扭伤及部分撕裂，完全断裂等须行手术缝合或修补。

【拔罐部位】

下肢部：血海、阴陵泉、三阴交、膝关、膝眼。

半月板损伤

在下肢负重，上部固定，膝部略屈时，如突然过度内旋、伸膝或外旋、伸膝，半月板来不及退开而被挤压，可引起内侧半月板或外侧半月板撕裂。临床表现为关节肿胀，关节交锁即膝关节不能活动，肌肉萎缩（肌肉萎缩一般以股四头肌最明显，患者常因患肢无力而突然“腿软”），关节滑落感（走路时感觉关节不平，有滑落感，尤其在走高低不平的道路、上下台阶或楼梯时最明显），有压痛点（压痛点多位于半月板的边缘和其前角），自诉关节活动时有弹响。

【拔罐部位】

下肢部：梁丘、膝眼、膝阳关、阳陵泉、委中、曲泉。

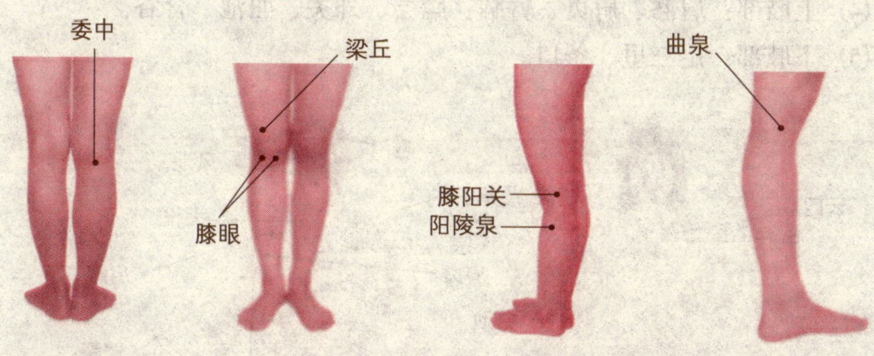

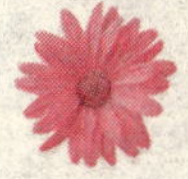

跖筋膜劳损

跖筋膜即跖腱膜，是足底的深筋膜，位于足底部，附着在跟骨结节上，其中央部分坚强，内、外侧部分薄弱。有保护足底肌肉、肌腱，协助活动，保护足底关节，支持足弓的作用，同时又是足底某些内在肌的起点。日常挑担、负重行走、长途跋涉、局部挫伤均可引起跖筋膜劳损。跖筋膜劳损以足跟下或足心疼痛，足底有紧张感，不能久行，每遇劳累则更甚，得热则舒，遇寒痛增为特点。

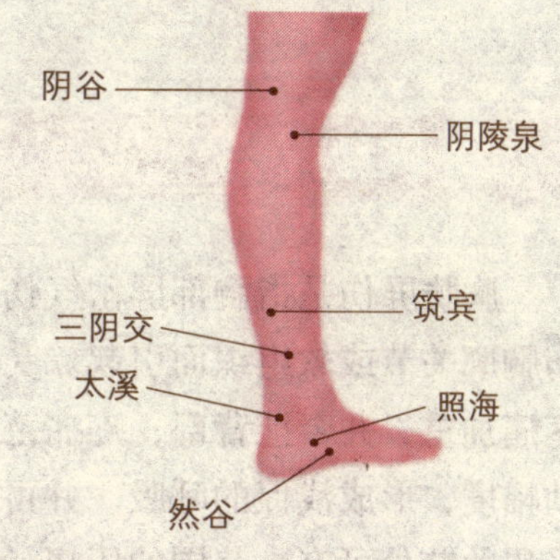

【拔罐部位】

下肢部：阴谷、阴陵泉、筑宾、三阴交、太溪、照海、然谷。

肩周炎

肩周炎又称漏肩风、五十肩、冻结肩，是以肩关节疼痛和活动不便为主要症状的常见病症。多见于体力劳动者。如得不到有效的治疗，有可能严重影响肩关节的功能活动，妨碍日常生活。

【拔罐部位】

(1) 头颈部：风池、哑门、大椎。

(2) 肩背部：肩井、天宗。

(3) 胸部：云门、中府、缺盆。

(4) 上肢部：肩髎、肩贞、臂臑、臑会、外关、曲池、合谷。

(5) 下肢部：足三里、条口。

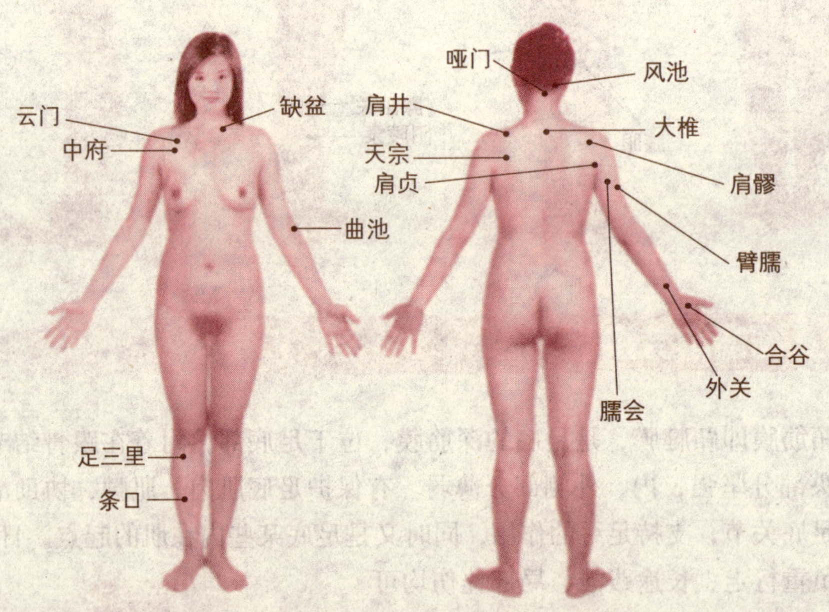

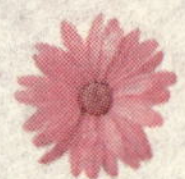

胸胁屏伤

胸胁屏伤是指胸部屏岔气伤。多因举重抬扛，用力不匀或动作不协调损伤胸廓关节或软组织而引起。受伤后即出现一侧胸胁部疼痛，咳嗽或呼吸时疼痛加重，并牵扯背部，疼痛范围较广而无定处，患者保护性地减少呼吸运动幅度，形成浅促的呼吸。并可伴有胸闷不适。肋椎关节半脱位的患者，其受累关节处可有小范围的压痛。若系胸壁固有肌的撕裂或痉挛，在相应的肋间隙可见肿胀、压痛或肋间隙稍窄等现象。

【拔罐部位】

(1) 胸胁部：膻中、大包、期门、日月、章门。

(2) 背部：膏肓、肝俞。

(3) 上肢部：内关。

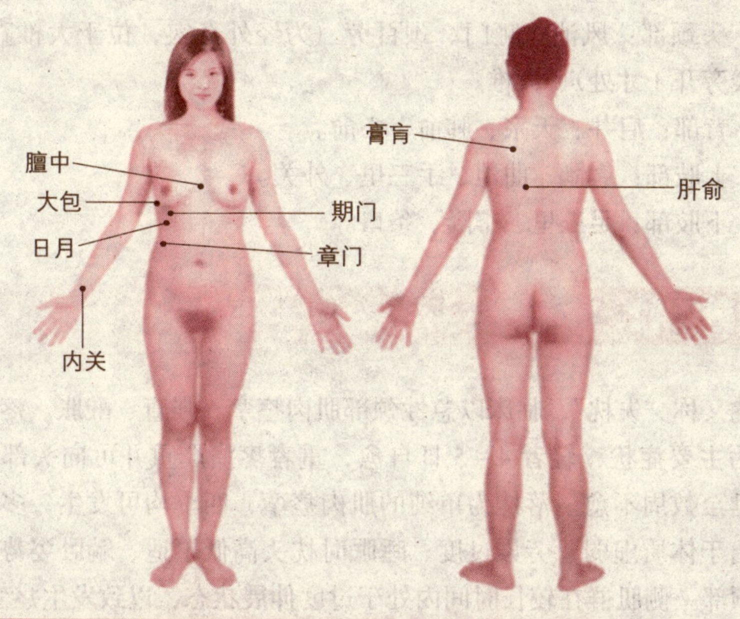

颈椎病

颈椎病又称颈椎综合征，是中老年人的常见病、多发病。本病是由于颈椎增生刺激或压迫颈神经根、颈部脊髓、椎动脉或交感神经而引起的综合征。患者早期常感到颈部难受、僵硬、酸胀、疼痛，有时伴有头痛、头晕、肩背酸痛。以后出现头部不能向某个方向转动，当颈部后仰时可有窜电样的感觉放射至手臂上，并出现手指麻木，视力模糊等症状。重者可致肢体酸软无力，甚至大小便失禁、瘫痪。

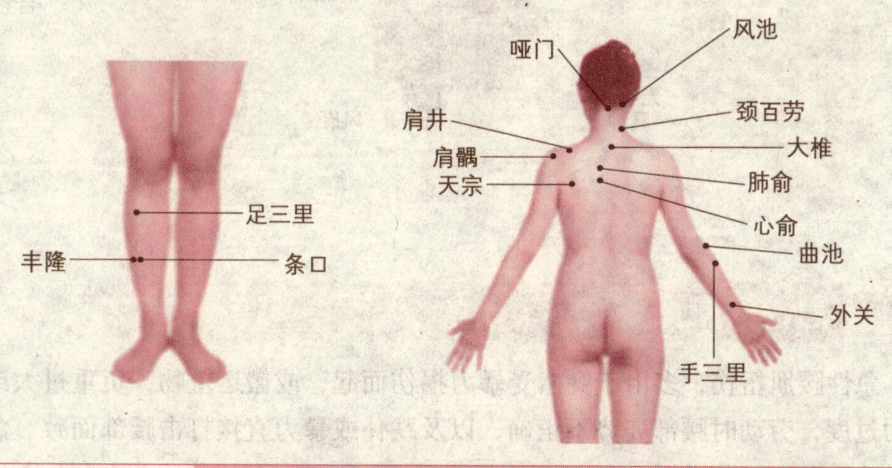

【拔罐部位】

(1) 头颈部：风池、哑门、颈百劳（为经外奇穴，位于大椎直上2寸，后正中线旁开1寸处）、大椎。

(2) 背部：肩井、天宗、肺俞、心俞。

(3) 上肢部：肩髃、曲池、手三里、外关。

(4) 下肢部：足三里、丰隆、条口。

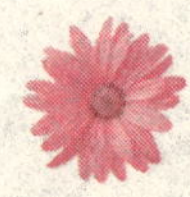

落　枕

落枕又称“失枕”，临床以急性颈部肌肉痉挛，强直、酸胀、疼痛以致转动失灵为主要症状，轻者4～5日自愈，重者疼痛严重并可向头部及上肢放射，可延至数周不愈。落枕为单纯的肌肉痉挛，四季均可发生，多见于成年人，多由于体质虚弱、劳累过度、睡眠时枕头高低不适、躺卧姿势不良等因素，使颈部一侧肌群在较长时间内处于过度伸展状态，以致发生痉挛所造成。

【拔罐部位】

(1) 头颈部：风池、风府。

(2) 肩背部：肩井、天宗。

(3) 上肢部：外关、合谷、液门。

(4) 下肢部：光明、悬钟。

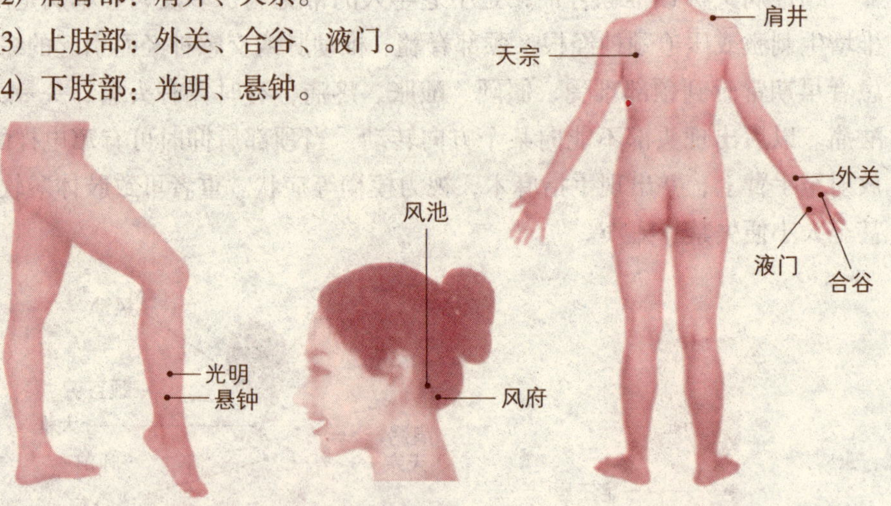

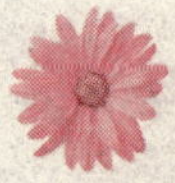

急性腰肌扭伤

急性腰肌扭伤，多由于突然受暴力损伤而起，或搬运重物，负重过大或用力过度，劳动时腰部姿势不正确，以及跌仆或暴力直接打击腰部而致。急性腰肌扭伤以腰部剧痛，活动不便，坐、卧、翻身都有困难，甚至不能起床，连咳嗽、深呼吸都感疼痛加重为主要症状。也有些患者，在扭、闪腰时，腰部疼痛并不剧烈，还能连续工作，数小时或1～2日后，腰痛才逐渐加剧。

【拔罐部位】

(1) 腰部：肾俞、腰阳关。

(2) 下肢部：环跳、委中。

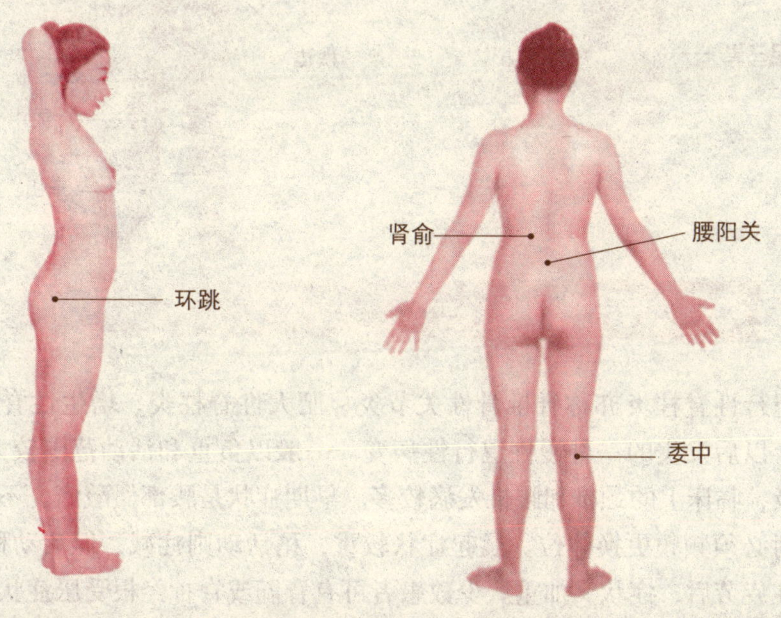

慢性腰肌劳损

慢性腰肌劳损主要是指腰骶部肌肉、筋膜等软组织慢性损伤。在慢性腰痛中，本病占有相当的比重。常因劳动中姿势不良，或急性腰部软组织损伤后未及时治疗或反复多次损伤，或由先天性畸形所致。临床表现以腰骶部一侧或两侧酸痛不舒，时轻时重，缠绵不愈，劳损部位可有较广泛的压痛，压痛一般不甚明显。酸痛在劳累后加剧，休息后减轻，并与气候变化有关。在急性发作时，各种症状均显著加重，并可有肌痉挛、腰脊柱侧弯、下肢牵制作痛等症状出现。

【拔罐部位】

(1) 腰骶部：肾俞、大肠俞、八髎、秩边。

(2) 下肢部：委中、承山、足三里。

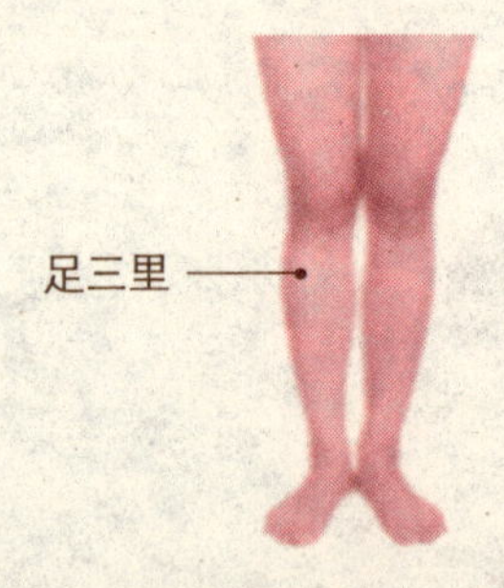

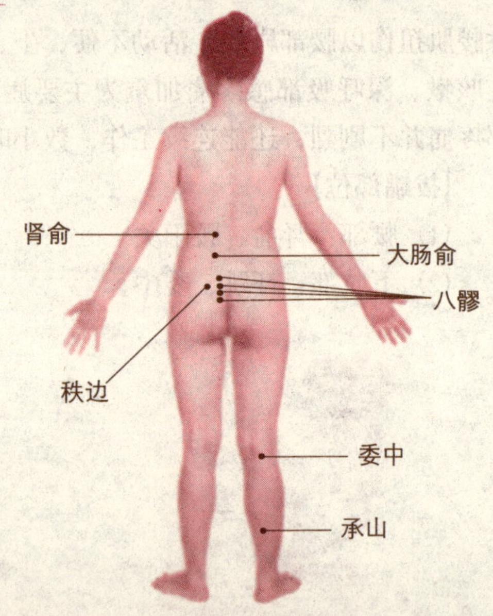

退行性脊柱炎

退行性脊柱炎亦称脊椎骨性关节炎、肥大性脊柱炎、增生性脊椎炎等，是中年以后发生的一种慢性退行性病变。一般以负重和活动范围较大的关节常累及，临床上的颈椎和腰椎发病较多。早期症状是腰部僵酸痛，不能久坐，久坐时必须频频更换体位。晨起症状较重，稍活动则症减，但活动稍久，尤其是在疲劳后，症状又加重。少数患者可有脊髓或脊神经根受压症状。

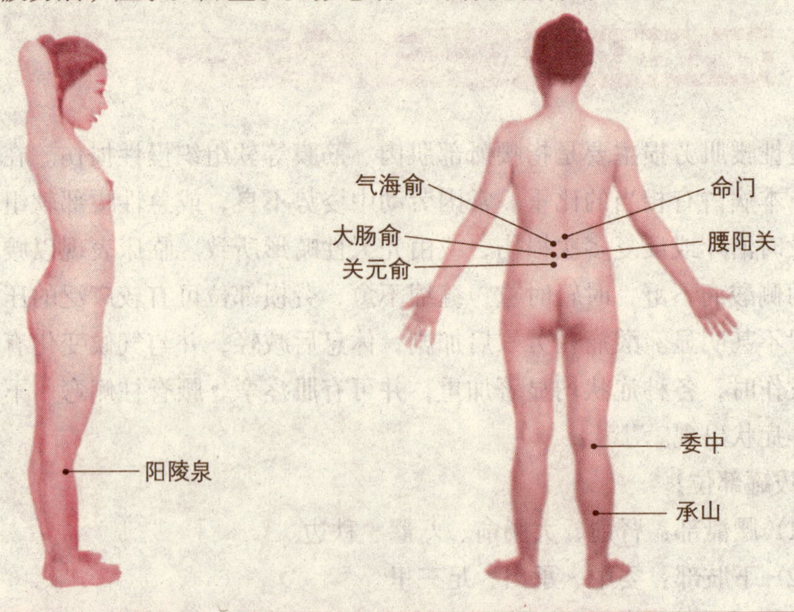

【拔罐部位】

(1) 背部：命门、腰阳关、气海俞、大肠俞、关元俞。

(2) 下肢部：委中、承山、阳陵泉。

梨状肌综合征

梨状肌位于臀部，起自骶骨前面，经坐骨大孔向外，止于股骨大转子内上方，是髋关节外旋肌，并有助外展后伸作用，该肌受骶神经支配。多数病人有扛抬重物或“闪”、“扭”的外伤史或受凉史。伤后臀部后部及大腿后侧疼痛，疼痛可放射至整个下肢。偶有小腿外侧发麻，重者行走困难，伴跛行，腹压增高时疼痛可明显加重。局限性压痛明显，髋内旋、内收受限并加重疼痛。

【拔罐部位】

(1) 背部：八髎、秩边。

(2) 下肢部：环跳、承扶、殷门、委中、阳陵泉、承山、悬钟、昆仑。

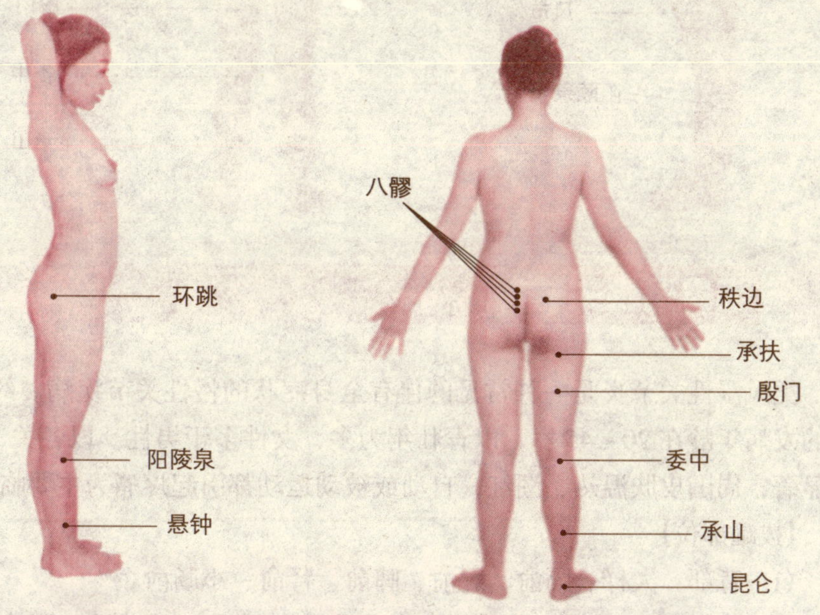

腰椎间盘突出症

腰椎间盘突出症又名“腰椎间盘纤维环破裂症”。易发于20～40岁，临床上以第四、第五腰椎和第五腰椎、第一骶椎之间的椎间盘最易发生病变。临床表现为腰部疼痛，严重者可影响翻身和坐立。一般休息后症状减轻，咳嗽、喷嚏或大便时用力，均可使疼痛加剧。脊柱侧弯、侧凸的方向表明突出物的位置和神经根的关系。有主观麻木感，患肢温度下降等症状。

【拔罐部位】

(1) 腰部：肾俞、大肠俞、关元俞。

(2) 下肢部：环跳、风市、承扶、殷门、委中、阳陵泉、承山。

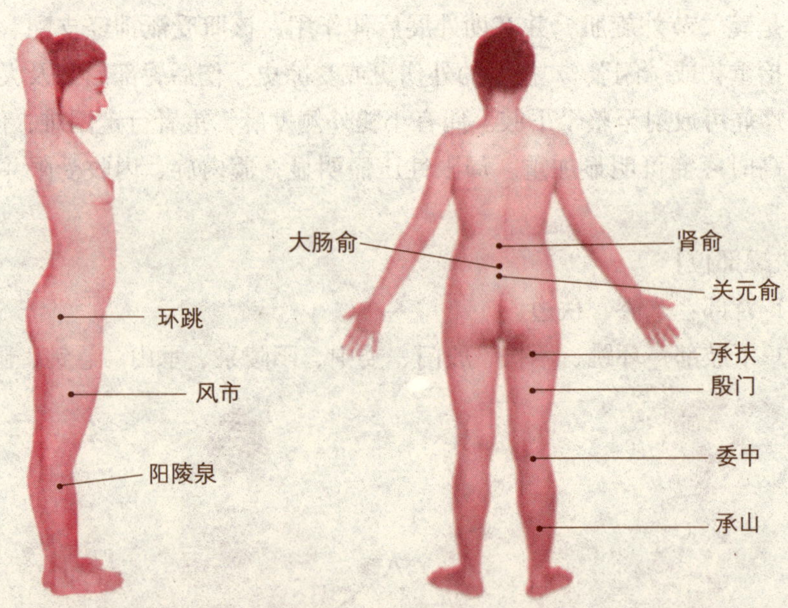

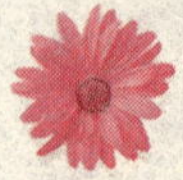

类风湿性关节炎

类风湿性关节炎是一种常见的伴有全身症状的慢性关节疾病。约80%患者的发病年龄在20~45岁，以青壮年为多，女性多于男性。以各关节肿大日渐显著，周围皮肤温热、潮红，自动或被动运动都引起疼痛为主要临床表现。

【拔罐部位】

(1) 背部：大杼、膈俞、肝俞、脾俞、肾俞、小肠俞。

(2) 上肢部：肩髃、肩髎、肩贞、曲池、尺泽、手三里、阳池、合谷、大陵。

(3) 下肢部：环跳、梁丘、委中、阳陵泉、足三里。

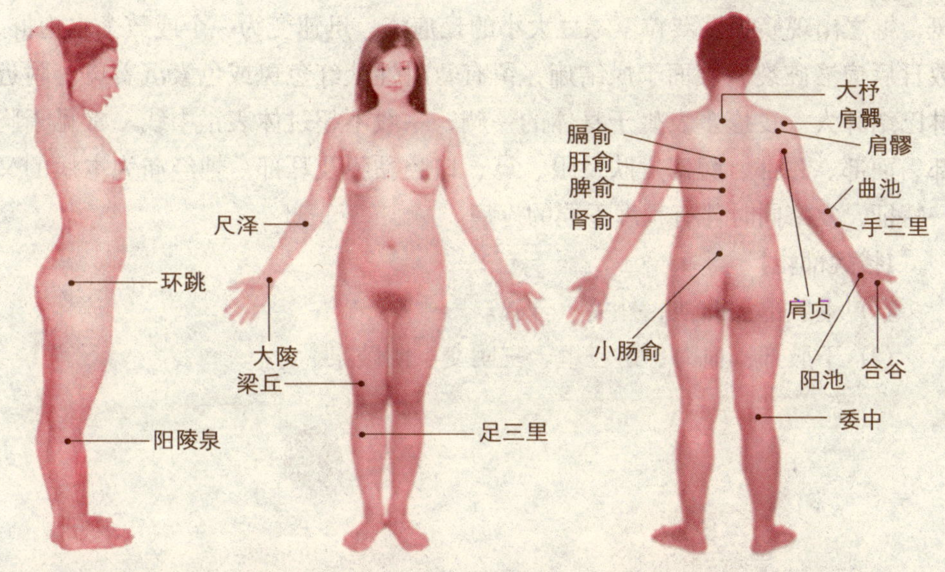

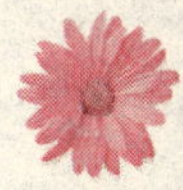

单纯疱疹

单纯疱疹是由单纯疱疹病毒感染引起，经呼吸道、口腔、生殖器黏膜或破损皮肤进入人体。临床表现为患处初感灼痒，数小时后出现红斑，迅速变为粟粒至绿豆大小的簇集性水疱，疱破后露出糜烂面，数日后干燥结痂，愈后可留暂时性色素沉着或浅瘢痕。附近淋巴结肿大。本病好发于口角、唇缘、鼻孔周围、口腔黏膜、扁桃腺、生殖器部位及臀部、会阴等处。

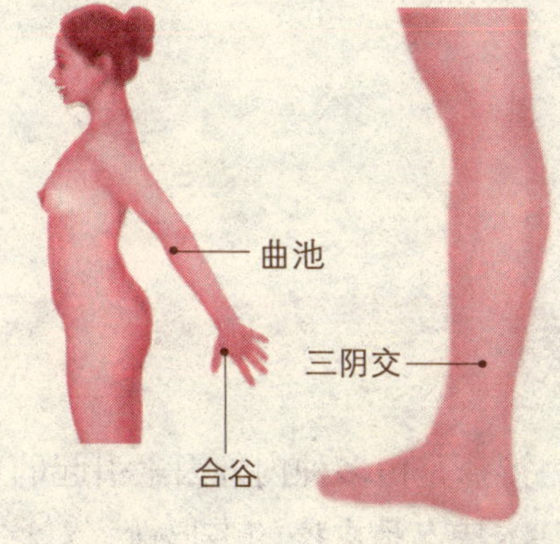

【拔罐部位】

(1) 上肢部：合谷、曲池。

(2) 下肢部：三阴交。

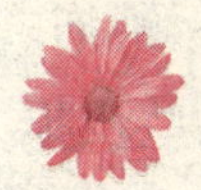

带状疱疹

带状疱疹是由带状疱疹病毒引起，由鼻黏膜进入人体，侵犯外胚层结构及感觉神经系统的组织而发病。常有轻度发热、倦怠、食欲不振等全身症状。将要发疹的部位出现痒感、感觉过敏、灼热及疼痛。经 1 ~ 3 日局部发生红斑，继之出现簇集性粟粒至绿豆大小的丘疱疹，迅速变为一个或数个水疱群，数日后疱液破裂后表面干燥结痂，留有暂时性淡红色斑或色素沉着斑。附近淋巴结肿大。皮疹多发生于身体的一侧，一般不超过体表正中线。常见于胸部、面部、颈部、腹部皮肤及眼、鼻、口腔黏膜及耳部。神经痛为本病的又一特征，发疹同时伴有程度不同的疼痛。

【拔罐部位】

(1) 上肢部：曲池、外关、合谷。

(2) 下肢部：血海、足三里、三阴交、阴陵泉。

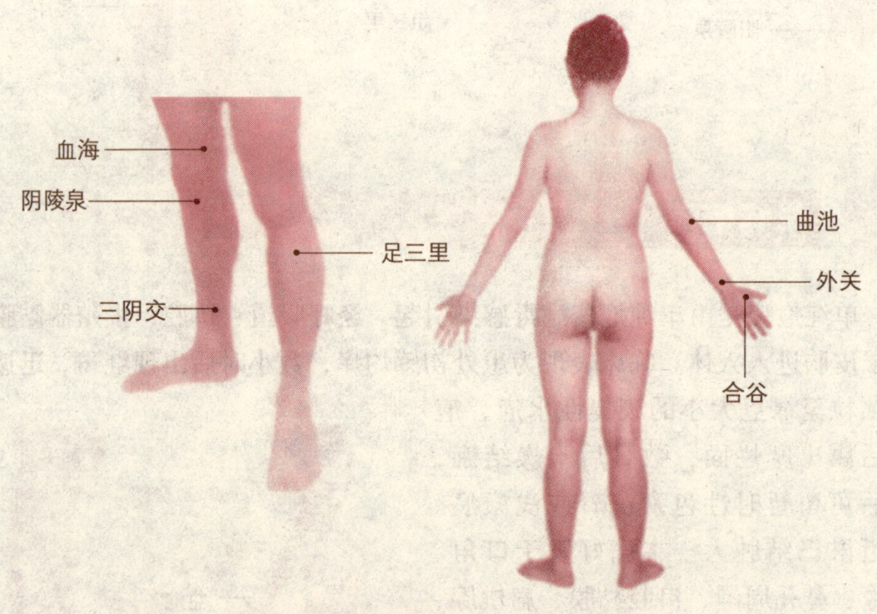

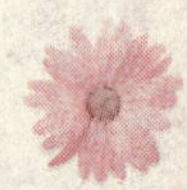

湿疹

湿疹是由多种内外因素引起的皮肤炎症反应性疾病。可发生于任何年龄。其基本特点是皮疹的多形性、对称性，易反复发作，剧烈瘙痒。皮疹呈多形性，如红斑、小丘疹、小水疱、丘疱疹、糜烂、渗出、结痂、皲裂、鳞屑、肥厚、苔藓样变、色素沉着、抓痕。这些皮损在某一时期以某种或某些皮损为主。急性期皮损可有红斑、丘疹、水疱、丘疱疹、糜烂、渗出及结痂，病程较短。亚急性湿疹以小丘疹、鳞屑、结痂为主，偶有丘疱疹、小水疱。慢性湿疹皮损多表现为干燥、鳞屑、肥厚、皲裂、苔藓样变，可见色素沉着或脱失。

【拔罐部位】

(1) 颈背部：大椎、肺俞、脾俞。

(2) 上肢部：曲池、内关、合谷。

(3) 下肢部：足三里、三阴交。

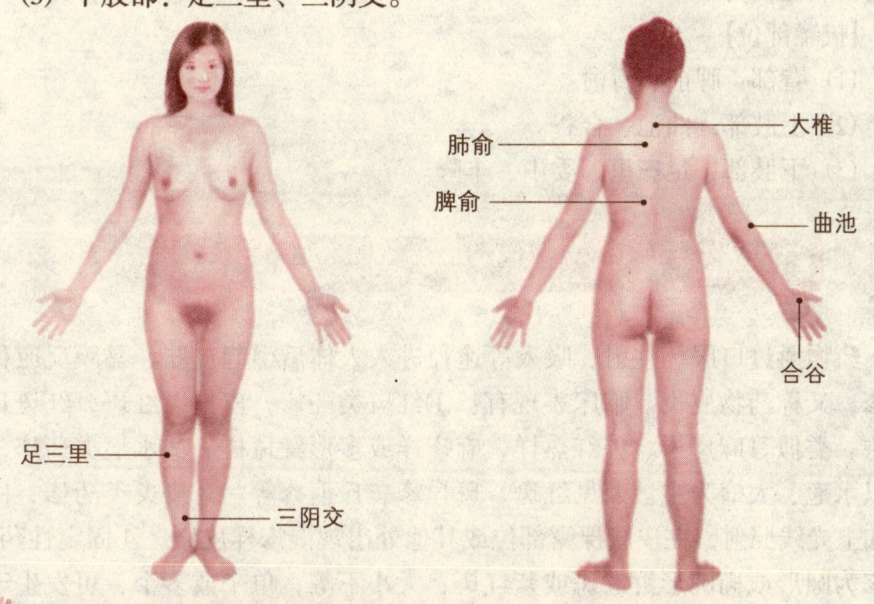

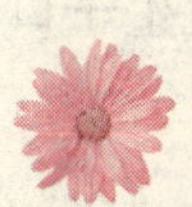

异位性皮炎

异位性皮炎是一种变态反应性皮肤病，典型的异位皮炎除有特定的湿疹

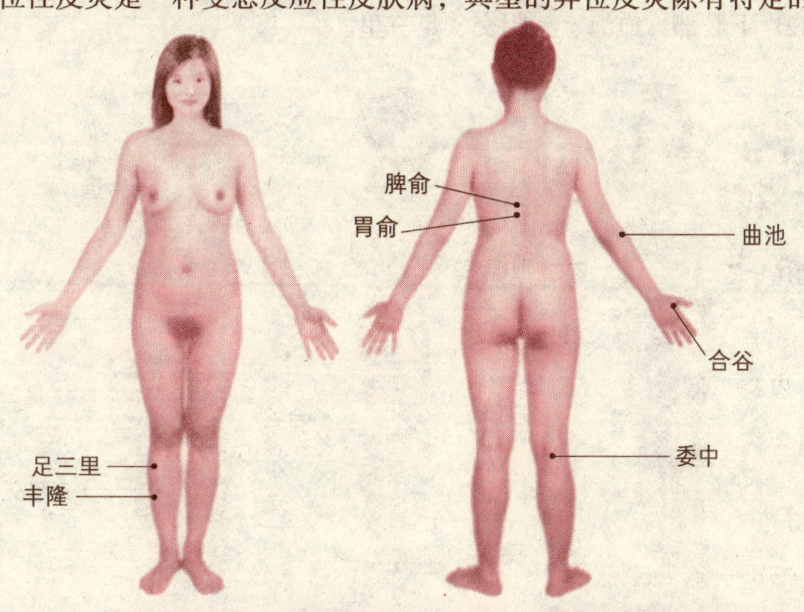

临床表现外，还具有以下4个特点：①有容易罹患哮喘、过敏性鼻炎、湿疹的家族性倾向。②对异种蛋白过敏。③血清中反应素值高。④血液嗜酸性白细胞增多。本病在人群中的发病率为0.19%～0.5%。在婴儿中发病率为3%。男女发病比例为1∶2。

【拔罐部位】

(1) 背部：脾俞、胃俞。

(2) 上肢部：曲池、合谷。

(3) 下肢部：足三里、委中、丰隆。

药　疹

药物通过口服、注射、吸入等途径进入人体后引起皮肤、黏膜反应称为药疹，又称药物皮炎。临床表现有：①红斑类药疹，皮损以红斑、红斑丘疹为主。类似荨麻疹样、猩红热样、麻疹样或多形红斑样。②水疱类药疹，皮损以水疱、大疱为主。兼见红斑、斑丘疹、丘疱疹等。③皮炎类药疹，用药后加上光线照射，在皮肤裸露部位或其他处出现湿疹样皮疹。④固定性药疹，皮疹为圆形或椭圆形鲜红斑或紫红斑，大小不等，单个或多个，可发生于口唇与口角、龟头、肛门、手背、足背、躯干、趾（指）间等处。

【拔罐部位】

(1) 上肢部：尺泽、曲泽、内关、曲池、合谷。

(2) 下肢部：血海、三阴交、足三里。

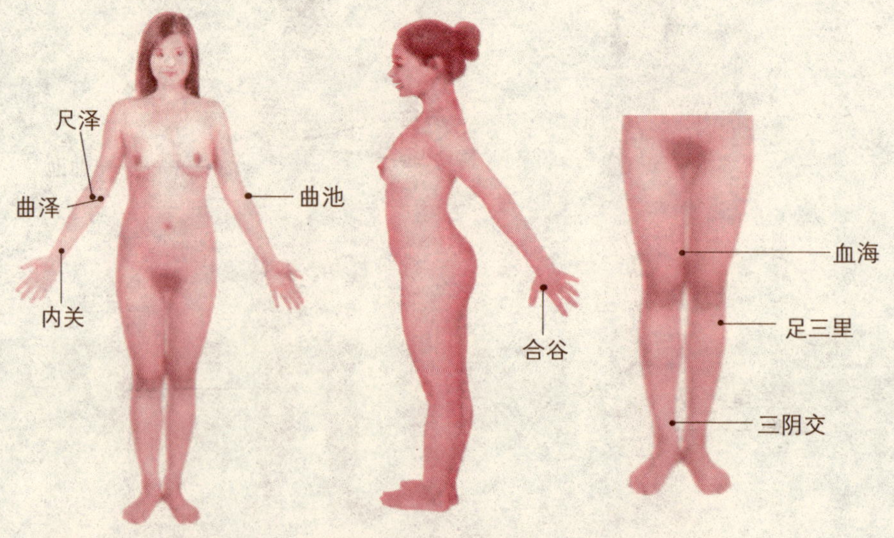

荨麻疹

荨麻疹是由多种病因引起的皮肤、黏膜小血管扩张及渗透性增强而出现的一种局限性水肿反应。本病可发生于任何年龄、任何季节。皮损常突然发生，先有皮肤瘙痒，随即起风团，呈鲜红色或苍白色或皮肤色，风团大小不一，形态多样，为圆形、椭圆形、不规则形。此起彼伏，皮损可随瘙痒而增多，融合成大片。累及胃肠道者可伴有恶心、呕吐、腹痛、腹泻，全身症状可有发热。

【拔罐部位】

(1) 颈背部：风府、大椎、膈俞。

(2) 上肢部：曲池、合谷。

(3) 下肢部：血海、足三里。

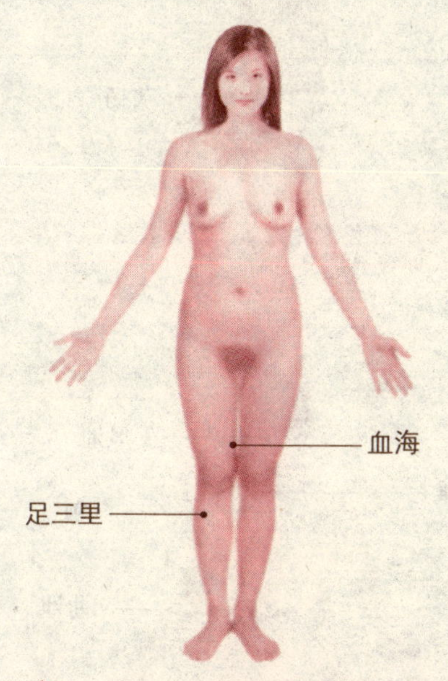

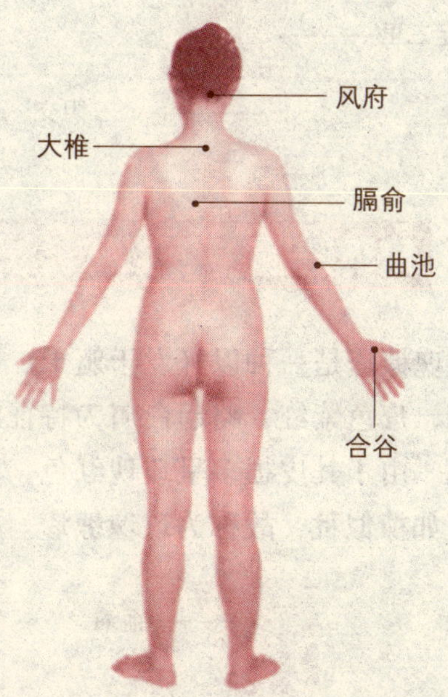

银屑病

银屑病是一种常见的、容易复发的慢性皮肤病。本病的损害初期时为点滴状棕红色斑点或斑丘疹，表皮覆盖着多层银白色鳞屑，以后逐渐扩展，边界清楚。损害可发生在身体任何部位，尤以四肢伸侧、肘膝关节、头皮和骶骨部位为常见。

【拔罐部位】

(1) 背部：肺俞、肝俞、肾俞。

(2) 上肢部：曲池、内关、神门。

(3) 下肢部：血海、三阴交、足三里、飞扬。

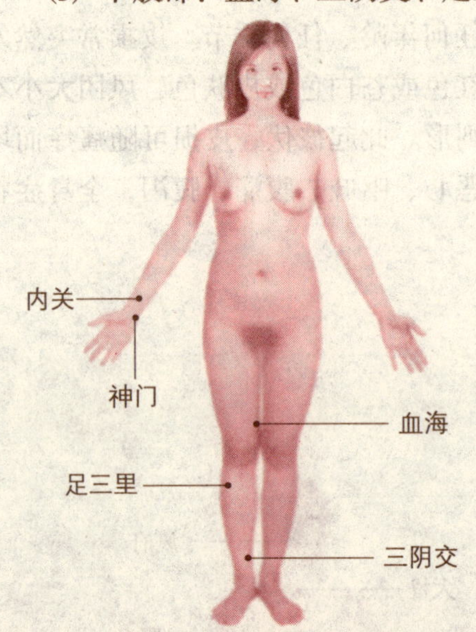

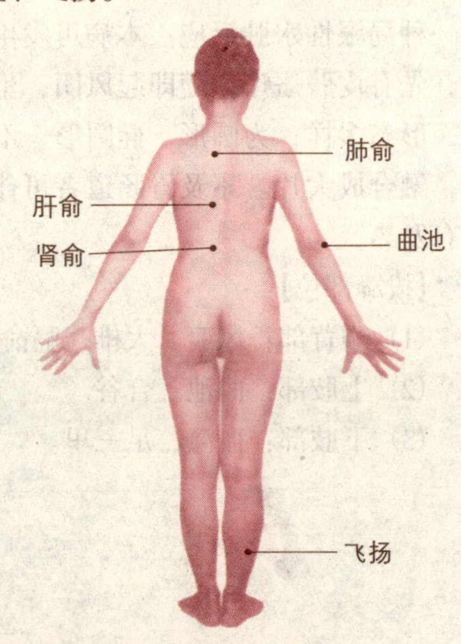

玫瑰糠疹

玫瑰糠疹是一种以好发于躯干、四肢近端，疹色紫红，略起白屑为特征的皮肤病。由于其皮损多呈玫瑰红色，其上鳞屑如糠似秕，故称为玫瑰糠疹。本

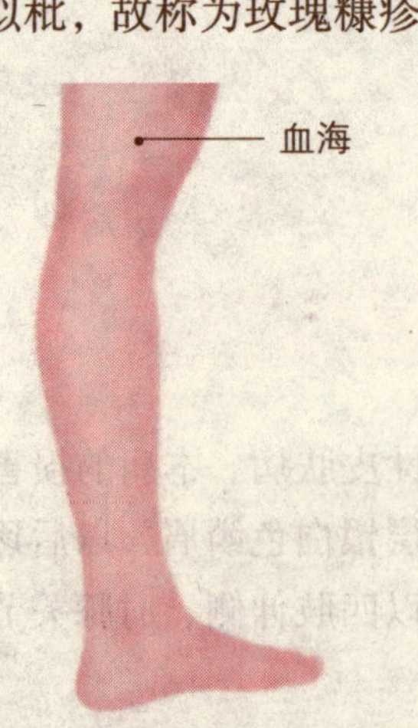

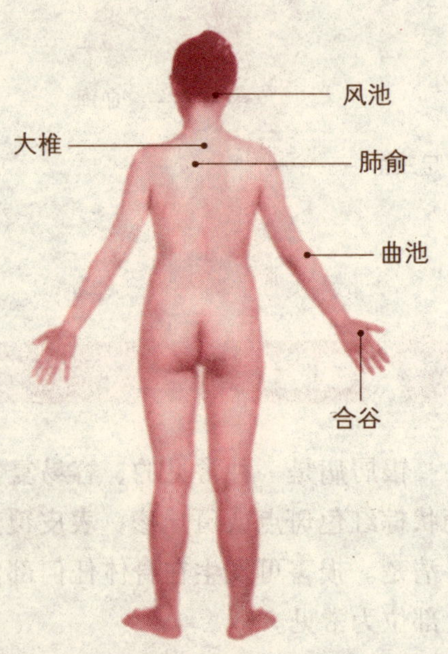

病为常见病、多发病，其发病率约为全部皮肤病的31%。全年均可发生，但以春秋季节为多见。发病年龄相当广泛，多在10～40岁。

【拔罐部位】

(1) 颈背部：风池、大椎、肺俞。

(2) 上肢部：曲池、合谷。

(3) 下肢部：血海。

鱼鳞病

该病为遗传性角化障碍性疾病，由躯干、四肢有鱼鳞状鳞屑而得名。出生不久即可发病，有家族史及明显遗传性。常染色体显性遗传患者出生时症状往往不显著，出生后数月，手背及四肢伸侧出现皮损，渐渐波及躯干、四肢屈侧，头皮可有轻度鳞屑，但腋下及臀裂常不波及。

【拔罐部位】

(1) 背部：脾俞、肾俞。

(2) 腹部：中脘、关元。

(3) 上肢部：曲池。

(4) 下肢部：足三里、三阴交。

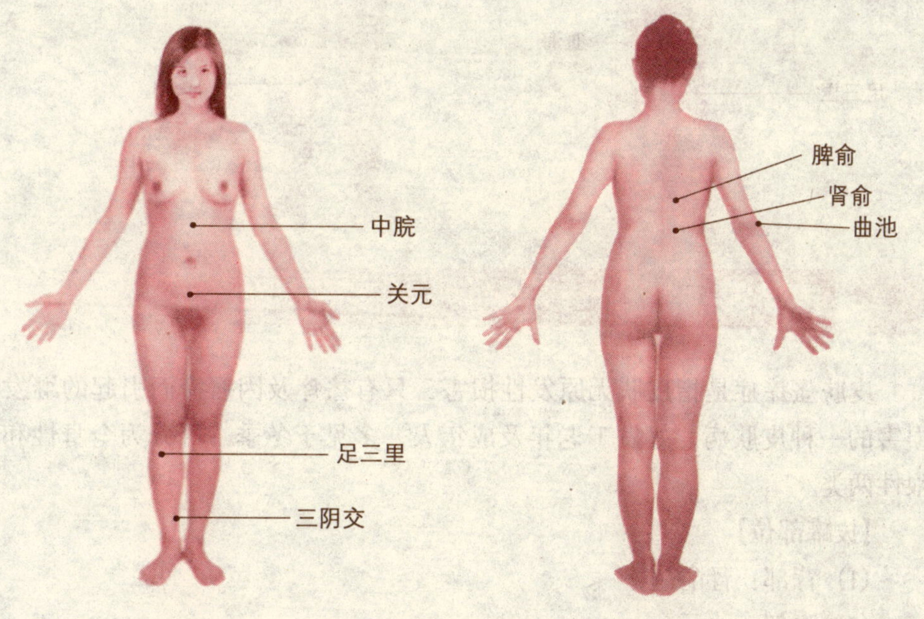

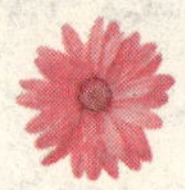

神经性皮炎

神经性皮炎又称慢性单纯性苔藓，是以阵发性皮肤瘙痒和皮肤苔藓化为特征的慢性皮肤病。多见于青年和成年人。初发时，仅有瘙痒感，由于搔抓及摩擦，皮肤逐渐出现粟粒至绿豆大小的扁平丘疹，圆形或多角形，坚硬而有光泽，呈淡红色或正常皮色，散在分布。

【拔罐部位】

(1) 颈背部：风池、天柱。

(2) 上肢部：曲池。

(3) 下肢部：血海、委中、足三里。

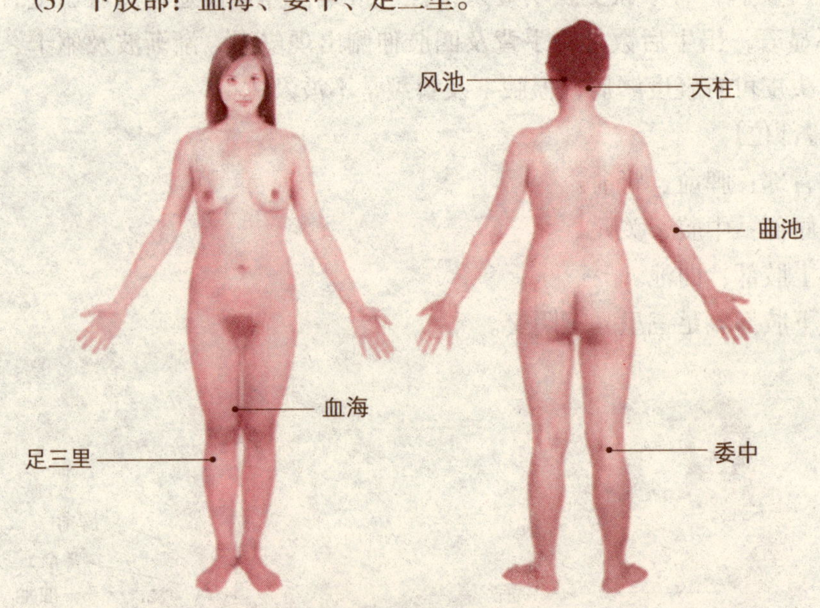

皮肤瘙痒症

皮肤瘙痒症是指皮肤无原发性损害，只有瘙痒及因瘙痒而引起的继发性损害的一种皮肤病。好发于老年及成年人，多见于冬季。可分为全身性和局限性两类。

【拔罐部位】

(1) 背部：肾俞。

(2) 腹部：关元。

(3) 上肢部：曲池。

(4) 下肢部：阴廉、阴包、血海、足三里、委中、承山。

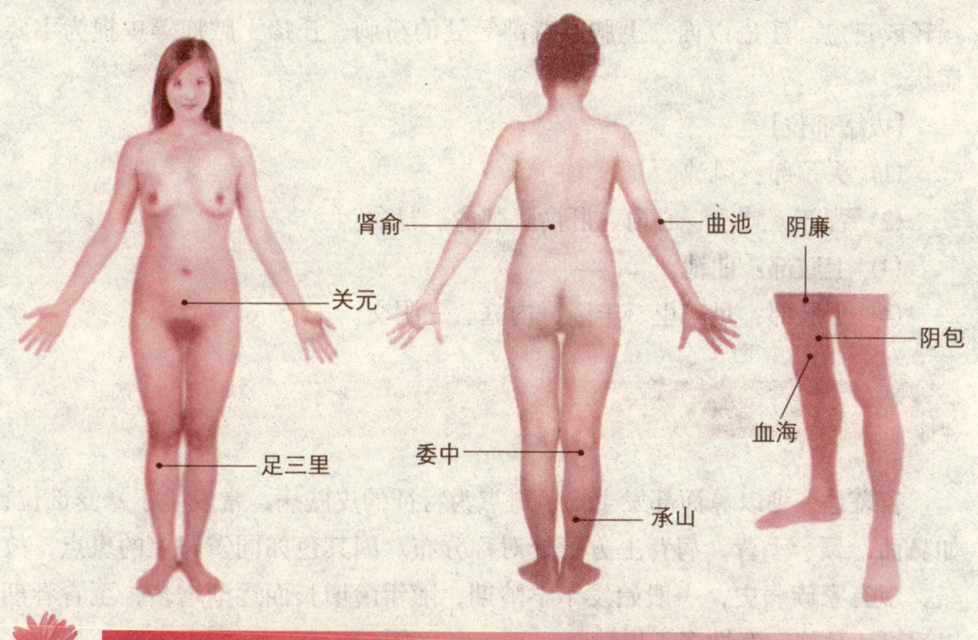

痤疮

痤疮是一种毛囊与皮脂腺的慢性炎症性皮肤病。因其初起损害多有粉刺，所以本病又称为粉刺。本病为常见病、多发病，总发病率占人口的 20% ~

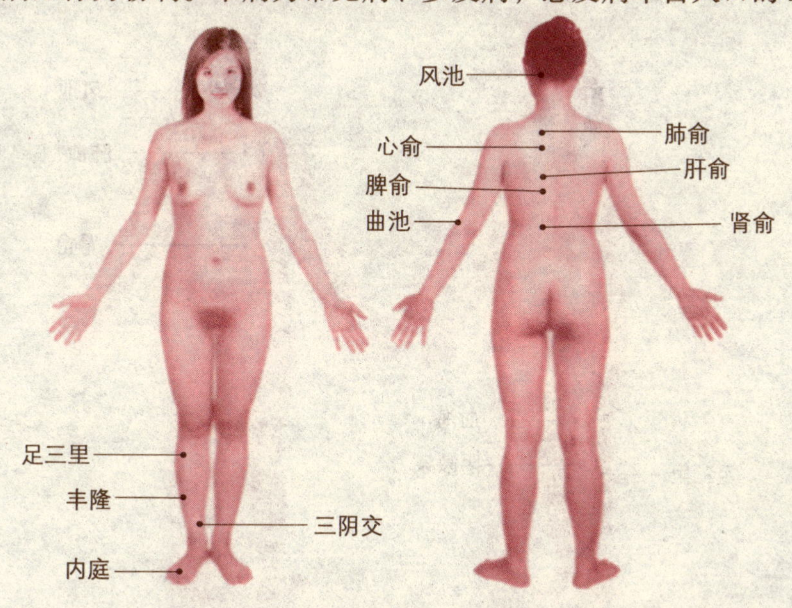

24%，尤其好发于青春期男女。有 30%～50%的青年都患有不同程度的痤疮，一般男性的比例略高于女性。病程长久，发病缓慢，30 岁以后病情逐渐减轻或自愈。痤疮以面、上胸、背部等处的粉刺、丘疹、脓疱等皮损为主要症状。

【拔罐部位】

(1) 头颈部：风池。

(2) 背部：肺俞、心俞、肝俞、脾俞、肾俞。

(3) 上肢部：曲池。

(4) 下肢部：足三里、丰隆、内庭、三阴交。

雀 斑

雀斑是一种以鼻面部发生褐色斑点为特征的皮肤病，常发生于暴露部位，如鼻面、颈、手背、肩背上方等处对称分布。因其色如同雀卵上的斑点，故名。多有家族病史，一般始发于学龄期，随年龄增长而逐渐增多，至青春期以后可达顶峰。女性多于男性。

【拔罐部位】

(1) 颈背部：风池、肺俞、肾俞。

(2) 下肢部：血海、阴陵泉、足三里。

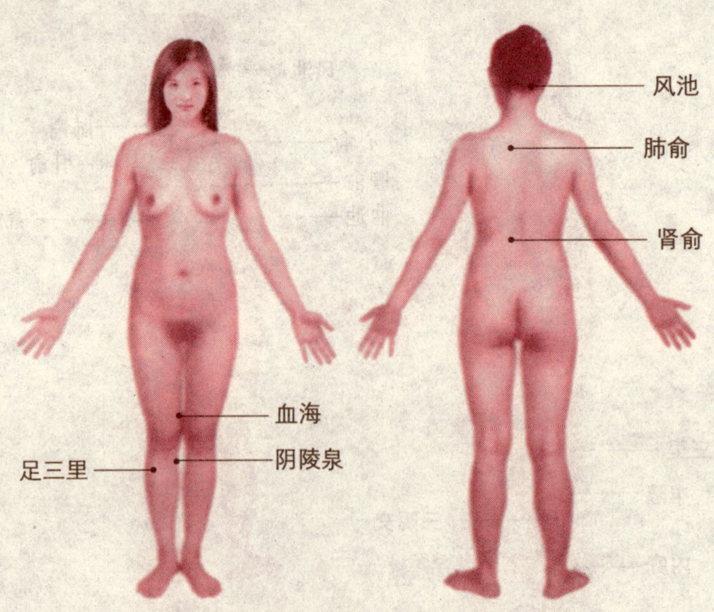

黄褐斑

黄褐斑是一种以面部发生黄褐斑片为特征的皮肤病。由于妊娠妇女及肝病患者常有黄褐斑，故又有妊娠斑、肝斑之称。因为黄褐斑的形状常似蝴蝶，所以又名为蝴蝶斑。本病为常见病、多发病，好发生于青壮年，女性多于男性，二者之比为（3～4）：1。妊娠3～5个月的妇女尤为多见。临床表现皮损为淡褐色、深褐色或黑褐色斑片。

【拔罐部位】

(1) 背部：肝俞、脾俞、肾俞。

(2) 腹部：中脘。

(3) 下肢部：足三里、三阴交、太溪。

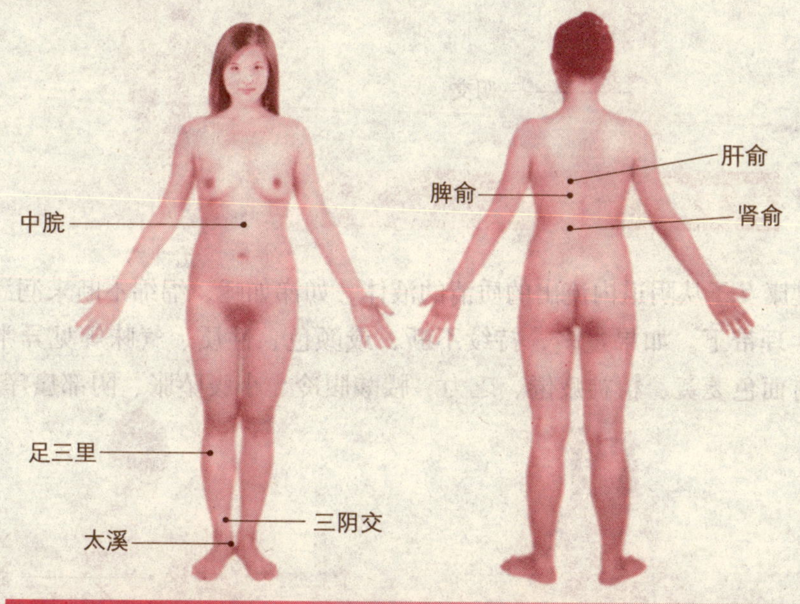

白癜风

白癜风是一种以皮肤上出现后天性色素脱失斑为特征的疾病。皮损可发生在任何部位，但以指背、腕、前臂、面、颈、生殖器附近为多，皮损色素脱失处呈乳白色。白斑面积可大可小，大者可泛及全身。一般可以分为炎症型、神经型和自体免疫型3种类型。

【拔罐部位】

(1) 颈背部：风池、肺俞。

(2) 腹部：中脘。

(3) 上肢部：曲池。

(4) 下肢部：血海、三阴交。

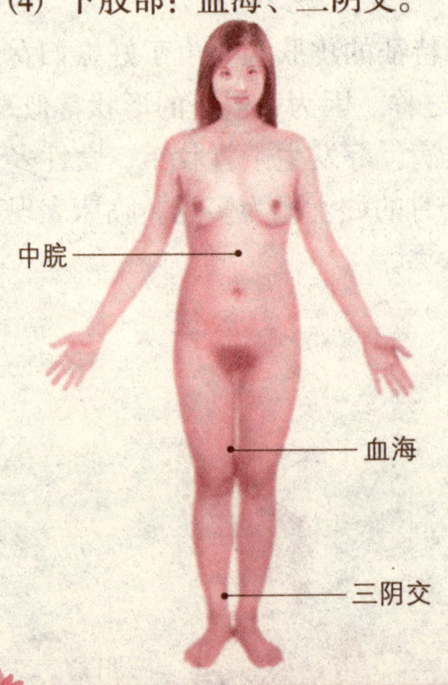

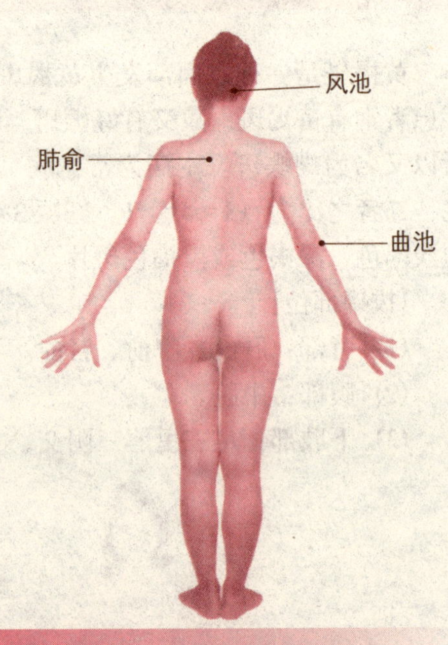

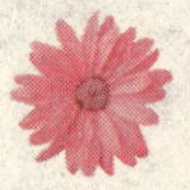

带下病

健康女子从阴道内流出的质清的液体，如涕如唾，绵绵不断来润泽阴道，此即生理带下。如果量多，持续不断，或颜色、性质、气味等见异常变化，并伴有面色萎黄、精神疲倦、乏力、腰酸腹冷、小腹坠胀、阴部瘙痒、小便

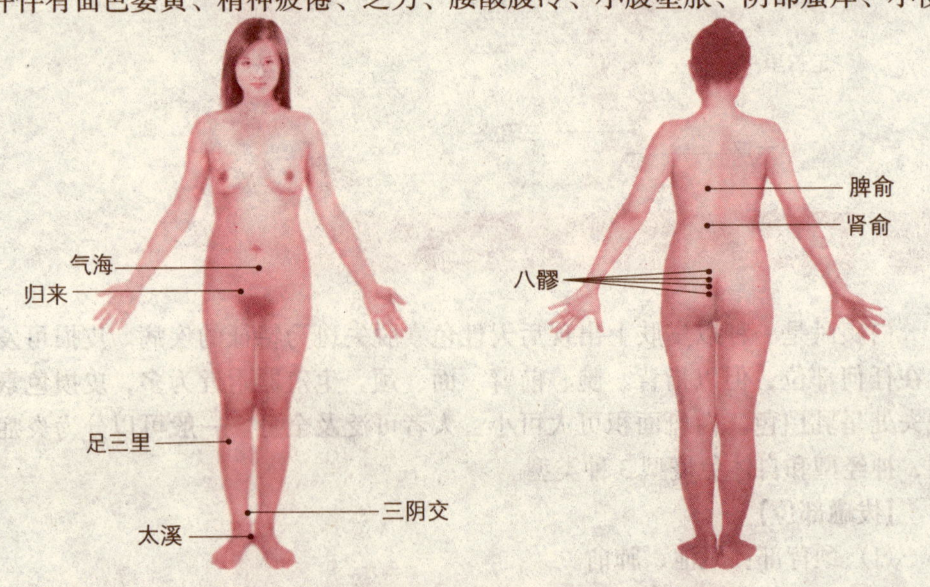

短黄等症状，即为带下病。

【拔罐部位】

(1) 背部：脾俞、肾俞、八髎。

(2) 腹部：气海、归来。

(3) 下肢部：足三里、三阴交、太溪。

盆腔炎

盆腔炎是指内生殖器官的炎症（包括子宫、输卵管及卵巢炎），盆腔结缔组织炎及盆腔腹膜炎。临床主要表现为高热、恶寒、头痛、下腹疼痛、阴道分泌物增多、脓样、有臭味、月经失调、尿频或排尿困难、腰腹部坠胀、便秘、恶心、呕吐等症状。

【拔罐部位】

(1) 背部：肾俞、八髎。

(2) 腹部：中极、归来、子宫。

(3) 下肢部：足三里、三阴交。

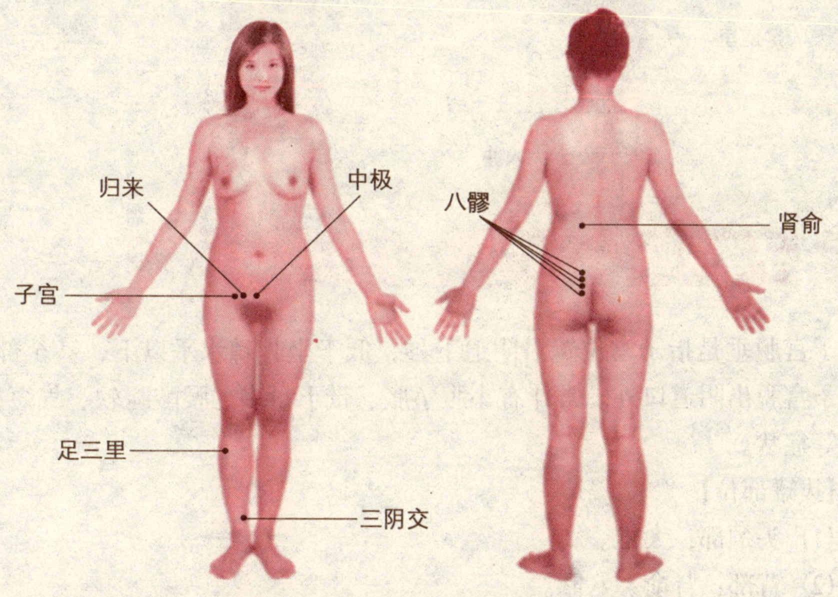

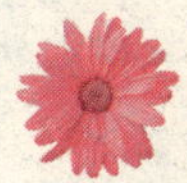

外阴瘙痒

外阴瘙痒是妇科病中较常见的一种症状。瘙痒多发生在阴蒂及小阴唇区，严重者可波及整个外阴部及肛门周围。婴幼儿、成年人及老年妇女均可发生，但绝大多数为更年期妇女。瘙痒程度不一，轻者为间断性、阵发性，重者可持续发生，以致坐卧不安，影响生活、工作和休息，使人变得衰弱、憔悴、急躁和高度神经质。患处皮肤由于反复刺激和搔抓可继发病变。

【拔罐部位】

⑴ 腹部：中极。

⑵ 下肢部：足三里、阴廉、三阴交、太冲。

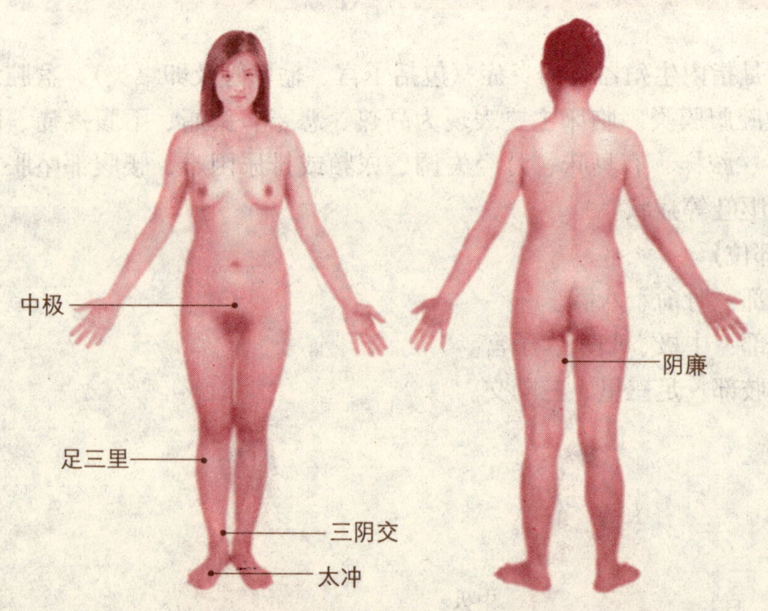

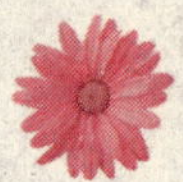

子宫脱垂

子宫脱垂是指子宫位置沿阴道下移，低于坐骨棘水平以下，甚至部分或全部子宫脱出阴道口外。常伴有小腹坠胀、带下量多、腰酸腿软、气短神疲、头晕等症状。

【拔罐部位】

⑴ 头颈部：大椎。

⑵ 背部：肾俞、八髎。

⑶ 胸腹部：膻中、中脘、气海、子宫。

⑷ 下肢部：阴陵泉、三阴交。

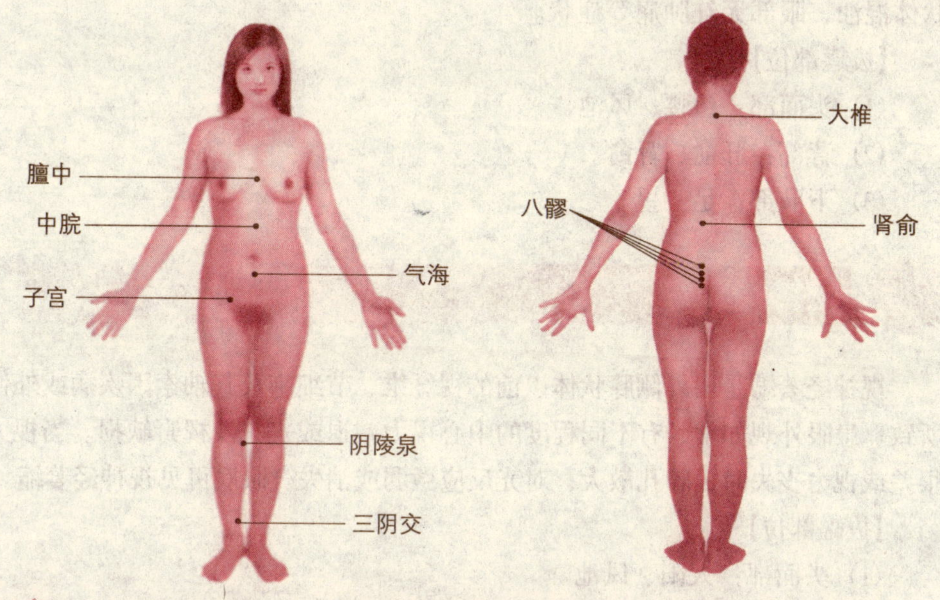

老年性白内障

老年性白内障是一种进行性的眼病。多见于40岁以后，50~70岁老人中的发病率是60%~70%，而70岁以上老人则可达到80%以上。初起患者可无明显自觉症状，随着晶状体混浊的发展，病人自觉视物模糊，眼前有黑影随眼球转动，当眼球静止后黑影也即刻停止不动。随后视力缓慢下降，晶

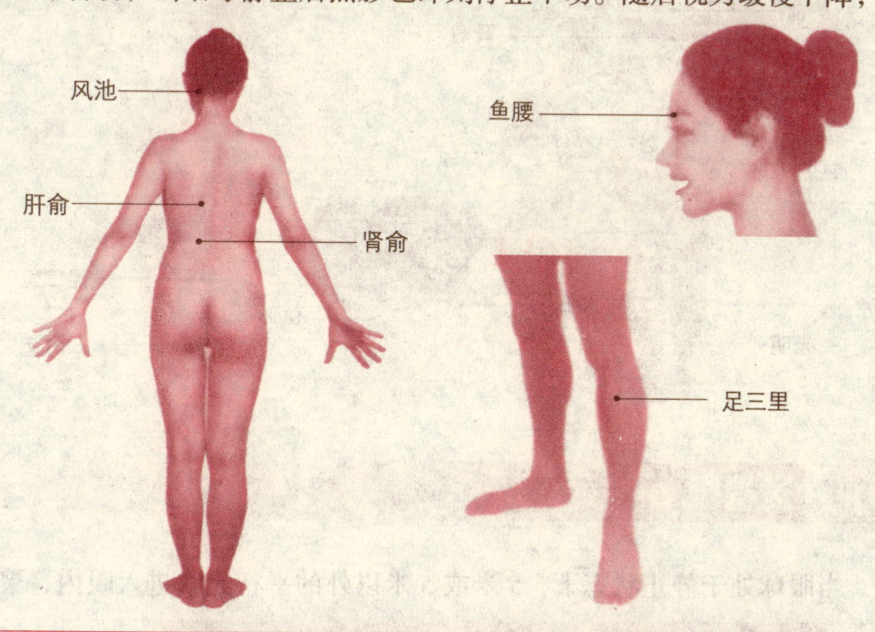

状体混浊，眼部无红肿痛等症状。

【拔罐部位】

(1) 头面部：鱼腰、风池。

(2) 背部：肝俞、肾俞。

(3) 下肢部：足三里。

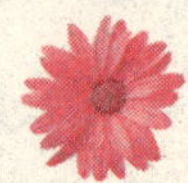

视神经萎缩

视神经萎缩是由外侧膝状体以前的视纤维、节细胞及其轴索因疾病或外伤所致。患眼外观如常，有不同程度的中心视力减退或丧失及视野缺损。当视力很差或视力丧失时，瞳孔散大，对光反应微弱或消失。眼底可见视神经萎缩。

【拔罐部位】

(1) 头面部：太阳、风池。

(2) 背部：肝俞、脾俞、肾俞。

(3) 下肢部：足三里、光明、三阴交。

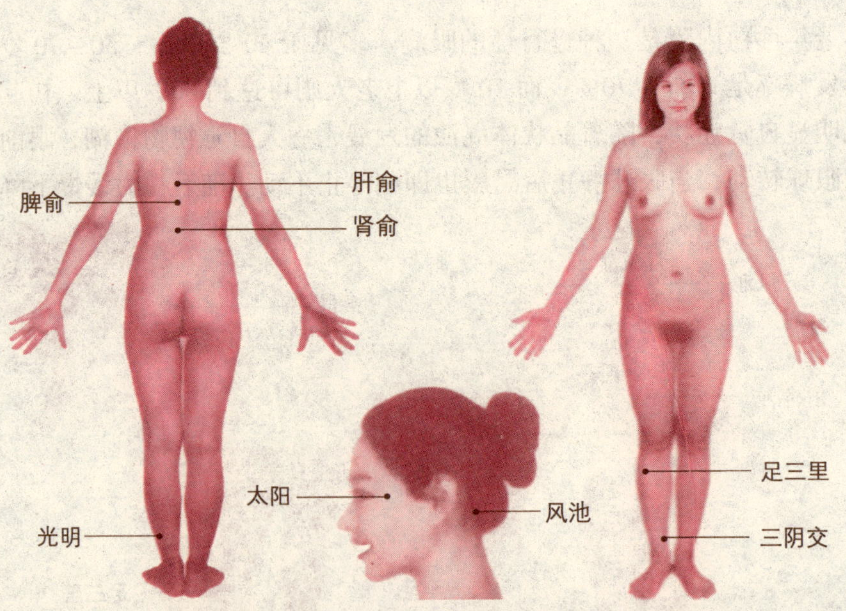

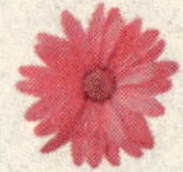

远视眼

当眼球处于静止状态下，5 米或 5 米以外的平行光线进入眼内，聚焦成像于视网膜后面者，称为远视眼。临床表现为看远处时视力良好，但看近物时（如看书、缝纫等）经常出现头胀痛、视物不清、眼眶痛，甚至恶心。经散瞳验光（40岁以上者可不散瞳）检查，即可确诊。

【拔罐部位】

(1) 头部：承泣、四白。

(2) 下肢部：足三里、三阴交、照海、太冲。

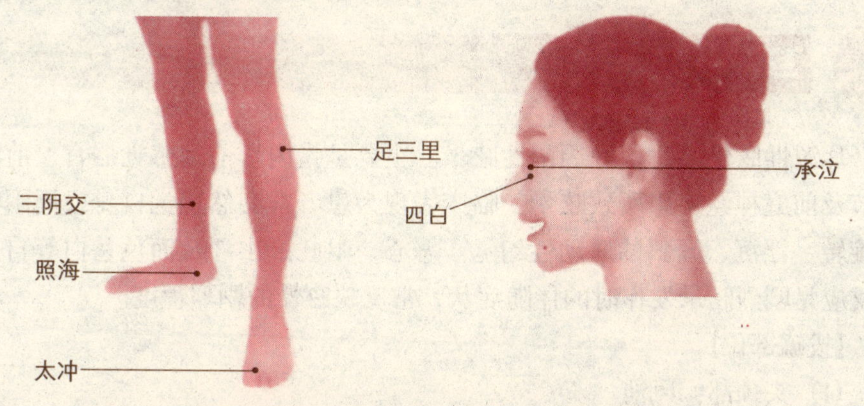

弱 视

眼球没有器质性病变而矫正视力不能达到正常者称为弱视。弱视眼远视力常在0.3以下，多有固视不良，部分患者伴有斜视或眼球震颤，多数患者

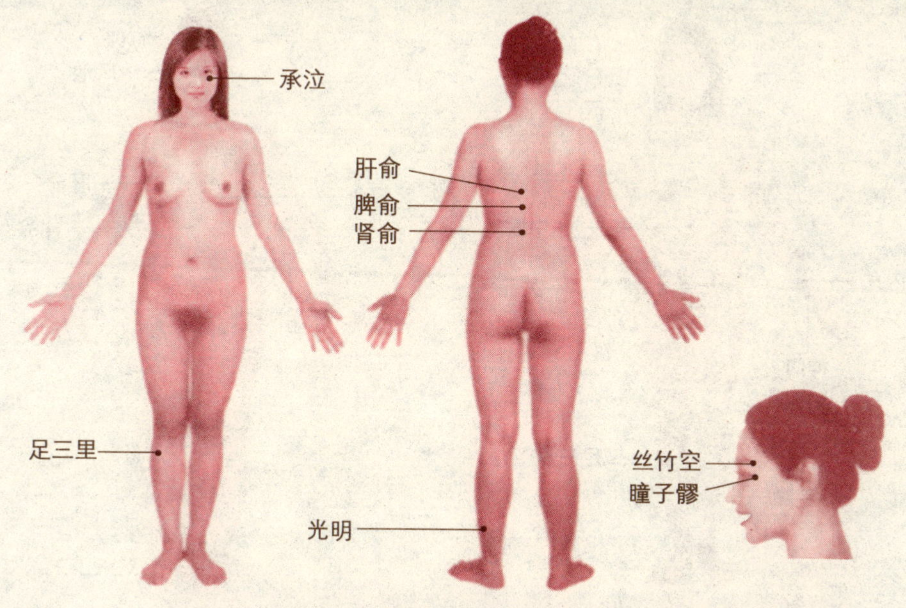

有分开困难现象，即对单个字体的识别能力比同样大小排列成行的字体的识别力要高得多。

【拔罐部位】

(1) 头面部：瞳子髎、承泣、丝竹空。

(2) 背部：肝俞、脾俞、肾俞。

(3) 下肢部：足三里、光明。

耳源性眩晕

耳源性眩晕又称前庭周围性眩晕。主要是指内耳前庭感觉器官、前庭神经节及前庭神经疾患所致眩晕。临床表现为患者常突然感觉自身或周围物体有旋转、浮沉、倾斜的运动性幻觉。恶心、呕吐、出汗及面色苍白等自主神经反应是剧烈眩晕发作时的伴随症状，常反映眩晕的剧烈程度。

【拔罐部位】

(1) 头颈部：风池。

(2) 背部：肝俞、脾俞、肾俞。

(3) 腹部：中脘、关元。

(4) 上肢部：内关、神门。

(5) 下肢部：足三里、丰隆。

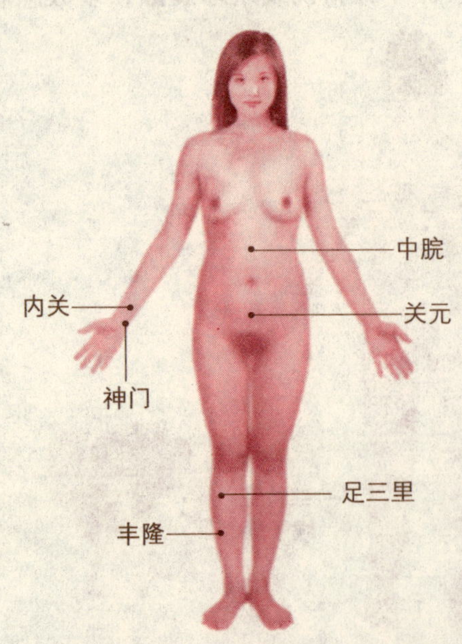

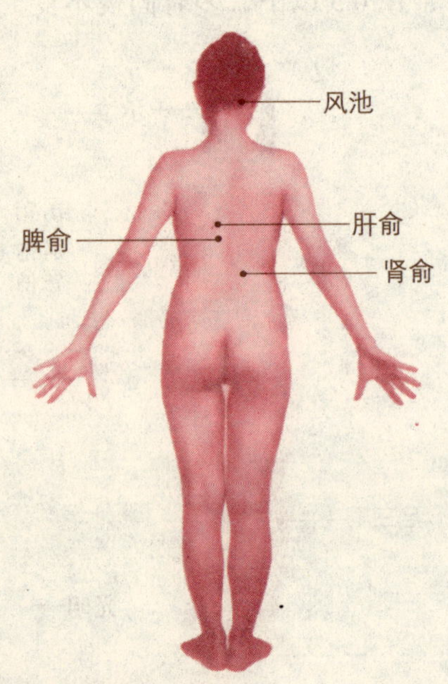

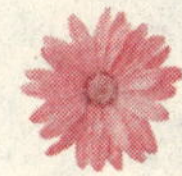

耳鸣

耳鸣是指患者在耳部或头部的一种声音感觉，但外界并无相应的声源存在，是多种耳科疾病的症状之一，亦可出现于内、外、神经、精神等科的疾病中。

【拔罐部位】

⑴ 头面部：听宫、听会、翳风。

⑵ 背部：肾俞、命门。

⑶ 上肢部：中渚。

⑷ 下肢部：足三里、太冲。

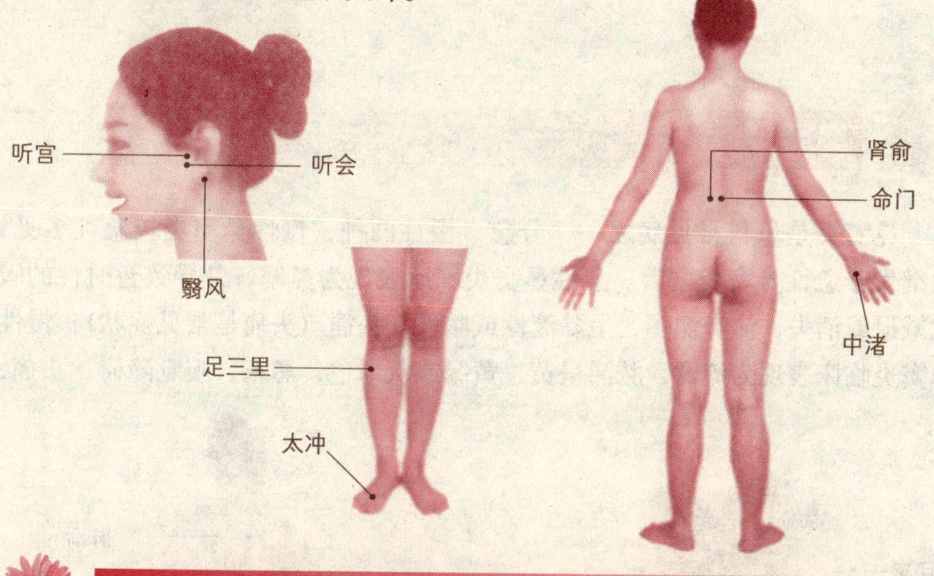

耳聋

耳聋是各种听力减退症状的总称，为耳科临床常见病。临床上常将耳聋分为轻度、中度、重度和全聋四级。

【拔罐部位】

⑴ 头面部：听宫、耳门、听会、翳风。

⑵ 背部：脾俞、肾俞。

⑶ 上肢部：外关、中渚。

⑷ 下肢部：足三里、阳陵泉、三阴交。

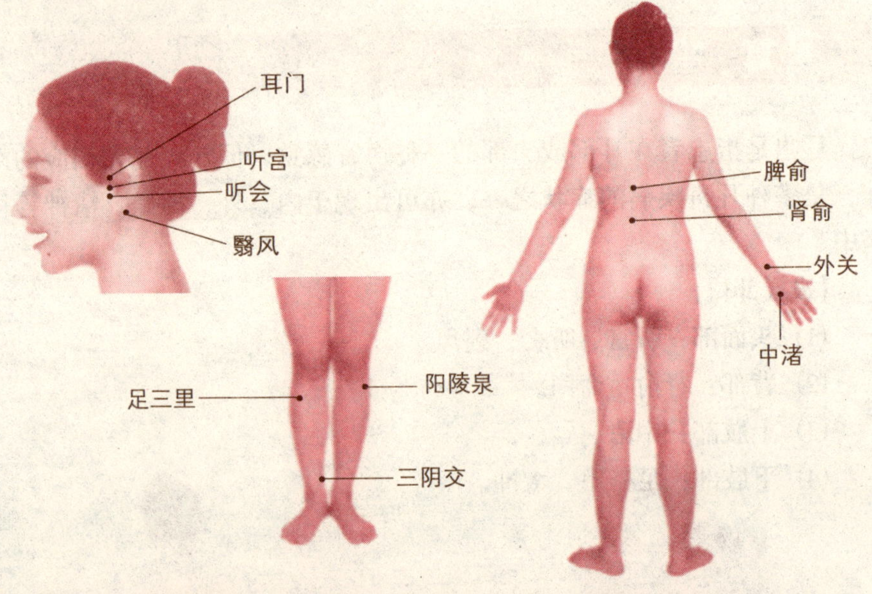

鼻窦炎

鼻窦炎是鼻科常见病之一，分急、慢性两种，慢性鼻窦炎较急性多见，常继发于急性鼻窦炎之后。急性鼻窦炎临床表现为鼻塞，常导致暂时性的嗅觉减退或消失，流鼻涕多，呈黏液性或脓性，头痛（头痛是常见症状）；慢性鼻窦炎临床表现为流涕，脓涕呈黄、黄绿或灰绿色，鼻塞，嗅觉障碍，头痛，

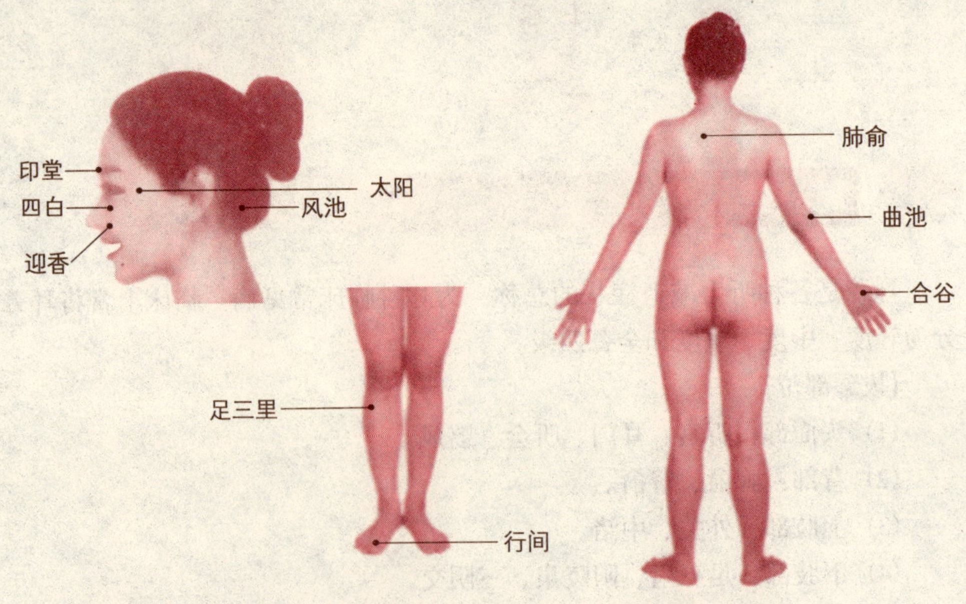

多呈钝痛、闷痛，一般白昼重，夜晚轻，全身症状可见头昏、记忆力减退、精神不振、失眠等。

【拔罐部位】

(1) 头颈部：印堂、太阳、迎香、四白、风池。

(2) 背部：肺俞。

(3) 上肢部：曲池、合谷。

(4) 下肢部：足三里、行间。

慢性咽炎

慢性咽炎为咽部黏膜、黏膜下及淋巴组织的弥漫性炎症，常为上呼吸道炎症的一部分。咽部可有各种不适感觉，如灼热、干燥、微痛、发痒、异物感、痰黏感，习惯以咳嗽清除分泌物，常在晨起用力清除分泌物时，有作呕不适感，通过咳嗽，清除出稠厚的分泌物后症状缓解。上述症状因人而异，轻重不一，一般全身症状多不明显。

【拔罐部位】

(1) 颈部：天突、扶突、廉泉。

(2) 背部：肺俞、肾俞。

(3) 上肢部：尺泽、太渊、合谷。

(4) 下肢部：照海、三阴交、太溪。

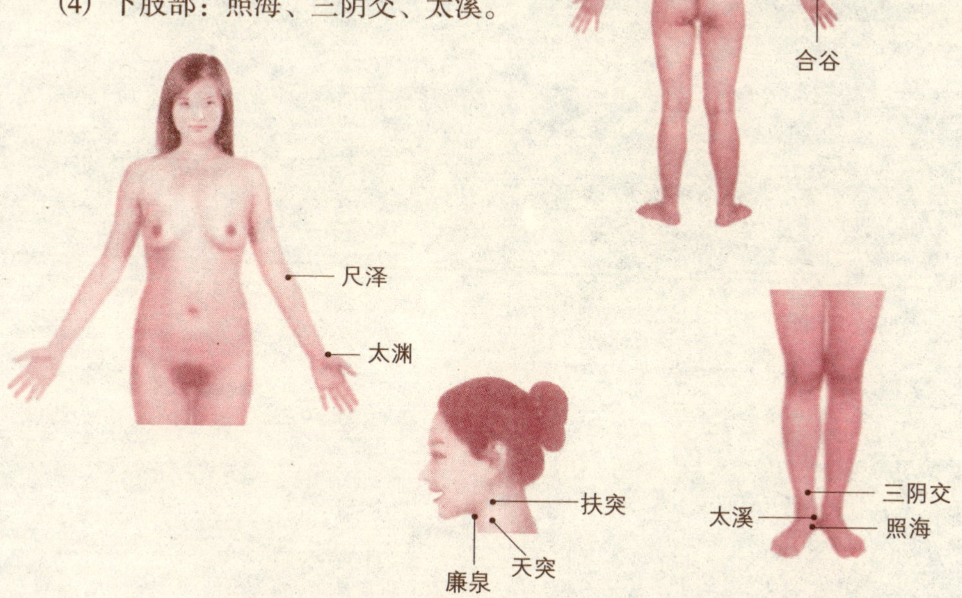

第五章 刮痧疗法概述

痧症的起因与表现

"痧"是民间的习惯叫法。一方面是指"痧"疹征象：即皮肤出现红点如粟，以指循皮肤，稍有阻碍的疹点，是疾病在发展变化过程中，反映在体表皮肤的一种表现。另一方面，是指痧症，又称"痧胀"和"痧气"，它不是一种独立的病，而是一种毒性反应的临床综合表现。临床上许多疾病都可以出现痧象，痧是许多疾病的共同症候，故有"百病皆可发痧"之说。

痧的定义及范围

痧有广义与狭义的两种解释：

1．广义的痧　身体上所有的疾病与不适，皆为痧症。痧为一种瘀结，是机体内处在不平衡的状态。

2．狭义的痧　痧症所包括的范围很广，现存中医古籍中有关痧症的记载涉及内、外、妇、儿等各种疾患，共有100多种。其重要的例如"角弓反张痧"即现代所谓的破伤风，"坠肠痧"即腹股沟斜疝，"倒经痧"即代偿性月经，"胎前痧"即指产前胎动不安，"产后痧"指产后发热，"臌胀痧"似腹水，"盘肠痧"即为肠梗阻，"头疯痧"即偏头痛，"缩脚痈痧"就是急性阑尾炎等，可谓名目繁多，不过归纳起来，不外是以下几类。

(1) 以患者呼叫声定名：如喜鹊痧、鹅痧、鸭痧、母猪痧等。

(2) 以病因定名：如寒痧、热痧、暑痧、风痧等。

(3) 以症状定名：如青筋痧、落弓痧、鹰爪痧、噤口痧等。

(4) 以症状部位定名：如盘肠痧、穿膈痧、脘痛痧、缩脚痧、蛔结痧、绞肠痧、坠肠痧等。

痧症的起因

1．广义痧症的起因　广义痧症的起因，从中医观点来看，可分内因和外因两个方面。内因是机体内虚，正气不足，引起抵抗力减弱而发病；外因是秽浊、疠气之邪乘虚侵入机体，使机体气血阻滞，气机运动失常而发病。

2．狭义痧症的起因　古籍中有记载，认为痧症主要是由风、湿、火三气相搏而成的，天有八风之邪，地有湿热之气，人有饥饱劳逸。夏秋之际，风、湿、热三气盛，人若劳逸失度，则容易感邪，而患痧症。

痧症的症状表现

广义的痧症即慢性痧症，其外在症状亦是各种病症的主要症状，可依各种病症的病理因素，刮拭有关经脉、穴道、反射区，据其反应，而了解其深、浅、新、旧程度。狭义的痧症，主要症状则有以下几方面。

1. 胀累感　患者全身有胀累感觉，这种感觉经用手拍击或揉动后，会感到轻松。

2. 麻栗感　患者全身有阵发性发麻，同时皮肤有不寒而栗的感觉。

3. 痧筋（青筋）　由于痧毒阻滞气血，使气血循环不畅，常引起舌底下、喉结旁、乳部、双肘窝、双腘窝等处，皮下静脉淤血曲张，其中以舌底静脉淤血曲张最明显。

4. 嗝灰碱气　患者常嗝出像草木灰水般的碱性气味，也称嗝痧气，这是患者胃酸减少的表现。

5. 舌质灰蓝　由于痧毒侵入血液中，造成舌体毛细静脉淤血，因此舌质呈现灰蓝色。除此之外，痧症患者常伴有厌食、放灰臭屁或大便恶臭、脉象与症状不相符合等现象。

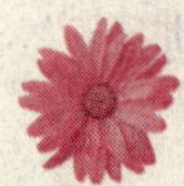

刮痧的治病机制

中医学理论

1. 调和阴阳　正常情况下，人体保持着阴阳相对平衡的状态，当七情六欲以及跌仆损伤等致病因素使阴阳的平衡遭到破坏时，就会导致“阴胜则阳病，阳胜则阴病”等病理变化，从而产生“阳盛则热，阴盛则寒”等临床症候。采用刮痧疗法可以调节阴阳的偏盛偏衰，使机体重新恢复“阴平阳秘”的状态，达到治病的目的。

2. 扶正祛邪　扶正就是扶助抗病能力，祛邪就是祛除致病因素。疾病的发生、发展及其好转的过程，也就是正气与邪气相互斗争的过程。若正能胜邪，则邪退正复，疾病痊愈，若正不敌邪，则邪进正虚，疾病恶化。刮痧治病时根据正邪盛衰的情况，采用不同的补泻手法而发挥其扶持人体正气、祛除病邪的作用。

3. 疏经通络　经络是气血运行的通道，内溉脏腑，外濡腠理，以维持人体的正常生理功能。《灵枢·经脉》篇中就有“经脉者，所以决死生，处百病，调虚实，不可不通”的论述。若经络不通，则气血不和，就会导致疾病的发生，故中医有“痛则不通，通则不痛”之说。刮痧疗法通过反复刮拭病变部位就可以取得“通其经脉，调其气血”的作用。

现代医学理论

据研究发现，刮痧会使血液和淋巴液的循环增强，使肌肉和末梢神经得到充分的营养，从而可促进全身的新陈代谢。

对循环、呼吸中枢具有镇静作用。

刮痧直接刺激末梢神经，能调节神经、内分泌系统，对细胞免疫力具有增强作用，从而可增进人体的防御机能。

刮痧可使局部组织血液循环加快、新陈代谢旺盛、营养状况改善、血管的紧张度与黏膜的渗透性改变、淋巴循环加速、细胞吞噬作用增强。由于刮痧局部所出的淤血，导致溶血现象。溶血也是一个延缓的良性弱刺激过程，不但可以刺激免疫机能，使之得到调整，还可以通过向心性神经作用于大脑皮质，继续起到调节大脑的兴奋与抑制过程及内分泌系统的平衡。整个反应过程在对正常生理无异常影响的情况下，使机体的防御应激能力增强，使病理过程好转，甚或完全抑制病理过程。

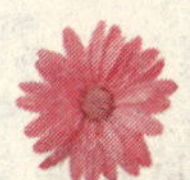

刮痧的施治器具

刮痧器具

1. 苎麻　一般选取已成熟的苎麻，剥皮晒干后，摘去枝叶，用根部较粗的纤维，捏成一团。刮时，术者用右手拿着苎麻团，在清水或植物油里蘸湿，在病人的特定部位刮抹，边蘸水或油边刮，直到刮出大量紫黑色的痧斑为止。此法现已很少使用，但在一些偏僻地区，一时找不到其他工具时，仍不失为应急之措施。

2. 八棱麻　取八棱麻茎叶，洗净，放在锅里炒软（不能放油炒），挤去汁，布包裹后刮之。多用于小儿娇嫩皮肤和成年人的胸腹部。

3．小蚌壳　小蚌壳要选取边缘光滑或磨成钝缘的。刮时，施术者用右手持蚌壳边蘸水或植物油，边在病人身体的特定部位上刮抹，以刮出紫黑色的痧点为止。

4．硬币　取材比较方便，一般选取边缘较厚（边缘太薄，较锋利，易刮破皮肤）而没有残缺的大铜钱或铜板1枚。刮法与小蚌壳相同。

5．铜勺柄　选取边缘较厚且光滑的小铜勺柄1只。刮法同小蚌壳刮法。

6．瓷碗、瓷酒杯　选取边缘较厚且光滑无破损者，用其缘。刮法同小蚌壳刮法。

7．瓷汤匙　选取边缘光滑且无破损的汤匙，用其缘。刮法同小蚌壳刮法。

8．药匙（医院药房取药片、药粉用具）　此匙也是较理想的刮痧工具。

9．有机玻璃纽扣　取材方便、清洁消毒处理容易，但应选取边缘光滑、较大的纽扣，便于捏拿。刮法同小蚌壳刮法。

10．棉纱线、头发　此种常用于刮拭头面部和婴幼儿皮肤。用适量的棉纱线或头发捏成一团，蘸植物油，从上至下刮之、抹之、擦之。

11．特制刮痧板　系选用具有清热解毒作用且不导电、不传热的水牛角为佳，在几何形状上，做成不同的边、弯、角及不同厚薄，施于人体，对各部位能曲尽其妙。

12．其他器皿　小酒杯或小茶盏，用来盛装刮痧介质。

刮痧介质

为了减少刮痧时的阻力，避免皮肤擦伤和增强疗效，在施用刮痧时常使用某些介质作为刮痧工具与人体表面之间的润滑剂。常用的介质有以下几种：

1．特制刮痧剂　系由多种纯中药加工而成的专用刮痧介质，具有活血行气、疏经通络、排毒祛瘀、消炎止痛、调节经络脏腑阴阳平衡等功效。

2．水剂　常用凉开水，在发热时可用温开水或白酒。

3．油剂　常用香油或其他植物油。

此外，还应备一些75%酒精，消毒棉签等，必要时用于皮肤消毒。

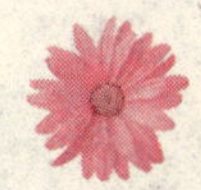

刮痧的操作手法

刮痧方法的分类

刮痧方法包括刮痧法、撮痧法、挑痧法和放痧法。

1. 刮痧法　刮痧法是用铜钱、瓷匙、硬币、纽扣、刮痧板等钝缘面蘸刮痧介质后，在患者体表的特定部位反复刮拭、摩擦。是刮痧法中最常用的一种方法。

根据临床应用不同，又分为直接刮和间接刮两种。

(1) 直接刮法：首先让病人取坐位或俯伏在椅子或桌子上，背对术者，用热毛巾擦洗病人准备被刮部位的皮肤，均匀地涂上刮痧介质。施术者用右手持刮痧工具，先在病人颈项正中凹陷处刮抹，刮出一道长形紫黑色痧点，然后再让病人取俯卧位，在脊椎正中刮一道，再在肩胛下左右后背第七至第九肋间隙处各刮一道，以刮出紫黑色瘀点为止。

(2) 间接刮法：先在病人要刮部位上放一层薄布类物品，然后再用刮痧工具在布上进行刮痧，称为间接刮痧法。它除了具有刮痧功效外，还具有保护皮肤的作用。此法主要用于3岁以下小儿、高热或中枢神经系统感染开始出现抽搐者。具体方法：于刮痧前先在刮痧部位放上干净的手绢（或大小适当、洁净柔软的布一块），用消毒好的刮痧工具在手绢或布上面以每秒钟2次的速度，朝一个方向快速刮拭，每处可刮20~40次。一般刮10次左右，掀开手绢检查一下，如皮肤出现暗紫色即停止刮拭，换另一处。如果病人闭眼不睁、轻度昏迷和高热不退，可加刮两手心、两足心及第七颈椎上下左右四处，每处加刮至100次左右。

2. 撮痧法　撮痧法又称“抓痧法”、“捏痧法”，是施术者用手指撮、扯、拧、提、点揉病人体表的一定部位，用以治疗疾病的方法。撮痧的方法较多，根据不同的手法大致可分为；挟痧法、扯痧法、挤痧法及点揉法等。

(1) 挟痧法（又称“揪痧法”）：施术者五指屈曲，用食、中指的第二指节对准撮痧部位，把皮肤与肌肉挟起，然后松开，这样一挟一放，反复进行，并连连发出“叭叭”声响。在同一部位可连续操作6~7遍，这时被挟起的部位就会出现痧痕。

(2) 扯痧法：施术者用大拇指与食指用力扯提患者的撮痧部位，使小血管破裂，以扯出痧点来。主要应用部位在头部、项背、颈部、面额的太阳穴和印堂穴。

(3) 挤痧法：施术者用两手食、拇指或单手食、拇两指，在疼痛的部位，用力挤压，连续挤出一块块或一小排紫红痧斑为止。

(4) 点揉法：严格来讲点揉法属于按摩手法而不属于刮痧手法，但在实际工作中点揉法常与刮痧法配合应用，一方面可弥补刮痧疗法的不足，另一方面还可起到增强疗效的作用，故作简单介绍。点揉法是指用手指在人体的一定部位或穴位上进行点压，同时做圆形或螺旋形的揉动，是点压与指揉的复合手法。其操作要领是施术者的拇指或食指、中指指端按压在穴位或某部位上，力用于指端，着力于皮肤和穴位上，由轻到重，由表及里，手腕带动手指灵活揉动，频率为每分钟50～100次，要持续一定时间，通常为3～5分钟，以患者感觉酸胀和皮肤微红为度。结束时则应由重到轻，缓慢收起。注意力量不宜过大过猛，揉动时手指不能离开皮肤。此法具有散瘀止痛、活血通络、解除痉挛等作用。在刮痧治疗中，主要用于头面部、腹部、肢体关节部及手足部。

3. 挑痧法　挑痧法也称“挑痧疗法”，是施术者用针刺挑病人体表的一定部位，以治疗疾病的方法。本法主要用于治疗暗痧、宿痧、郁痧、闷痧等病症。

挑痧前须准备75%酒精、消毒棉签和经过消毒处理的三棱针或缝衣针1枚，或9～16号注射针头1个。施术者先用棉签消毒局部皮肤，在挑刺的部位上，用左手捏起皮肉，右手持针，轻快地刺入并向外挑，每个部位挑3下，同时用双手挤出紫暗色的瘀血，反复5～6次，最后用消毒棉球擦净。

4. 放痧法　放痧法又称“刺络疗法”，它与挑痧法基本相似，所不同的是：此法刺激性更强烈，多用于重症急救。方法是施术者用消毒好的三棱针、陶针、缝衣针、注射针头或毫针快速点刺皮肤血脉，以治疗疾病。通过放痧，可使血流加速，瘀血和痧毒从血液里放出，病情迅速好转，身体恢复正常。放痧法具有清泄痧毒、通脉开窍、急救复苏等功效。本法主要用于治疗各种痧病重症和痧毒瘀积阻滞经脉的病症。此法又分速刺与缓刺。

(1) 速刺：速刺入0.5～1分深，然后挤出少量血。用于刺十宣、人中、金津、玉液等穴。

(2) 缓刺：缓缓刺入0.5～1分深，然后缓缓退出，适于肘窝、腘窝及头面等部位。

刮痧的操作方法

1）根据病人所患疾病的性质与病情，选择合适的体位，并确定治疗部位，尽量暴露，用毛巾擦洗干净，也可用75%酒精擦拭消毒，以防感染。

2）一般右手持拿刮痧工具，灵活利用腕力、臂力，切忌生硬用蛮力，硬质刮具的钝缘与皮肤之间角度以45°为宜，切不可成推、削之势。

3）用力要均匀、适中，由轻渐重，不可忽轻忽重，以能耐受为度，刮拭面尽量拉长。

4）刮痧时要顺一个方向刮，不要来回刮，以皮下出现微紫红或紫黑色痧点、斑块即可。应刮完一处之后，再刮另一处；不要无序地东刮一下，西刮一下。

5）治疗疾病时，一般都要蘸取刮痧油，一边刮拭，一边蘸油。初次刮痧，不可一味强求出痧。

6）保健刮痧和头部刮治，可不用刮痧润滑油，亦可隔衣刮拭，以病人自己能耐受为度。

7）任何病症，宜先刮拭颈项部，再刮其他患处。一般原则是先刮头颈部、背部，再刮胸腹部，最后刮四肢和关节。关节部位应按其结构，采用点揉或挤压手法。

8）如刮取头、额、肘、腕、膝、踝及小儿皮肤时，可用棉纱线或头发团、八棱麻等刮擦之。腹部柔软处，还可用食盐以手擦之。

9）刮拭方向，一般原则是由上而下、由内而外顺序刮拭。头部、背部，由上而下；上肢、下肢由上而下；面部、胸部由内而外；腹部由上而下。

10）刮完后，擦干水渍、油渍。让病人穿好衣服，休息一会儿，再适当饮用一些姜汁、糖水或白开水，会感到异常轻松和舒畅。

11）一般刮拭后，2～3日内患处会有疼痛感，此属正常反应。

12）刮痧时限与疗程应根据不同疾病的性质及病人体质状况等因素灵活掌握。一般每个部位刮20次左右，以使病人能耐受或出痧为度。每次刮治时间，以20～25分钟为宜。初次治疗时间不宜过长，手法不宜太重。第二次应间隔5～7日或患处无痛感时再实施（一般需5～7日），直到患处清平无斑块，病症自然就痊愈了。通常连续治疗7～10次为1个疗程，间隔10日再进行下个疗程。如果刮拭完成2个疗程仍无效者，应进一步检查，必要时改用其他疗法。

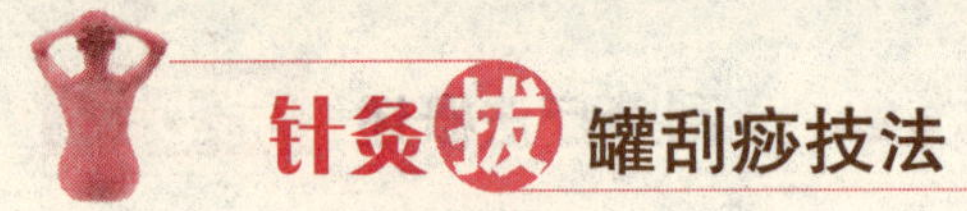

刮痧的补泻手法

“虚者补之，实者泻之”，这是中医治疗的基本法则之一。“补”和“泻”是两种作用相反的对立面，但又相互联系。它们共同的目的都是调节阴阳平衡，增强人体的正气。所以补与泻之间是对立统一的关系。

从表面上看，刮痧疗法虽无直接补泻物质进入或排出机体，但依靠手法在体表一定部位的刺激，可起到促进机体功能或抑制其亢进的作用，这些作用的本质是属于补与泻的范畴。

刮痧疗法的补泻作用，取决于操作力量的轻重、速度的急缓、时间的长短、刮拭的方向以及作用的部位等诸多因素，而上述动作的完成，都是依靠手法的技巧来实现的。

1）一般来说，凡刺激时间短、作用浅，对皮肤、肌肉、细胞有兴奋作用的手法称为“补法”；凡刺激时间长、作用较深，对皮肤肌肉组织有抑制作用的手法称为“泻法”。

2）凡作用时间较长的轻刺激手法，能活跃兴奋器官的生理机能，谓之“补法”；作用时间较短的重刺激，能抑制脏器的生理机能，谓之“泻法”。

3）凡操作速度较慢的称之为“补法”，操作速度较快的称之为“泻法”。

4）介于“补法”与“泻法”二者之间的称为“平补平泻”。

由上所述可知，在刮痧治疗中，若能首先仔细辨证，然后根据“扶正祛邪”或“祛邪存正”的原则，恰当采用“补法”或“泻法”，必能充分发挥刮痧的治疗作用，收到事半功倍的效果。

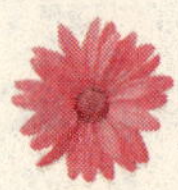

刮痧的施治范围及注意事项

选穴原则

1．局部取穴 根据所有穴位都能治疗其所在局部疾病的作用，以及有些还可治其附近器官和组织疾病的特点，在某一部位发生疾病，既可取其局部亦可取其附近的穴位进行治疗。如肘部病变取曲池治疗。此外，阿是穴便是局部取穴中最典型的一种。

2．循经取穴 首先要诊察清楚病变属于哪一经络，哪一脏腑，然后即可循经取其有关经络的四肢部位的腧穴（多为肘膝以下的腧穴）。这种方法多用于头面、躯干、内脏的疾患。

3. 按神经分布取穴　按照脊神经及其所形成的神经丛、神经干的分布区域，躯干、内脏或四肢有病时，可选用相应节段的夹脊穴以及某些分布在躯干部神经干通路上的穴位来治疗。

4. 对称取穴　即在与病变相对称的部位选其相应点。如左肘痛，选右肘部位相应点或膝部相应部位的穴位。这种方法常用于肢体疼痛性疾患。

刮痧时间

1）泻刮手法或平补平泻手法进行刮痧，每个部位一般刮拭时间为3~5分钟。

2）补刮手法每个部位刮拭时间为5~10分钟。

3）通常一个患者，选3~5个部位。对一些不出痧或出痧较少的患者，不可强求出痧。

4）还应根据患者的年龄、体质、病情、病程以及刮痧的施术部位而灵活掌握刮拭时间。

刮痧次数

两次刮痧的时间需间隔3~6日，以皮肤上痧退（即痧斑完全消失）为准。一般3~5次为1个疗程。

刮痧后的处理

刮痧后一般不需特殊处理。用干净手纸或毛巾将刮拭部位刮痧疏经活血剂拭干即可。亦可用手掌在刮拭部位进行按摩，使活血剂被皮肤充分吸收，可增加疗效。刮痧出痧后应让患者饮一杯温开水（最好为淡糖盐水），休息15~20分钟即可离开。

刮痧正常反应及不良情况的处理

1. 正常反应　刮痧后皮肤表面出现红、紫、黑斑或疱的现象，临床上称为“出痧”，是一种正常刮痧治疗反应，数天即可自行消失，无须作特殊处理。刮痧，尤其是出痧后1~2日出现被刮拭的皮肤部位轻度疼痛，发痒，虫行感，自感体表冒冷、热气，皮肤表面出现风疹样变化等情况，均是正常现象。

2. 异常反应（晕刮）及处理 如在刮痧过程中，患者出现头晕、目眩、心慌、出冷汗、面色苍白、四肢发冷、恶心欲吐或神昏仆倒等晕刮现象，应及时停止刮拭，迅速让患者平卧，取头低脚高体位。让患者饮用一杯温糖开水，并注意保温。迅速用刮痧板刮拭患者百会（重刮）、人中（棱角轻刮）、内关（重刮）、足三里（重刮）、涌泉（重刮），静卧片刻即可恢复。

对晕刮应注意预防。如初次接受刮痧治疗、精神过度紧张或身体虚弱者，应做好解释工作，消除患者对刮痧的顾虑，同时手法要轻。若饥饿、疲劳、大渴时，不要对其刮痧，应令进食、休息、饮水后再予刮拭。医者在刮痧过程中要精神专注，随时注意病人的神色，询问病人的感受，一旦有不适情况应及时纠正或及早采取处理措施，防患于未然。

实施刮痧时应注意的事项

1）治疗室内保持整洁、安静、空气流通、光线充足、温度适宜、冬暖夏凉。

2）医者的指甲要剪平，治疗前后均用温水洗净双手。

3）操作者一定要做出正确诊断，在操作过程中手法要准确，轻重要适宜，以免增加患者的痛苦。

4）操作前应在刮痧部位涂抹刮痧膏或乳液等，以减少摩擦阻力，使皮肤光滑。

5）室内墙壁可以悬挂刮痧区的详细位置图，以提高患者的兴趣。

6）对老年人或儿童的刮痧，切记不要太用力。

7）颈部、腋下、腰际等处均有淋巴散布，操作手法宜轻揉松放，切勿强力牵拉，以免引起淋巴回流障碍或损伤经脉，造成不良后果。

8）对严重糖尿病、肾脏病、心脏病的患者，每次进行刮痧的时间，应在15分钟之内完成，时间不宜太长。

9）刮痧时肩膀下垂不着力，心情轻松毫无杂念，手上戴的物件，如手表、手链等都取下来，背脊伸直，眼睛看着患者面部，注意其表情变化。

10）当刮拭部位比刮痧前更加痛楚时，则是因为血液循环已经排除了障碍，此时请勿放弃刮痧。

11）刮拭结束后，患者会感到干渴，应喝一两杯凉开水，或在开水中加少许盐饮用。

12）患病严重者刮痧时如有血丝、血块出现，切记这是一个好现象，可继续刮痧，1～2周会有发热的状况，这也是良性反应，显示身体已有抵抗力。

13）偶有刮痧几次之后，腿部会出现小红斑点、湿疹或疮口，表示有些毒素已经由这些开口排出体外，其排出部位与内脏病变有相互关系。

14）有睡意、打呵欠、出虚恭、眼垢多、流鼻水、身体恶臭、在想不到的地方会产生酸麻和疼痛感觉……上述现象都是刮痧后产生效果时的必然反应，这是好现象，依据病理反应，持续地刮痧下去，一定会有好的效果。

15）每次刮痧的时间，以30分钟之内施行完毕为佳，最长不要超过50分钟。

16）异常部位在刮痧前诊视时，须仔细观察，看皮肤是外伤、出血、溃疡，或是静脉瘤等情形，比较痛的部位在治疗时，应注意轻刮。

17）急性腹部疾病发作时，检查肾俞、膀胱俞、脾俞、胃俞、三焦俞对应刮痧区，比识别各个脏器更容易显出病因，只要以同样适当的压力刺激，便可以在相应腧穴处有很敏感的反应出现。

关于刮后调养方面

1）刮拭后应喝一杯温水或洁净生水（这里的生水，指像饮水机那种经过处理可生饮的水），切忌不要喝冰水、热水，以利新陈代谢。

2）刮拭部位，两三天内，会有疼痛现象，这是正常反应。

3）刮痧完毕应给予一刻钟休息，若出汗者要及时擦拭，切勿当风受凉。忌食酸辣油腻或难消化的食物，应多饮一些清凉茶（如菊花、荷叶、桑叶等消暑之品或散冲蜂蜜、淡盐开水），以助清热解暑，如能以静坐调息更佳。

4）刮痧部位出现创口，这是正常现象，可用相应护理方法处理。

5）刮痧期间短暂发烧，这是身体内部潜伏病菌与白细胞抗争，引起体温升高的现象，尤其当刮拭淋巴腺及三焦俞后，常会有这种现象发生，面对这种现象不必惊慌。患者恢复前须严密观察，防止病情反复。

第六章　刮痧治疗家庭百病

感冒

感冒又称伤风，是由多种细菌、病毒引起的上呼吸道感染性疾病。男女老幼均易感染，四时皆可发生，以冬春季多见，气候骤变时发病增多，受寒冷、淋雨等可诱发。临床主要表现为鼻塞、流涕、喷嚏、咽痒、咽痛、咳嗽、头痛、周身酸痛、乏力、怕冷、发热等。若不及时治疗，可发展或诱发其他疾病。

【刮痧部位】

(1) 风寒型：刮风池、大椎、风门、肺俞及肩胛部；刮中府及前胸；刮足三里。（本章所涉及穴位皆见“附录”）

(2) 风热型：放大椎、少商血；挟或刮曲池、尺泽；点揉外关、合谷；刮风池、风门、肺俞及肩胛部。

支气管炎

支气管炎有急、慢性之分，它们均是由病毒或细菌感染或因物理、化学刺激及过敏等所引起的炎症性疾病。急性者起病常有上呼吸道感染症状，如鼻塞、喷嚏、咽痛、头痛、畏寒发热等，其主要临床表现为咳嗽伴胸骨后疼痛，还可有气急，病程一般不超过1个月。慢性者多发于中年以上，病程缓慢，一般均超过2个月，并连续2年以上发病，可有急性支气管炎、流行性感冒或肺炎的发病史。主要表现为咳嗽、咳痰，甚至喘鸣，尤以晨起明显，痰呈白色黏液泡沫状，不易咳出，在晚期可并发肺气肿、肺源性心脏病等。

【刮痧部位】

(1) 急性期：挤或刮大椎；刮风门、肺俞、身柱；刮膻中、中府。

(2) 慢性期：刮大椎、风门、肺俞、身柱；刮膻中、中府、尺泽、太渊；刮肾俞。

支气管哮喘

支气管哮喘是一种常见的发作性的肺部过敏性疾病。过敏原有细菌、病毒、尘埃、化学气体、花粉等。一般有季节性或季节性加重。常先有喷嚏、咽喉发痒、胸闷等先兆症状，如不能及时治疗，可迅速出现哮喘。急性发作时，有气急、哮鸣、咳嗽、咳痰，甚至张口抬肩，难以平卧，每次发作可达数小时，甚至数日才能缓解。若病程过长，过敏性提高或伴有慢性支气管炎时，哮喘时轻时重，终年发作，严重者可并发阻塞性肺气肿、肺不张或气胸。

【刮痧部位】

(1) 发作期：刮大椎、定喘、肺俞；刮天突、膻中、中府及前胸；刮尺泽及上肢内侧。

(2) 缓解期：刮定喘、风门、肺俞；刮肾俞、志室及腰部；刮太渊及前臂内侧；刮足三里。

肺结核

肺结核是一种慢性消耗性传染病，由结核杆菌经呼吸道感染肺部所致。分为原发性和继发性两类：原发性肺结核全身反应较重，多发生于儿童；继发性肺结核，病灶有局限化的倾向，故以局部反应为主，多发生于成人。常见的肺结核多属于后者。本病临床上以咳嗽、咯血、午后潮热、盗汗、胸痛为主症。初起有咳嗽、乏力、食欲减退、消瘦、胸痛、痰中偶带血丝、长期低热或有不规则高热、颜面潮红；病程长者咳嗽加剧、咯血量增多、失眠、盗汗等。本病不彻底治疗常可复发，最后形成慢性纤维空洞型肺结核。

【刮痧部位】

刮百劳、肺俞、膏肓、脾俞、胃俞；点揉或刮中脘、列缺；刮足三里、三阴交。

胸膜炎

胸膜炎是由多种病因引起的以胸膜炎症为病理特点的非单纯性疾病。临床分为两种：一种继发于胸部疾病，是原有病变在胸膜上的一种表现，如感染性、变态反应性、肿瘤性等疾病波及胸膜而致；另一种为独立性的病证，绝大多数是结核性的，往往由肺结核蔓延而致。临床上以结核性胸膜炎多见。

【刮痧部位】

刮肩井、肺俞、脾俞；刮膻中、期门；刮尺泽、郄门、支沟；刮阳陵泉、外丘、足三里。

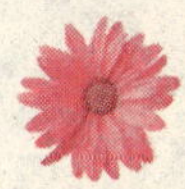

呃 逆

呃逆是指由各种原因引起的一种不自主膈肌间歇性收缩的症状。其病因多与胃、肠、腹膜、纵隔、食道的疾病有关，不良精神因素、寒冷刺激或饮食不当常为诱发因素。需要指出的是，在患危重病过程中，突然出现持续不断的膈肌痉挛，常预示病情趋向恶化；老年人、冠心病患者，无任何明显诱因，突然出现连续的呃逆，应警惕心肌梗死发生的可能。

【刮痧部位】

刮膈俞、肝俞、膻中；点揉或刮中脘、内关、呃逆穴。

呕 吐

呕吐是胃内容物反入食管，经口吐出的一种反射动作。呕吐可将胃内的有害物吐出，是机体的一种防御反射，有一定的保护作用，但大多数并非如此。临床上是胃神经官能症的主要表现之一，二者多同时存在。是由于高级神经功能紊乱所引起的胃肠功能失调，但无器质性病变。现代医学认为，本病的发病与不良的精神刺激及饮食失调等有关。

【刮痧部位】

刮肝俞、脾俞、胃俞；点揉天突、中脘、内关、公孙；刮足三里。

急性胃肠炎

急性胃肠炎是指各种原因引起的急性胃肠道黏膜弥漫性炎症。多发于夏秋季节，本病多由饮食不节，冷热不调或误食不洁食物等所致。其主要临床表现为突然的恶心、呕吐、腹痛、腹泻，泻下物呈黄色稀水样，但无脓血；病情严重者，则表现为吐泻频繁、腹中绞痛、口唇青紫、眼球下陷、四肢厥冷，甚至脱水、休克等。

【刮痧部位】

刮胃俞、大肠俞；点揉天枢、气海；刮内关、足三里。

慢性胃炎

慢性胃炎一般分为浅表性、萎缩性及肥厚性 3 种，是以胃黏膜的非特异性慢性炎症为主要病理变化的胃病。慢性胃炎可由急性胃炎转变而来，亦可因不良饮食习惯、长期服用胃刺激药物、口腔、鼻咽部慢性感染病灶、幽门螺杆菌感染及自身免疫性疾病等原因所致。临床表现以慢性、反复性的上腹部疼痛、食欲不振、消化不良、饱胀、嗳气为主。多见于 20 ~ 40 岁男性。

【刮痧部位】

刮脾俞、胃俞；点揉或刮中脘、章门、气海；刮足三里。

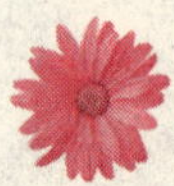

消化性溃疡

消化性溃疡是指胃肠道与胃液接触部位的慢性溃疡。主要发生在胃和十二指肠，故又称胃溃疡、十二指肠溃疡。临床上以十二指肠溃疡最为多见。其形成与胃酸和胃蛋白酶分泌过度、幽门螺杆菌感染等有关，主要表现为慢性周期性的上腹痛。典型的胃溃疡，疼痛多发生于饭后 1 小时左右，之后逐渐缓解；十二指肠溃疡的疼痛，多发生在夜间或饭前空腹时，少许进食即可缓解。两者均可伴有泛酸、烧心、上腹部胀闷感，以及恶心、呕吐、食欲不振等，溃疡并发出血时可出现黑便。其发作常以寒冷、精神紧张、饮食不慎及服用禁忌药品等为诱因。

【刮痧部位】

刮肝俞、脾俞、胃俞、胃仓；点揉中脘、气海、关元；刮或点揉内关；刮梁丘、阳陵泉。

消化不良

消化不良是消化系统本身的疾病或其他疾病所引起的消化机能紊乱症候群。多因暴饮暴食，时饥时饱，偏食辛辣、肥甘或过冷、过热、过硬的食物所致。主要表现为腹胀不适、嗳气、恶心呕吐、食欲不振、腹泻或便秘、完谷不化等。

【刮痧部位】

刮脾俞、胃俞；点揉中脘、天枢；刮足三里、三阴交。

胃下垂

胃下垂是由于腹腔内脂肪薄弱，腹壁肌肉松弛，导致胃脏低于正常位置，站立时胃的下缘到达盆腔，胃小弯最低点降到髂嵴连线以下。属胃无力症，多见于消耗性疾病患者及无力型体质者，直接影响消化功能，常伴有一系列消化道症状，如上腹胀满不适、食欲不振、疼痛、消瘦、乏力等。

【刮痧部位】

点揉百会；刮脾俞、胃俞；点揉中脘、大横、气海、关元；刮足三里。

胆绞痛

胆绞痛是胆道系统疾病的常见症状。常发生在胆囊炎、胆石症的急性发作期间。多由于结石刺激或胆道阻塞，胆囊收缩时胆汁排出受阻而浓缩，其中的胆盐刺激胆囊黏膜而发生剧烈疼痛。同时可伴有上腹闷胀、食欲不振、嗳气、恶心、呕吐、黄疸等。

【刮痧部位】

（1）发作期：刮天宗、胆俞及肩胛部；刮期门、日月、梁门。

（2）缓解期：刮胆俞、日月及上腹部；刮阳陵泉、光明、丘墟及小腿外侧。

刮痧治疗本病宜于慢性期治疗。对于有感染的急性病例及剧烈的胆绞痛，必须采取综合措施治疗。

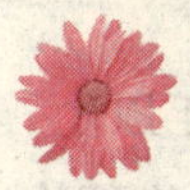

腹　痛

腹痛是泛指胃脘以下、横骨以上范围内的疼痛而言。是临床上常见的一种症状，可伴发于多种脏腑疾病中，如肝、胆、脾、胃、大小肠、子宫等脏腑。虽然腹痛的原因很多、范围很广，但最常见的则以外感寒邪，内人腹中；或过食生冷，中阳受伤，脾胃运化无权；其次是暴饮暴食或进食不洁之物，或脾胃阳虚、气血生化之源不足、经脉脏腑失其濡养而致腹痛。

【刮痧部位】

刮胃俞、肾俞、大肠俞；点揉中脘、天枢、关元；刮梁丘、足三里；点揉公孙。

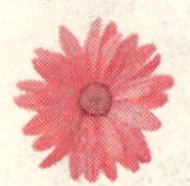

慢性结肠炎

慢性结肠炎是指排便次数增多、粪便稀薄，甚至泻下如水样或白冻便为主要症状的一种疾病，大多反复发作，病程多在半年以上。胃肠道的分泌、消化、吸收和运动等任何一种功能失常都可引起肠炎，但大多是由急性肠炎迁延而成。

【刮痧部位】

刮脾俞、肾俞、大肠俞；点揉或刮中脘、天枢；刮足三里。

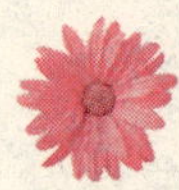

细菌性痢疾

细菌性痢疾简称菌痢，是由痢疾杆菌引起的消化道传染病。以结肠化脓性炎症为主要病理改变，是夏秋季流行的常见疾患，多因饮食生冷，不洁果菜、食物所致。小儿发病率高于成人。临床主要表现为腹痛、腹泻、里急后重、脓血便等。病程超过2个月者，即为慢性菌痢。

【刮痧部位】

刮脾俞、大肠俞；点揉天枢、气海；刮曲池、合谷；刮阴陵泉、上巨虚、下巨虚。

慢性肝炎

慢性肝炎是指由多种原因引起的肝脏慢性炎症性疾患。病程在半年以上，多数是由急性肝炎误诊、误治或由病毒感染，自身免疫功能紊乱及某些药物的作用，使肝炎迁延不愈所致，最常见的是慢性乙型肝炎。其临床表现为全身乏力、食欲不振、肝区闷胀或隐隐作痛、时作时止等。

【刮痧部位】

刮大椎、至阳、肝俞、胆俞、脾俞；刮膻中、期门、中脘；刮阳陵泉；

点揉太冲。

便　秘

便秘是由于大肠运动缓慢，水分吸收过多，粪便干燥、坚硬，滞留肠腔，不易排出体外。其特征是排便次数减少，或是由于粪质干燥、坚硬难以排出，腹内有不适感。导致便秘的原因是不规则的排便习惯、久坐少动、食物过于精细、缺少含纤维素较多的食物等。常影响食欲、睡眠，也可并发痔疮、肛裂等。

【刮痧部位】

刮大肠俞、小肠俞、次髎；点揉或刮天枢、腹结、气海、关元；刮足三里；点揉公孙。

高血压病

高血压病又称原发性高血压，是以动脉血压增高，尤其是舒张压持续升高为特点的全身性、慢性血管疾病。若成人收缩压≥18.7 千帕（140 毫米汞柱），舒张压≥12.7 千帕（95 毫米汞柱），排除继发性高血压，并伴有头痛、头晕、耳鸣、健忘、失眠、心悸等症状即可确诊。

【刮痧部位】

刮风池、肩井、头后部及肩部；刮脊柱及背部两侧膀胱经；点揉太阳；刮曲池及上肢背侧；刮足三里、三阴交；点揉太冲。

低血压症

低血压是指成人肱动脉收缩压 <12.0 千帕（90 毫米汞柱）、舒张压 <8.0 千帕（60 毫米汞柱）者为低血压。患者常有头晕、目眩、耳鸣、乏力、气短、手足发凉、自汗、健忘等症状；严重者出现恶心、呕吐、晕厥等；部分慢性低血压者无自觉症状。

【刮痧部位】

刮百会；刮厥阴俞、膈俞、脾俞、志室、肾俞；点揉中脘、关元；刮郄门、风市、足三里；点揉太冲、涌泉。

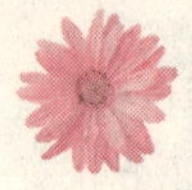

冠心病

冠状动脉粥样硬化性心脏病简称冠心病，是指冠状动脉因发生粥样硬化或痉挛，使管腔狭窄或闭塞导致心肌缺血缺氧而引起的心脏病。

【刮痧部位】

刮厥阴俞、心俞、神堂、至阳；点揉天突、膻中、巨阙；刮曲泽、内关及上肢前侧、足三里、三阴交；点揉太溪。

风湿性心脏病

风湿性心脏病是由于风湿病的反复发作，累及心瓣膜所引起的慢性心瓣膜的损害，形成瓣膜口的狭窄或关闭不全，导致血液动力学改变，最后出现心功能代偿不全，发生充血性心力衰竭。常以二尖瓣受损为最多，其次为主动脉瓣。临床表现主要有心悸、心前区不适、乏力、气急、呼吸困难和两颧部紫红。有的可有肺水肿或肺瘀血，或伴肝肿大。

【刮痧部位】

刮厥阴俞、心俞、灵台；刮膻中、巨阙；点揉关元；刮郄门、内关；刮足三里。

肺心病

肺心病即肺源性心脏病。它是指由肺部疾病或肺动脉慢性病变而逐渐引起肺动脉高压、右心室肥大，最后导致心力衰竭，同时因肺部的小气道功能损害，引起阻塞性通气功能障碍而致呼吸功能下降，甚至衰竭。

【刮痧部位】

刮肺俞、厥阴俞、心俞、肾俞；刮膻中、巨阙；点揉气海、关元；刮曲泽、内关及前臂内侧；刮足三里、三阴交。

心律失常

心脏收缩的频率或节律的异常，统称为心律失常。心律失常可见于多种器质性病变，或单纯的功能障碍，如自律神经功能障碍，患者可自觉心跳、心慌、心烦，甚至有紧张感。

【刮痧部位】

刮厥阴俞、心俞、脾俞；刮膻中、巨阙；点揉内关、神门；刮足三里。

血栓闭塞性脉管炎

血栓闭塞性脉管炎，简称脉管炎，是一种周围血管的慢性闭塞性炎症疾患。主要累及四肢的中、小动脉和静脉，以下肢更为多见，多发于20～40岁的男性。临床特点为患肢缺血、疼痛、肢端冷麻、皮肤苍白或发紫、间歇性跛行、足背动脉搏动减弱或消失及游走性静脉炎。

【刮痧部位】

刮膈俞、曲池；刮膻中；点揉关元、委中、太冲；刮阳陵泉、承山、血海、足三里。

贫　血

循环血液的红细胞数或血红蛋白量低于正常时称为贫血。主要症状有面色苍白，呼吸急促，心跳加快，疲乏无力，腹泻，闭经，性欲下降等。形成贫血的原因主要有3种：①造血不良，如缺铁性贫血、再生障碍性贫血、巨幼细胞性贫血等；②溶血性贫血，如脾功能亢进等；③急慢性失血。其中以缺铁性贫血最为多见。

【刮痧部位】

刮膏肓、肺俞；点揉气海；刮足三里、三阴交；点揉涌泉。

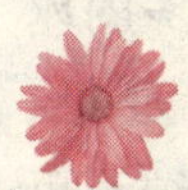

白细胞减少症

白细胞减少症是指周围血白细胞计数持续低于4×10^9/升。本症主要是由于中性粒细胞减少，分为原因不明性和继发性两种。大多起病急骤、畏寒、发热、周身不适、出汗、食欲欠佳、经常易患感冒、肺炎、泌尿系统感染等疾病，且感染病灶往往迁延时间较长，不易治愈。

【刮痧部位】

刮百劳、大椎、膈俞、脾俞；点揉气海、关元；刮足三里。

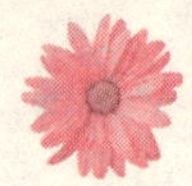

慢性肾炎

慢性肾炎是慢性肾小球肾炎的简称。是一组病因不同、病情复杂、原发于肾小球的一种免疫性炎症性疾病。起病缓慢、病程长，临床表现轻重差异大。初期只有少量蛋白尿或镜下血尿及管型尿；以后可见水肿、高血压、蛋白尿；最后出现贫血、严重高血压、慢性肾功能不全或肾衰竭。同时可伴有不同程度的腰部酸痛、尿短少、乏力等症状。

【刮痧部位】

刮肝俞、脾俞、命门、三焦俞、肓门、肾俞；点揉中脘、水分、中极；刮阴陵泉、三阴交、复溜、太溪。

泌尿系统感染

泌尿系统感染，系指肾盂肾炎、膀胱炎、尿道炎的总称。本病多见于女性，尤以初婚女性发病较多。临床特点以尿频、尿急、尿痛、腰酸腰痛为主，还可有发热、周身不适、下腹坠胀等症状。多由大肠杆菌、链球菌、葡萄球菌侵犯尿路，逆行引起尿道、膀胱、输尿管、肾盂等发炎所致。

【刮痧部位】

刮肾俞、次髎、膀胱俞；点揉水道、中极；刮三阴交。

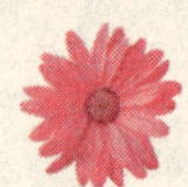

泌尿系统结石

泌尿系统结石系肾结石、输尿管结石及膀胱结石的总称。肾结石多因尿液中胶体和晶体物质失调、尿中盐类代谢紊乱所致，另外，尿路梗阻、感染、异物等也可促使结石形成；输尿管结石多因肾结石移入而继发；膀胱结石可继发，但多数为地区性疾病。典型的临床表现可见血尿、剧烈的腰背或下腹部绞痛，呈阵发性剧烈发作；病人可坐立不安、面色苍白、出汗并有恶心呕吐、疼痛可沿输尿管向大腿内侧及外生殖器部位放射。膀胱结石可引起排尿突然中断，剧烈疼痛及尿潴留等症状。

【刮痧部位】

刮肝俞、脾俞、肾俞、膀胱俞、志室、京门；点揉中极，太冲；刮阴陵泉、足三里、三阴交。

前列腺炎

前列腺炎是男性生殖器疾患中常见的疾病之一。发病年龄集中在20～50岁，是一种由感染引起的泌尿生殖系统炎症，常与附睾炎、精囊炎及尿道炎同时发病。急性前列腺炎临床上颇似急性尿道感染，可有发热、尿频、尿急、尿痛、腰部酸胀等症状；慢性前列腺炎大多无明显发病原因，部分是由急性演变而来，可有排尿后尿道不适感，排尿终末可有白色黏液，继而可有尿频、尿滴、会阴部或腰部酸胀，尿道口可有白色分泌物流出，常伴阳痿、早泄、遗精，久之可致前列腺肥大等。

【刮痧部位】

刮肾俞、膀胱俞；点揉中极；刮阴陵泉、三阴交、太溪。

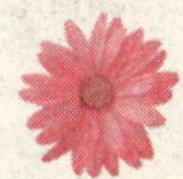

阳　痿

阳痿是指成年男子阴茎不能勃起或勃起不坚，不能进行正常性生活的一种病证。少数阳痿是由器质性病变引起，如生殖器畸形、生殖器损伤及睾丸疾病等；绝大多数是由神经功能、精神、心理因素、不良嗜好及疾病等所致，如神经衰弱、手淫、房事过度、生殖腺机能不全、糖尿病、长期饮酒、过量吸烟、某些慢性虚弱性疾病及服用某些药物（如麻醉药、镇静药等）。

【刮痧部位】

刮命门、肾俞、次髎；点揉关元、中极；刮阴陵泉、足三里、太溪。

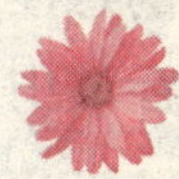

遗　精

遗精是成年男性的一种常见症状。凡是在无性交活动的情况下发生的射精均称为遗精。在睡梦中发生的遗精称为“梦遗”，无梦而遗精的称为“滑精”。

【刮痧部位】

刮心俞、命门、肾俞、志室、次髎；点揉关元；刮足三里、三阴交、太溪。

早泄

早泄是指性交刚开始，男子勃起的阴茎尚未进入阴道或刚入阴道即已射精，随之阴茎软缩，不能正常进行性交。精神因素是导致早泄发生的主要原因，精神越紧张，就越容易早泄。

【刮痧部位】

刮心俞、肾俞、志室；点揉关元、大赫、神门；刮三阴交。

甲状腺功能亢进症

甲状腺功能亢进症，简称甲亢。系甲状腺体过多分泌甲状腺素所致。以中年女性发病率较高，主要表现有颈前两侧甲状腺部位可见轻度或中度弥漫性肿大，伴有烦躁易怒、心悸失眠、心动过速、畏热多汗、面赤升火、易饥多食、形体消瘦、咽干口燥，部分病人有突眼症。

【刮痧部位】

刮风池、风门、肾俞及膀胱经；挟人迎；点揉天突、内关、神门、手三里、太冲；刮阴陵泉、三阴交。

糖尿病

糖尿病是一种以糖代谢紊乱为主的慢性内分泌疾病。早期可无症状，发展到症状期，临床上可出现多尿、多饮、多食、疲乏消瘦，即“三多一少”症状和空腹血糖高于正常及尿糖阳性。重症可见神经衰弱症状及继发的急性感染，肺结核，高血压，肾及视网膜等微血管病变。严重时可出现酮症酸中毒、昏迷，甚至死亡。

【刮痧部位】

刮肺俞、胰俞、脾俞、命门、三焦俞、肾俞；点揉阳池、中脘、关元；刮足三里、三阴交、水泉。

单纯性肥胖症

如果因为脂肪增多使体重过重，超过标准体重20%时，就称为肥胖症。其发病年龄多在40~50岁，以女性为多。因体重过重，稍事活动便觉疲乏无力、气促，少动嗜睡。肥胖症还可诱发动脉硬化、冠心病、糖尿病、胆石症、脂肪肝等，对健康和寿命常会带来严重影响。

【刮痧部位】

刮脾俞、胃俞、肾俞；点揉中脘、关元、列缺；刮丰隆、梁丘、三阴交。

头　痛

头痛是一个常见的自觉症状，引起的原因非常复杂。头部及五官病可致头痛，头部以外或全身性疾病也可引起头痛。所以每遇头痛，须先辨清发病原因，以便采取适当措施（凡颅内占位性病变和颅外伤所致头痛，不宜用刮痧治疗）。

【刮痧部位】

刮百会、风池、完骨、天柱及后头部；刮肩井、风门；点揉头维、太阳；刮曲池、外关；点揉气海、合谷、列缺；刮丰隆、血海、阴陵泉、足三里、三阴交；点揉太冲、行间。

偏头痛

偏头痛是最常见的一种头痛病。表现为反复发作的额、颞、眼眶部局限于一侧的疼痛。疼痛可表现为剧烈的跳动、钻痛、胀裂痛，可持续数小时至数天。发作前多有嗜睡、精神不振、视力模糊、畏光或肢体感觉异常等先兆症状；发作时多有恶心、呕吐、腹胀、腹泻、多汗、心率加快等伴随症状。导致本病的原因很多，但往往与疲劳、情绪紧张、焦虑、急躁、睡眠不佳、月经期等有关。现代医学认为，本病与颅脑血管舒缩功能失调有关，常因体内的一些生化因素和激素变化而引起发作。

【刮痧部位】

刮风池；点揉翳风、头维、率骨、太阳；刮合谷、列缺；刮阳陵泉、丰

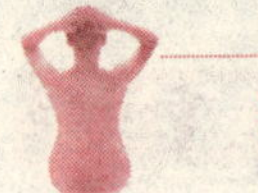

隆、血海、足三里、足临泣。

三叉神经痛

三叉神经痛是指三叉神经分布区域内出现短暂的、阵发性的、闪电样的剧痛。三叉神经分为眼支、上颌支及下颌支。三叉神经痛分为原发性与继发性两类，前者每次发作时间短暂，数秒至数分钟，每日可反复发作数次至数十次，间歇期可无症状，且无三叉神经器质性病变的感觉障碍和运动障碍；后者疼痛时间较持续，面部皮肤感觉障碍，且有原发病可查（如三叉神经炎、牙病、耳病等所致的三叉神经疼痛）。

【刮痧部位】

(1) 三叉神经第Ⅰ支痛：刮阳白；点揉攒竹、太阳、颊车、列缺。

(2) 三叉神经第Ⅱ支痛：点揉四白、巨髎；刮或点揉合谷。

(3) 三叉神经第Ⅲ支痛：点揉下关、颊车、迎香、承浆；刮或点揉合谷；点揉侠溪。

面神经麻痹

面神经麻痹亦称面瘫。可分为周围性和中枢性面瘫两类。周围性多由急性非化脓性茎乳突内的面神经炎所致。

【刮痧部位】

刮风池；点揉阳白、四白、地仓、颊车、翳风；点揉或刮合谷、内庭。

面肌痉挛

面肌痉挛是一侧面肌出现阵发性、无痛性、不规则的抽搐。开始仅有眼轮匝肌间歇性抽搐，以后可逐渐发展至面部其他肌肉，甚至和嘴角一起抽搐，多见于中年以上女性。

【刮痧部位】

点揉攒竹、四白、地仓、颊车、翳风、合谷。

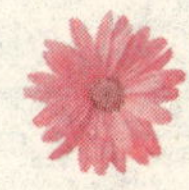

肋间神经痛

是指一个或几个肋间部位沿肋间神经分布发生经常性疼痛，并有发作性加剧的特征，常伴有相应皮肤的感觉、过敏及肋骨边缘的压痛。原发性者较少见，继发性者多与邻近器官的组织感染、外伤或异物压迫等有关。此外，髓外肿瘤和带状疱疹亦常为产生本病的原因。

【刮痧部位】

刮大杼、膈俞、胆俞、曲池、支沟；刮神藏、天溪、膻中、期门及前胸；挟章门；刮阳陵泉、阴陵泉、太冲、行间。

多发性周围神经炎

多发性周围神经炎，又称末梢神经炎，是对称性的肢体远端感觉障碍，弛缓性瘫痪和营养机能障碍。多由全身性感染、营养缺乏、代谢障碍等因素引起。临床主要表现为四肢远端麻木、刺痛等感觉障碍，并可出现手足部肌肉萎缩、手足下垂等运动障碍。

【刮痧部位】

刮肩髃、曲池、外关、阳池；挑八邪、八风；刮髀关、梁丘、足三里、解溪。

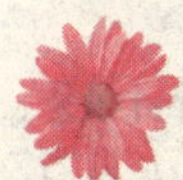

神经衰弱

神经衰弱属于神经官能症的一个类型，是一种常见的慢性疾病。临床症状可有失眠、多梦、头痛、头昏，记忆力减退、注意力不集中、自控能力减弱、易激动，同时还可伴有心慌气短、易出汗、食欲不振、情绪低沉、精神委靡不振，或性情急躁、情绪不稳，病人可诉全身不适、十分痛苦。部分患者还可出现阳痿、遗精、月经不调等。本病多因精神过度紧张、思虑过度、起居失常，致使大脑皮层兴奋过程增强和抑制过程减弱而诱发，多见于脑力劳动的中青年人。

【刮痧部位】

刮风池、心俞、脾俞；刮或点揉合谷、内关、神门；刮足三里、三阴交、太冲。

失　眠

失眠是指难以入睡或睡眠不久即醒、醒即难眠，甚至彻夜不眠而言。患者常伴有头晕脑涨、四肢乏力、精神不振、食欲不振、记忆力减退等。

【刮痧部位】

刮百会、风池及后头部、肩井、魄户、心俞；点揉神门；刮足三里、三阴交；点揉行间、厉兑、涌泉。

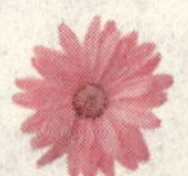

健　忘

大脑是容易疲劳的器官，长时间用脑，不注意休息，可引起头昏脑涨、思维能力下降、反应迟钝。随着年龄的增大，大脑皮层功能会逐步减弱，脑力逐渐减退，出现记忆力差、健忘等现象。年老体弱者，脑力减退更为明显。

【刮痧部位】

刮百会、膏肓、心俞、志室、次髎；点揉中脘、大赫；点揉或刮内关、神门；刮足三里、复溜、中封。

中风后遗症

中风后遗症是由急性脑血管病后所遗留的症状。主要表现为半身不遂、口眼㖞斜、语言蹇涩、口角流涎、吞咽困难、手足麻木等症状。其症状是由脑血管病变部位所决定的。最多见的是半身不遂，即一侧肢体瘫痪或半瘫痪。早期的半身不遂，肢体瘫软无力、知觉迟钝、活动功能受限。随着时间的延长，肢体逐渐趋于强直拘挛，姿势常发生改变和畸形。故应积极治疗和锻炼，争取最大可能恢复肢体功能。

【刮痧部位】

刮督脉（哑门、天柱穴至腰俞）、两侧膀胱经；刮肩髃、曲池、手三里、阳池、合谷；刮环跳、阳陵泉、悬钟；刮髀关、伏兔、足三里；点揉解溪、太冲。

中 暑

中暑俗称“发痧”，常发生于夏季或长时间从事高温作业的人员，缺乏必要的防暑降温措施，体质虚弱，过度劳累均可诱发此病。中暑的病情有轻症及重症两种。轻症主要表现为头痛、头昏、胸闷、恶心、呕吐、口渴、发热不出汗、烦躁不安、全身疲乏、肢体自觉酸痛等。重症病人除了上述症状外，还可有肢体发冷、面色苍白、心慌气短、全身冷汗，严重者可出现神志昏迷、腓肠肌痉挛及四肢抽搐等。

【刮痧部位】

刮百会；刮大椎、胸夹脊、曲泽、内关；点揉神阙、关元、劳宫；刮委中；点揉涌泉。

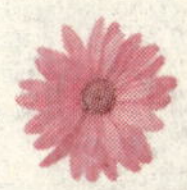

心脏神经官能症

心脏神经官能症是指由于中枢神经系统或自主神经系统调节失常引起心血管系统的功能紊乱的一种综合征。临床症状多样易变而客观体征少。情绪激动、忧虑、劳累为常见诱因。以心悸、气短、心前区痛、乏力等为主要表现，可有神经官能症的其他症状如多梦、健忘、易激动、多汗、失眠等。本病多在 20 ~ 40 岁发生，女性较为多见。

【刮痧部位】

刮印堂、百会；刮心俞、厥阴俞、肩井；刮中脘、气海、关元；刮内关。

心肌梗死

心肌梗死是由于部分心肌迅速发生严重而持久的缺血、缺氧而导致的心肌坏死。是内科常见的危重病证之一。

【刮痧部位】

刮心俞、厥阴俞；刮膻中；刮间使、内关；刮足三里。

风湿热

风湿热为一种反复发作的慢性全身结缔组织炎症，以心脏及关节受累最为显著。主要症状有发热、关节炎、心脏炎、皮肤异常等。

【刮痧部位】

刮心俞；刮膻中；刮肩髃、曲池、郄门、间使、内关、外关、养老、合谷；刮环跳、风市、阳陵泉、膝眼、足三里。

尿失禁

尿失禁是尿液不能自主地排出，或不能控制而致尿液淋漓。临床上分3类：

(1) 真性尿失禁：为尿道括约肌因损伤或神经功能失常所致，常伴有肢体麻木、疼痛、感觉障碍、运动失常等。

(2) 假性尿失禁：为尿道梗阻或膀胱收缩无力等排尿障碍造成尿潴留、尿液外溢，表现为尿急、排尿困难、小便胀痛、膀胱区膨隆等症状。

(3) 应力性尿失禁：为尿道括约肌松弛，当咳嗽、喷嚏、哭、笑等动作致腹内压骤然增加时可造成尿液外溢。

【刮痧部位】

刮肾俞、膀胱俞；刮中极、关元；刮委阳、阴陵泉、三阴交、商丘、太溪。

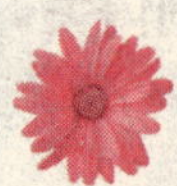

尿道炎

尿道炎是由大肠杆菌、绿脓杆菌、葡萄球菌、粪链球菌等感染所致。男性急性尿道炎的主要症状是出现尿道分泌物，初为黏液性，逐渐变为脓性，数量随之增加；女性则分泌物较少。其他症状有尿痛、尿频和尿急，个别有血尿。耻骨上区及会阴部有钝痛感。慢性尿道炎症状不明显，有的无症状，或仅在晨起后见少量浆液性分泌物黏着尿道外口。

【刮痧部位】

刮脾俞、肾俞、膀胱俞；刮中极、关元；刮足三里、阴陵泉、三阴交。

再生障碍性贫血

是由多种原因引起的骨髓干细胞、造血微环境损伤以及免疫机制改变，导致骨髓造血功能衰竭，出现以全血细胞减少为主要表现的疾病。急性型再障发病多急骤，常以贫血或出血发病，出血除皮肤、黏膜出血外，常有内脏出血，如便血、吐血、尿血、子宫出血、眼底出血等。慢性型再障发病多缓慢，常以贫血发病，出血较轻；常见于皮肤黏膜和齿龈出血。兼见面色苍白、睑结膜及指甲床苍白，惊悸，头晕，乏力等。

【刮痧部位】

刮心俞、膏肓、脾俞、肾俞；刮膻中、气海；刮血海、足三里。

真性红细胞增多症

真性红细胞增多症简称真红，是一种原因不明，慢性进行性骨髓造血活动普遍亢进的疾病，属于骨髓增生性综合征。早期可无自觉症状或仅有疲乏无力，眩晕等。体征有肝脾肿大，皮肤与黏膜呈暗红色，以口唇、鼻尖、耳垂、手掌和眼结膜最为明显，外观如酒醉容。

【刮痧部位】

刮风池、风府、印堂；刮中脘；刮曲池、内关、神门；刮足三里、阴陵泉、三阴交。

白血病

白血病是血液系统中的一种恶性疾病。身体皮肤、骨骼与关节以及中枢神经、呼吸、消化、泌尿系统等均可被白细胞浸润而出现相应的症状。按细胞分类可分为粒细胞性、淋巴细胞性、单核细胞性等白血病。按病程急缓可分为急性白血病与慢性白血病。急性白血病中儿童及青年起病急骤，而部分成年人及老年人起病缓慢。急性淋巴细胞性白血病多见于儿童，慢性粒细胞白血病多见于中年人。临床表现以发热、贫血、出血、肝脾肿大、淋巴结肿大等为主症。

【刮痧部位】

刮大椎、肺俞、膏肓、肝俞、肾俞；刮气海、气穴；刮足三里、阳陵泉、三阴交、行间。

高脂血症

血中脂类含量超过正常称为高脂血症，又称高脂蛋白血症。临床上有反复发作的腹痛，有时伴有发热。出现黄色瘤，在皮肤、黏膜出现黄色丘疹称为疹型黄瘤；发生于眼睑部称为黄色斑；发生于手肘、跟肌腱处、膝肌腱等称为肌腱黄色瘤；发生于皮肤受压部，如膝、肘、臀部，手指手掌折皱处称皮下结节黄色瘤。发生动脉粥样硬化即发生心绞痛。

【刮痧部位】

刮肺俞、心俞、督俞、厥阴俞；刮郄门、间使、内关、通里、曲池、合谷；刮足三里、三阴交、太冲、公孙。

痛　风

痛风是由于长期嘌呤代谢紊乱所致的疾病。早期表现为单关节炎症，以第一跖趾及蹲趾关节为多见，其次为踝、手、腕、膝、肘及足部其他关节。受累关节可出现红、肿、热、痛及活动受限。出现痛风石，以沉积于关节和肾脏较为多见，在皮下结缔组织处的痛风石常形成黄白色赘生物，一般外耳的耳轮、跖趾、指间和掌指关节等处的痛风石易被发现。关节出现肥大、畸形、强硬及活动受限。常合并肾结石，伴肾绞痛、血尿。

【刮痧部位】

刮肝俞、脾俞、三焦俞、肾俞；刮肩髃、肩贞、曲池、手三里、阳池、外关、合谷；刮膝眼、阳陵泉、中封、昆仑、解溪、丘墟。

短暂性脑缺血发作

短暂性脑缺血发作是颈内动脉或椎—基底动脉系统的短暂性血液供应不足。其特点是发作性起病，症状持续时间短，一般 5 ~ 30 秒。颈动脉系统短暂性脑缺血发作表现为不同程度肢体瘫痪，中枢性面瘫，单肢或半身感觉异常、感觉减退，可出现一侧头痛。

【刮痧部位】

刮翳风、下关、地仓、颊车、阳白；刮肩髃、曲池、手三里、外关、合谷；刮环跳、风市、阳陵泉、足三里、绝骨、太冲。

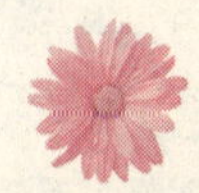

脑梗死

发病前数日可有头晕、头痛、一时性失语、肢体麻木或无力等前驱症状。临床主要表现为眩晕、眼球震颤、复视、同向偏盲、失明、眼肌麻痹、头痛，吞咽困难、交叉性麻痹及感觉减退、四肢瘫痪、感觉性失语、失读症、失算症、失认症、共济失调，可有不同程度的意识障碍。

【刮痧部位】

刮百会、风池、地仓、迎香；刮肝俞、肾俞；刮肩髃、曲池、手三里、外关、内关；刮足三里、悬钟、丰隆、三阴交。

脑动脉硬化症

症状为头痛、头晕或眩晕、耳鸣、脑鸣、疲乏无力、嗜睡或失眠多梦、注意力不集中、记忆力减退，特别是近事遗忘、情绪不稳、急躁、多疑固执、喜怒无常、肢体麻木、震颤、表情淡漠或盲目乐观、性情孤僻、沉默寡言或自言自语、语无伦次、反应迟钝、理解力或判断力差、计算困难、大小便失禁，严重时产生动脉硬化性痴呆。

【刮痧部位】

刮百会、四神聪、大椎、风池；刮心俞、脾俞、肾俞；刮膻中、气海、中脘；刮合谷、神门；足三里、阳陵泉、三阴交、太冲。

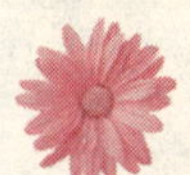

脑血管意外后遗症

脑血管意外又称急性脑血管疾病，是指脑部局灶性血液循环发生障碍，导致以不同程度的意识障碍及神经系统局部受损为特征的一组疾病。如脑出血、蛛网膜下隙出血、脑血栓、脑栓塞等。该病以一侧上下肢瘫痪无力、口眼㖞斜、舌强语蹇为主证。兼见口角流涎、吞咽困难等表现。本病多发生在中年以上，尤其多见于高血压和动脉硬化患者。

【刮痧部位】

刮太阳、印堂、睛明、颧髎、下关、颊车；刮天宗、肝俞、胆俞、膈俞、肾俞；刮尺泽、曲池、手三里、合谷；刮环跳、阳陵泉、委中、承山、风市、伏兔、膝眼、解溪。

癫痫

癫痫是反复发作的神经元异常放电所致的暂时性发作性脑功能失调。发作形式最常见的为大发作、小发作、局限性发作和精神运动性发作。

【刮痧部位】

刮人中、风府、风池、大椎；刮巨阙、关元；刮间使、神门、内关、合谷；刮足三里、丰隆、太溪。

坐骨神经痛

坐骨神经经臀部而分布于整个下肢。沿坐骨神经通路及其分布区的疼痛综合征，称为坐骨神经痛。男性青壮年多见。以单侧性为多，起病多急骤。急性起病的坐骨神经炎常先出现下背部酸痛和腰部僵直感。病侧下肢疼痛由腰部、臀部开始，向大腿后侧，小腿外侧及足背外侧放散，呈“针刺”、“刀割”、“触电”样持续或间歇性疼痛。弯腰、咳嗽、喷嚏、大便时均可加重；病侧下肢微屈可减轻疼痛。病久者下肢无力，肌肉松软，伴有小腿或足部麻木感。

【刮痧部位】

刮脾俞、肾俞、大肠俞；刮环跳、风市、秩边、殷门、阳陵泉、委中、承山、悬钟。

重症肌无力

重症肌无力是以骨骼肌神经肌肉接头处病变为主的自身免疫性疾病，发病率 2～5／10 万人。

【刮痧部位】

刮攒竹、太阳、颊车、人中、禾髎、风府；刮大椎、风池、肺俞、肝俞、脾俞、肾俞；刮膻中；刮曲池、手三里、外关；刮足三里。

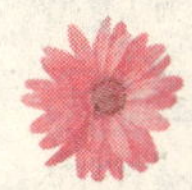

老年性痴呆症

本病是一组慢性进行性退化性疾病，以痴呆为主要表现，病理改变以大脑萎缩和变性为主。症状为人格改变，患者变得主观、任性、顽固迂执、自私狭隘、不喜与人交往、对家人缺乏感情、情绪不稳、易激惹。有时吵闹，无故打骂家人，缺乏羞耻感及道德感等。

【刮痧部位】

刮哑门、大椎；刮肾俞；刮鸠尾；刮手三里、劳宫；刮足三里、三阴交、涌泉、太冲。

精神分裂症

精神分裂症是以思维、情感和意志行为精神活动方面皆发生障碍，其中以概念的形成及抽象思维异常最为显著。本病症状的特点，表现为思维、情感、意向活动三个方面互不协调，而与外界环境的统一性也遭受破坏，故称作“分裂症状”。

【刮痧部位】

刮心俞、肝俞、肾俞；刮中脘；刮神门；刮丰隆。

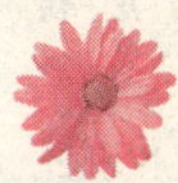

月经不调

月经不调是妇科的一种常见疾病，主要是指月经周期、经量、经色、经质出现异常而言。常见的有月经提前、错后或行经先后无定期等。其临床表现为月经周期和经期的紊乱，月经时多时少，有时淋漓不尽，经质的稀、稠、颜色不正常。

【刮痧部位】

刮肝俞、脾俞、次髎；点揉气海、关元；刮三阴交；点揉隐白、大敦。

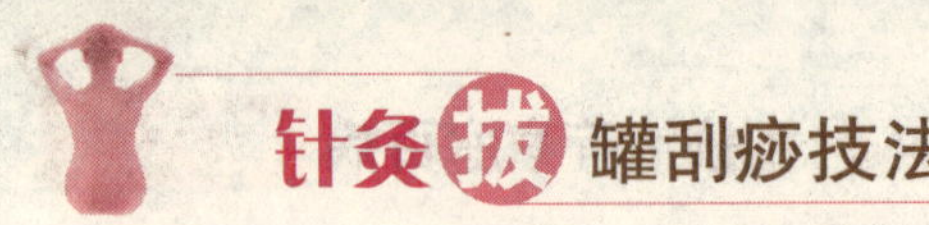

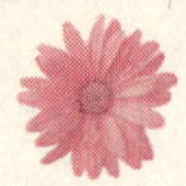

痛　经

凡妇女在月经来潮期或经期前后出现下腹剧痛等症状，影响工作和日常生活，称之为痛经。痛经可分为原发性和继发性两类。原发性痛经是指在月经初潮时就发生，妇科检查生殖器官并无器质性病变。继发性痛经是指因子宫内膜异位症、急慢性盆腔炎、子宫颈狭窄、阻塞等生殖器官器质性病变所引起的痛经。

【刮痧部位】

刮肾俞、次髎、膏肓；点揉气海、水道、关元、中极；刮血海、三阴交。

闭　经

闭经又称经闭，有原发性和继发性两种。女性年逾 18 岁而无月经来潮者，称原发性闭经；月经周期建立之后，又停经 3 个月以上者称继发性闭经。

【刮痧部位】

刮肝俞、脾俞、肾俞、次髎、合谷；点揉关元、大赫；刮血海、阴陵泉、地机、三阴交、足三里。

妊娠呕吐

妊娠呕吐是指妇女怀孕 5～6 周后，出现晨起恶心呕吐或一日内呕吐数次，并伴倦怠喜卧、食欲不振，严重者呕吐频繁，不能进食进水，可引起脱水、酸中毒及电解质紊乱等。

【刮痧部位】

刮脾俞、胃俞；点揉中脘、内关；刮足三里、太冲。

产后腹痛

产后腹痛多由于子宫收缩而引起，经产妇较初产妇为重，一般 3～4 日自行消失，个别严重或持续时间较长则需治疗。严重的产后腹痛部位，多在脘腹之间或在小腹部。

【刮痧部位】

刮腰阳关；点揉关元、中极；刮血海、足三里、三阴交。

乳腺增生

乳腺增生，即乳腺小叶增生，好发于中青年妇女，常有月经不调、不孕症或流产史。故病因多与内分泌紊乱有关。病程长、发展慢，易与早期乳腺肿瘤相混淆，所以应及早诊断治疗。

【刮痧部位】

刮肩井、天宗、肝俞、外关、屋翳、膻中、丰隆、太溪；点揉行间、侠溪。

乳腺炎

乳腺炎是乳腺的化脓性炎症。多发生于哺乳期妇女，其发展过程分 3 期：

(1) 郁乳期：乳房肿胀触痛、皮肤微红或不红、肿块或有或无、乳汁排泄不畅，或见恶寒发热、骨关节酸痛、胸闷、呕吐等。

(2) 酿脓期：肿块逐渐增大、硬结明显，继而皮肤发红，有持续疼痛、体温高而不退，此为化脓的征象。

(3) 溃脓期：破溃出脓后，一般体温会降至正常，肿痛消减，逐渐愈合。

【刮痧部位】

刮肩井、天宗；点揉天突、膻中；刮足三里。

更年期综合征

更年期综合征是指由于卵巢功能的退行性改变，使内分泌失调和自主神经功能紊乱而引起的一群症状。多数患者（约 80%）发生于 45 岁以上的绝经期妇女，主要临床表现有：初起多有月经不规则，以后完全闭经，患者自觉头晕耳鸣、潮热出汗、烦躁易怒、精神疲倦、心悸失眠、血压波动、乳腺萎缩、皮肤感觉异常，甚至情志失常等。有的还可出现尿频、尿急、食欲不振，可延续 2～3 年之久。

【刮痧部位】

刮风池、心俞、脾俞、肾俞、次髎、合谷；点揉中脘、气海、关元；刮足三里、三阴交、太溪、太冲。

输卵管发炎

由于病菌感染输卵管而引起的腹痛、高热，严重时可能会影响生殖机能。

【刮痧部位】

刮百会；刮肾俞、白环俞、长强及腰骶部；刮孔最；点揉或刮关元；刮承山。

脱　肛

脱肛又称直肠脱垂，是指肛管、直肠、乙状结肠下端向外翻出而脱垂于肛门之外而言。本病常见于老年人、小儿和多产妇女。

【刮痧部位】

刮百会；刮命门、大肠俞、次髎、长强；点揉或刮气海；刮承山、足三里。

痤　疮

痤疮是青春发育期常见的皮脂腺疾病，又称肺风粉刺。好发于颜面、上胸、肩、背部。其病因是由于青春期性腺成熟、睾丸酮分泌增加、皮脂腺代谢旺盛、排泄增多，使其成分有所改变，过多的皮脂堵塞于毛囊口，加上细菌等侵入引起发炎。本病的发生与过食脂肪、糖类，消化不良，休息欠佳等因素有关。本病在青春期过后多数可自愈。

【刮痧部位】

刮肺俞、肾俞；刮曲池、合谷；刮足三里、丰隆、三阴交。

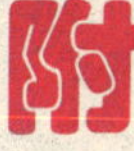 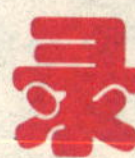

前顶
囟会
上星
百会
神庭
后顶
眉冲
印堂
强间
悬厘
曲鬓
太阳
和髎
耳门
脑户
颧髎
听宫
素髎
迎香
听会
风府
禾髎
兑端
地仓
天容
扁桃
承浆
新识
上廉泉
人迎
扶突
天窗
廉泉
水突
天鼎
肩井
气舍
肩髎
气户
云门
肩髃
库房
中府
抬肩
周荣
臑上
屋翳
肩前
胸乡
渊液
膺窗
辄筋
天溪
乳中
天池
食窦
大包
乳根
期门
不容
承满
日月
梁门
关门
腹哀
太乙
京门
章门
滑肉门
天枢
大横
带脉
外陵
腹结
大巨
提托
水道
五枢
维道
居髎
臀中
子宫
府舍
环跳
百会
络却
承灵
后顶
天冲
强间
浮白
脑户
脑空
窍阴
颅息
完骨
瘈脉
风府
风池
安眠
翳风
哑门
天柱
天牖
新识
崇骨
肩井
定喘
定喘
肩中俞
天髎
大椎
结核穴
巨骨
陶道
大杼
肩外俞
秉风
臑俞
风门
曲垣
附分
身柱
肺俞
魄户
厥阴俞
膏肓
天宗
神道
心俞
神堂
督俞
譩譆
灵台
膈俞
膈关
至阳
胰俞
肝俞
魂门
筋缩
胆俞
阳纲
中枢
脊中
脾俞
意舍
胃俞
胃仓
痞根
三焦俞
悬枢
肓门
京门
命门
肾俞
志室
气海俞
阳关
大肠俞
腰眼
上髎
关元俞
十七椎
小肠俞
次髎
膀胱俞
胞肓
腰奇
中髎
中膂俞
臀中
秩边
下髎
白环俞
腰俞
环中
环跳
会阳
长强

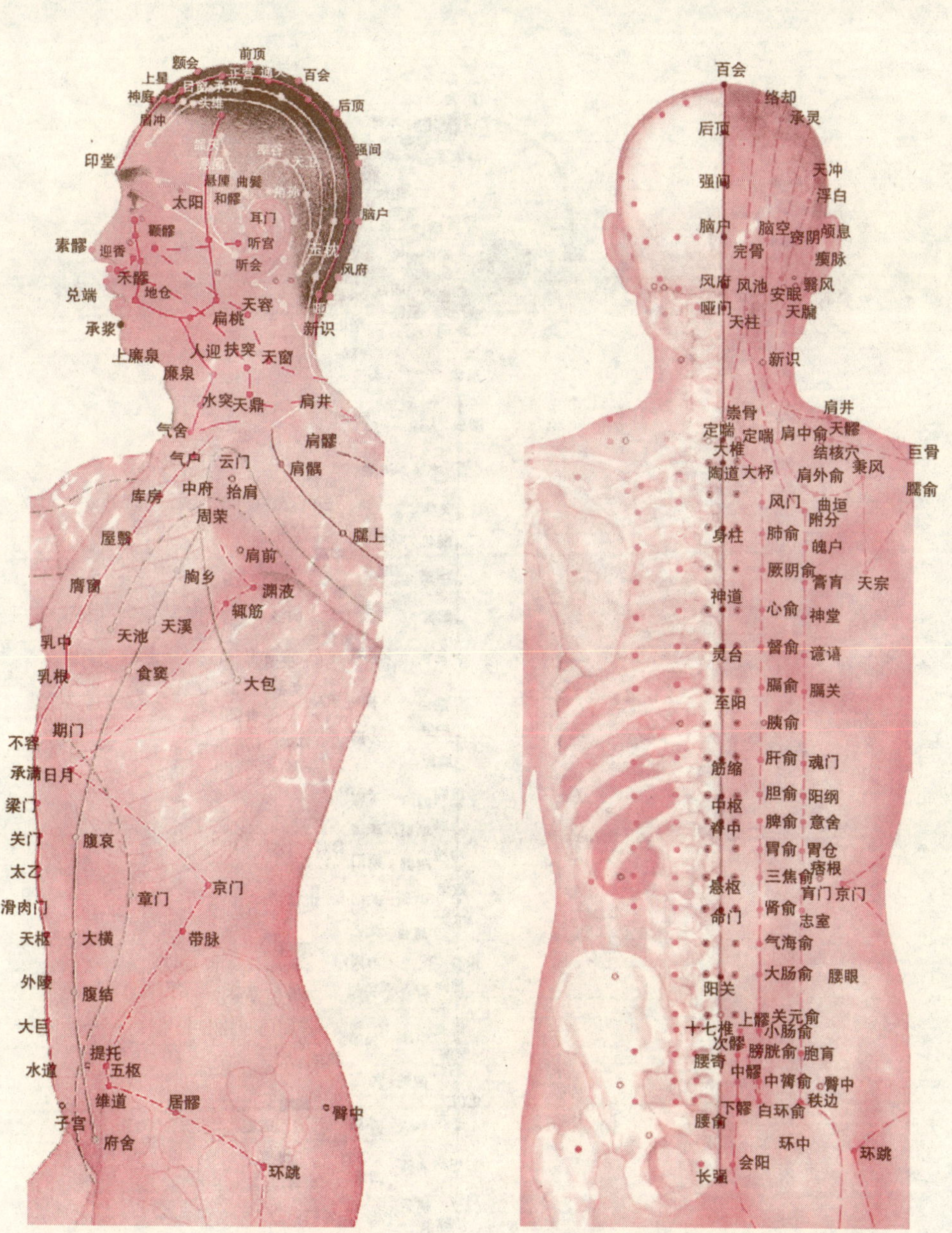

头、躯干穴位示意图

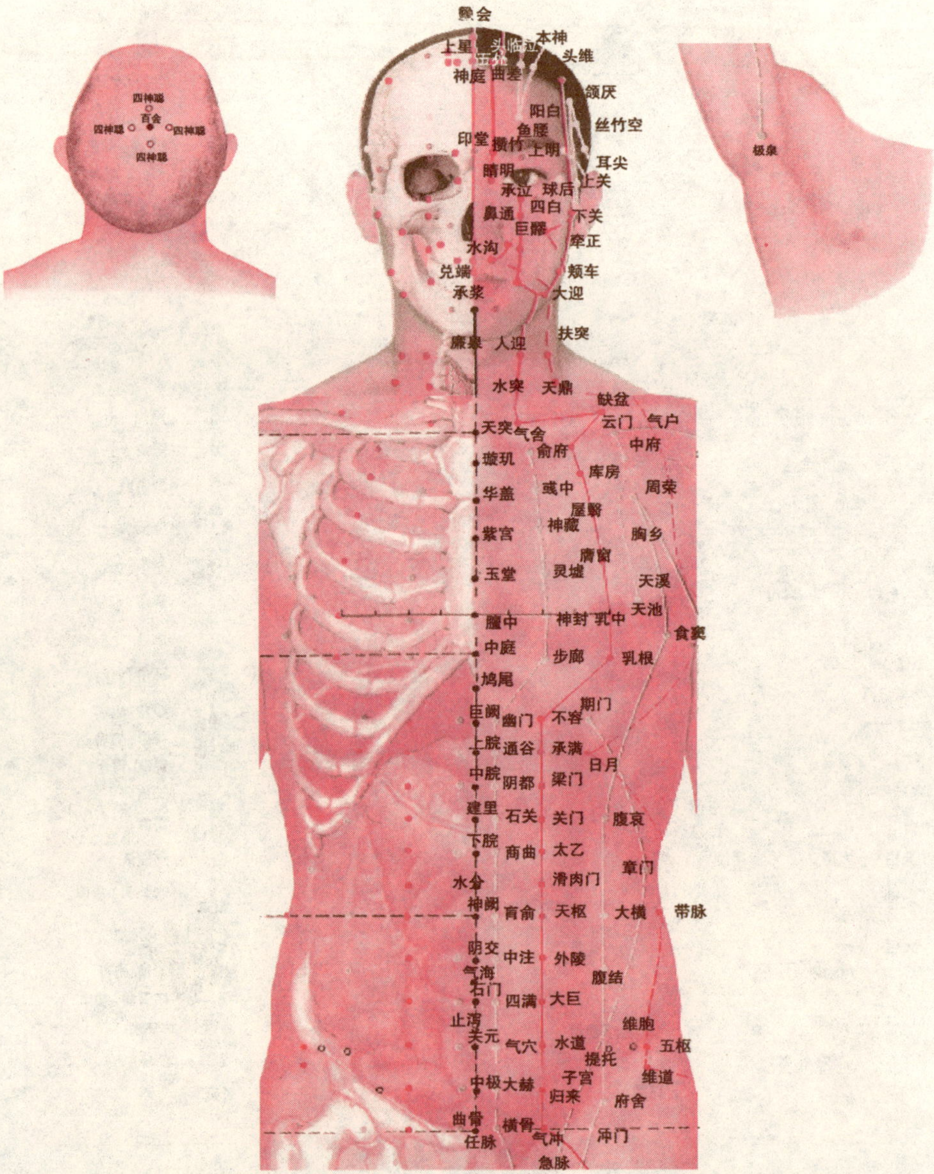
四神聪
百会
四神聪
四神聪
四神聪
囟会
上星
头临泣
本神
头维
神庭
曲差
颔厌
阳白
鱼腰
丝竹空
印堂
攒竹
上明
耳尖
睛明
上关
承泣
球后
鼻通
四白
下关
巨髎
牵正
水沟
颊车
兑端
大迎
承浆
扶突
廉泉
人迎
水突
天鼎
缺盆
云门
气户
天突
气舍
俞府
中府
璇玑
库房
华盖
彧中
周荣
屋翳
紫宫
神藏
胸乡
膺窗
玉堂
灵墟
天溪
膻中
神封
乳中
天池
食窦
中庭
步廊
乳根
鸠尾
期门
巨阙
幽门
不容
上脘
通谷
承满
日月
中脘
阴都
梁门
建里
石关
关门
腹哀
下脘
商曲
太乙
章门
水分
滑肉门
神阙
肓俞
天枢
大横
带脉
阴交
中注
外陵
气海
腹结
石门
四满
大巨
止泻
维胞
关元
气穴
水道
五枢
提托
子宫
维道
中极
大赫
归来
府舍
曲骨
横骨
冲门
任脉
气冲
急脉
极泉

头、躯干穴位示意图

中冲
少泽
前谷
劳宫
后溪
少府
鱼际
腕骨
阳谷
神门
大陵
阴郄
通里
灵道
内关
间使
二白
郄门
臂中
曲泽
天泉
少海
小海
青灵
肩井
肩髎
肩髃
臑会
臑上
肩前
渊液
臂臑
消泺
天府
侠白
手五里
肘髎
尺泽
曲池
手三里
上廉
扭伤穴
下廉
孔最
四渎
尺桡
温溜
偏历
三阳络
列缺
支沟
经渠
外关
太渊
阳溪
阳池
合谷
少商
三间
二间
商阳
巨骨
臑俞
肩后
肩贞
清冷渊
天井
支正
会宗
养老
腰痛
中渚
落枕
八邪
后溪
液门
少冲
中魁
关冲
抬肩
天泉
十宣
四缝

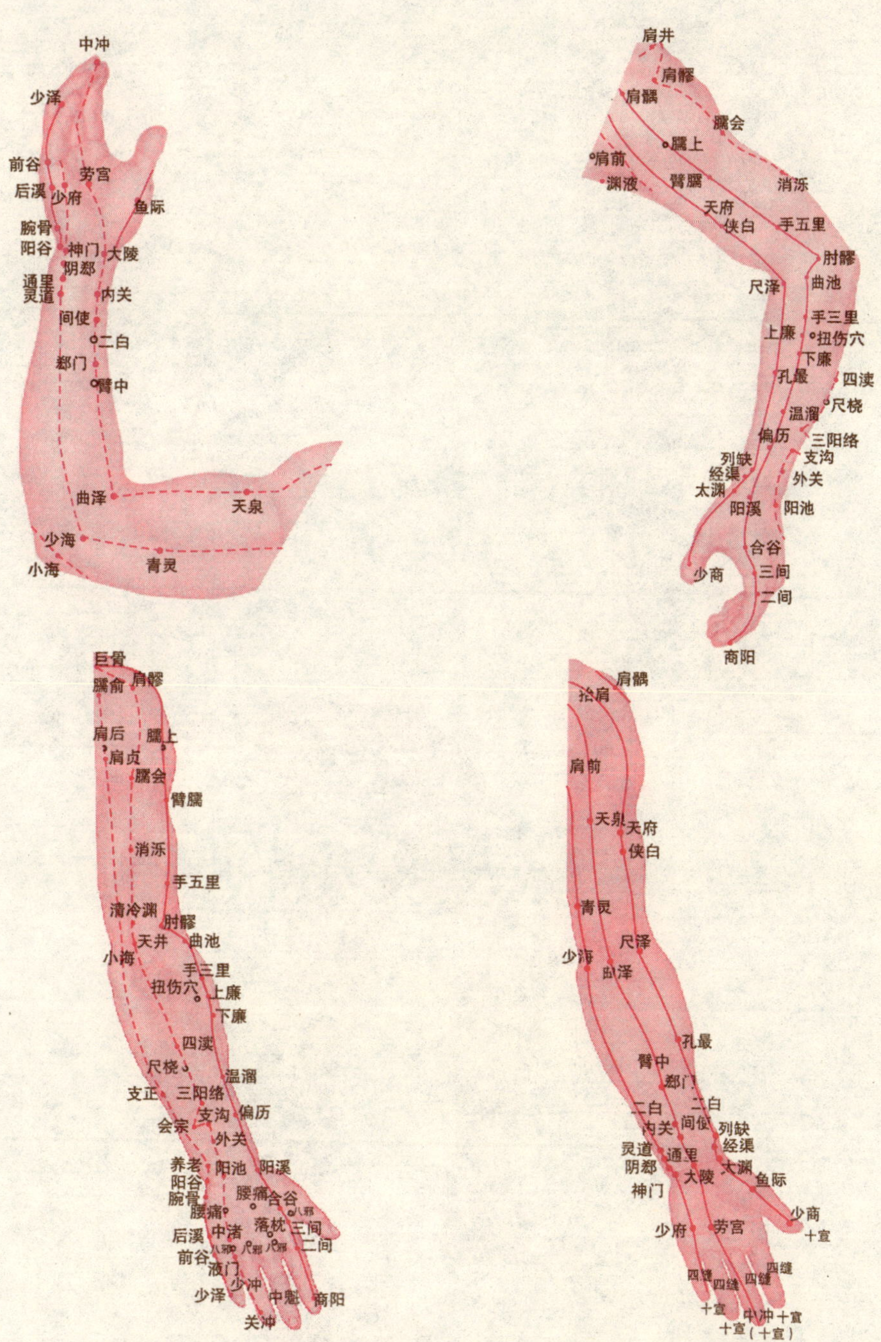

上肢穴位示意图

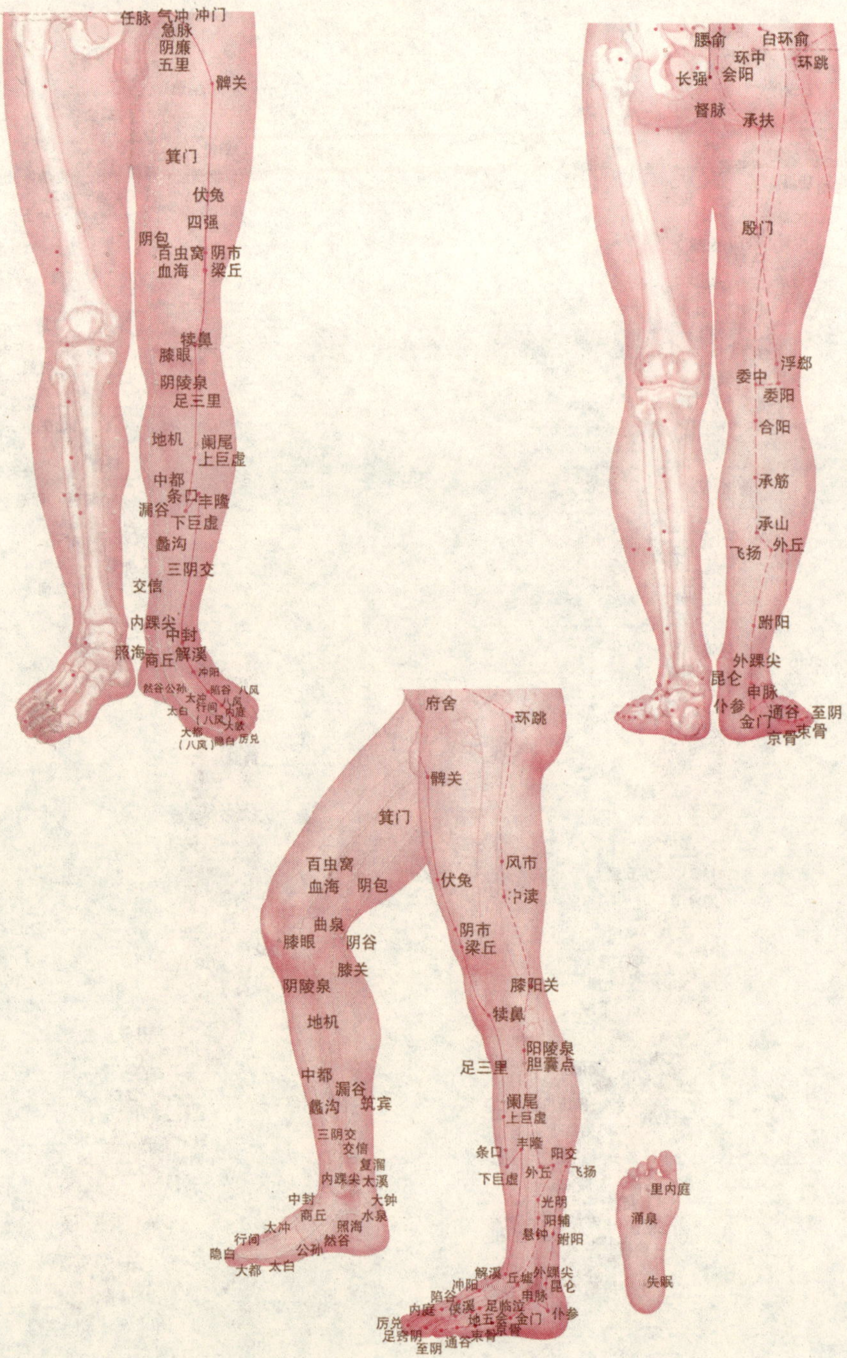

任脉 气冲 冲门
急脉
阴廉
五里
髀关
箕门
伏兔
四强
阴包
百虫窝 阴市
血海 梁丘
犊鼻
膝眼
阴陵泉
足三里
地机 阑尾
上巨虚
中都
条口 丰隆
漏谷
下巨虚
蠡沟
三阴交
交信
内踝尖
中封
照海
商丘 解溪
冲阳
然谷 公孙 陷谷 八风
大冲 八风
行间 内庭
太白 （八风）
大敦
大都
（八风） 隐白 厉兑

腰俞 白环俞
环中 环跳
长强 会阳
督脉 承扶
殷门
浮郄
委中
委阳
合阳
承筋
承山
飞扬 外丘
跗阳
外踝尖
昆仑
申脉
仆参 通谷 至阴
金门 束骨
京骨

府舍
环跳
髀关
箕门
风市
百虫窝
血海 阴包
伏兔
中渎
曲泉
膝眼 阴谷
阴市
梁丘
膝关
膝阳关
阴陵泉
犊鼻
地机
阳陵泉
胆囊点
足三里
中都
漏谷
蠡沟 筑宾
阑尾
上巨虚
三阴交
交信
丰隆
条口 阳交
复溜
飞扬
下巨虚 外丘
内踝尖 太溪
中封 大钟
商丘 水泉
光明
太冲 照海
阳辅
行间
悬钟 跗阳
然谷
公孙
隐白
大都 太白
解溪 丘墟 外踝尖
冲阳 昆仑
陷谷 申脉
内庭 侠溪 足临泣
厉兑 地五会 金门 仆参
足窍阴 束骨 京骨
至阴 通谷

里内庭
涌泉
失眠

下肢穴位示意图